U0200440

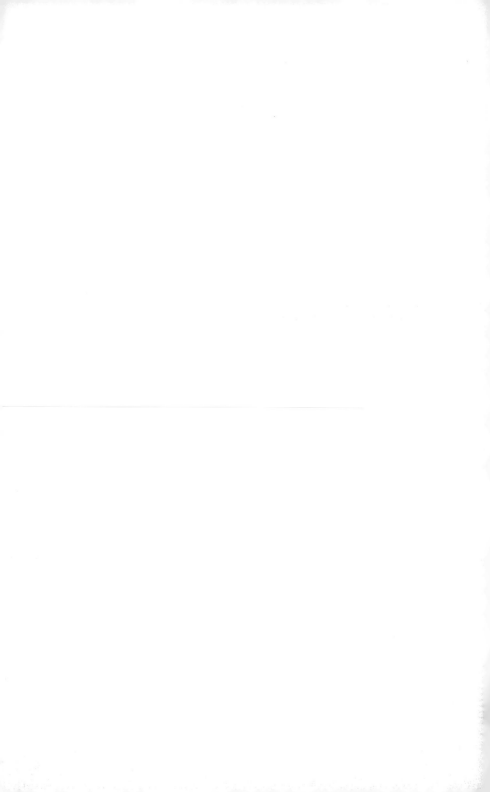

临证钩玄

胡国俊　胡国堂　胡世云　著

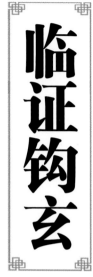

学苑出版社

图书在版编目（CIP）数据

临证钩玄/胡国俊，胡国堂，胡世云著 . —北京：学苑出版社，2022. 5

ISBN 978 - 7 - 5077 - 6404 - 8

Ⅰ.①临…　Ⅱ.①胡…②胡…③胡…　Ⅲ.①中医临床 - 经验 - 中国 - 现代　Ⅳ.①R249. 7

中国版本图书馆 CIP 数据核字（2022）第 055434 号

责任编辑： 黄小龙　宋铮

出版发行： 学苑出版社

社　　址： 北京市丰台区南方庄 2 号院 1 号楼

邮政编码： 100079

网　　址： www. book001. com

电子邮箱： xueyuanpress@ 163. com

销售电话： 010 - 67601101（销售部）67603091（总编室）

印　刷　厂： 北京兰星球彩色印刷有限公司

开本尺寸： 787mm × 1092mm　1/32

印　　张： 14. 5

字　　数： 351 千字

版　　次： 2022 年 5 月第 1 版

印　　次： 2022 年 5 月第 1 次印刷

定　　价： 78. 00 元

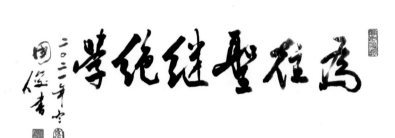

為往聖繼絕學

二〇二一年冬 國俊書

胡国俊书法作品

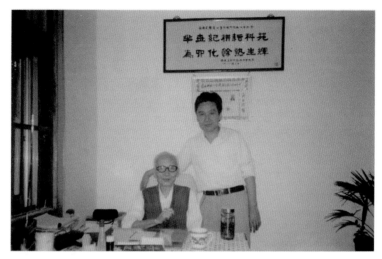

1998 年 10 月 2 日胡国俊与父亲胡翘武先生摄于寓所

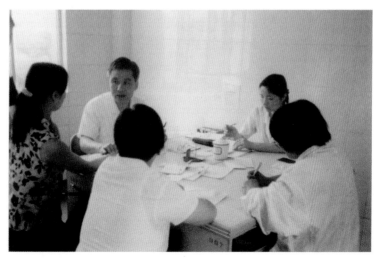

2003 年 6 月摄于安徽省中医院呼吸内科诊室，胡国俊临床带教

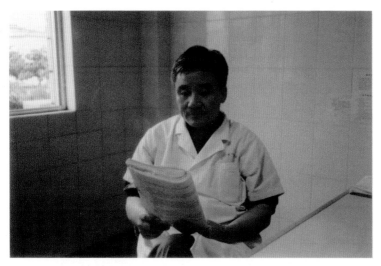

2003 年 7 月摄于安徽省中医院诊室，胡国俊审阅学生论文

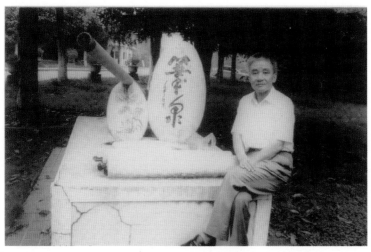

2007 年 8 月胡国俊在合肥董铺岛中国科学院合肥分院

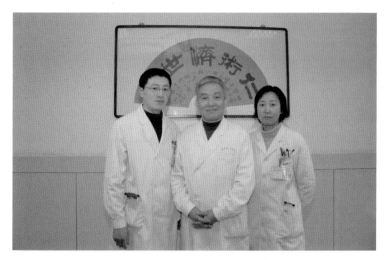

2008 年 11 月胡国俊与第四批全国老中医药专家学术经验继承工作继承人合影

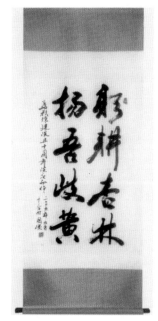

2009 年 9 月于安徽省中医院建院五十周年之际胡国俊所题书法

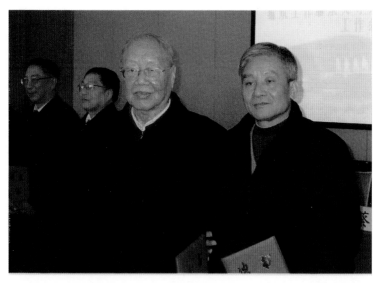

2009 年 11 月胡国俊（右一）在南京中医药大学与国医大师朱良春先生（右二）一同受聘为师承博士研究生导师

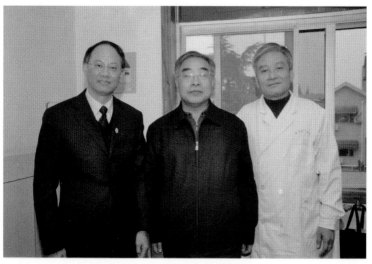

2009 年 12 月胡国俊（右）与来院考察的张伯礼院士（中）及校领导合影

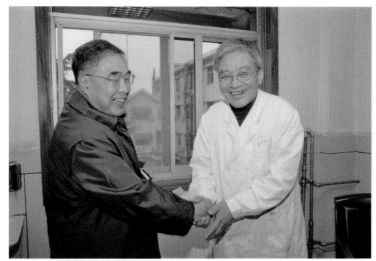

中国工程院院士、天津中医药大学校长张伯礼教授（左）在安徽省中医院名医堂看望"新安医学特色班"胡国俊导师（右）

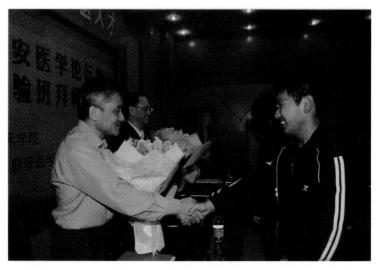

安徽中医学院首届新安医学教改试验班开班仪式上，特色班学生代表向导师献花拜师。左一为胡国俊导师，左二为安徽中医学院院长王健教授。

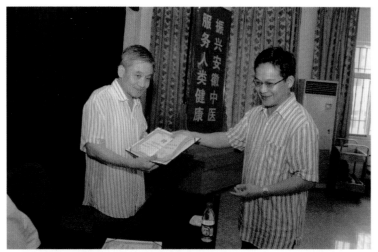

安徽省中医药管理局董明培局长向胡国俊导师颁发"第四批全国老中医药专家学术经验继承工作指导老师"聘书

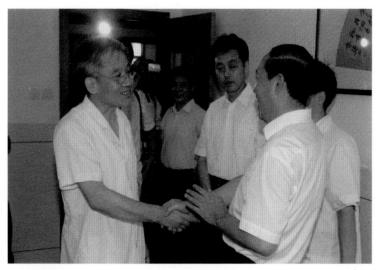

安徽省委原副书记王明方、原副省长谢广祥亲切看望胡国俊导师

再版说明

本书原稿书名为《临证钩玄》，2011 年在安徽科学技术出版社出版时，我所在单位为了统一丛书格式，更改书名为《胡国俊内科临证精华》。初版已经过去逾十年，其间发现原书中有不少错漏，加上读者和学生对本书纸质版仍有一定需求，所以修订再版。借本次再版的机会，恢复了《临证钩玄》的书名。

胡国俊

2022 年 1 月

序

　　胡国俊，男，祖籍安徽绩溪，安徽中医学院第一附属医院中医内科主任医师。1946 年 9 月出生于皖南新安中医世家，自幼即受家庭良好学风之熏陶。学龄前，在其母谆谆教诲下，对《三字经》《百家姓》《千字文》《幼学琼林》及《千家诗》等启蒙读物的部分内容已烂熟胸中并会背诵，更耳濡目染了父辈运用中医药治病疗疾屡起沉疴的情景，对中医药产生了极其浓厚的兴趣。1961 年初中毕业，因某些原因未能继续升学。恰逢当时有抢救中医、号召中医带徒的政策，经县卫生局推荐并上报芜湖地区批准后，与其兄胡国堂一起随父胡翘武学医。1965 年 7 月期满，经地区卫生局统一考试，成绩合格予以出师，当年即分配至郎溪县幸福人民公社卫生院，开始了中医职业生涯。1979 年全国选拔中医考试，以芜湖地区第一名的成绩被选调至安徽中医学院附属医院中医内科工作。医院创"三甲"后，由大内科分调至呼吸内科。1991—1994 年又师从其父完成了第一批全国老中医药专家学术经验继承工作之学业。2004 年被医院遴选为医院名医而入本院名医堂。2006 年经医院申请省委领导批示，作为特例最终被评定为中医内科主任医师。2008 年 8 月被国家人事部、卫生部和国家中医药管理局确定为第四批全国老中医药专家学术经验继承工作指导老师。2009年3月受聘为南京中医药大学师承博士研究生导师。2009年9月受聘为安徽中医学院首届新安医学教改试验班指导老师，同年10月又被确认为安徽省名老中医工作室指导老师。

一、学医：焚膏继晷，学思相济

胡师常自谦才疏识浅，天性愚钝，称其虽自幼受家风及中医之熏陶，但刚开始接触到那文字古奥、医理深邃的中医书籍时，真感云遮雾罩，味同嚼蜡。只是一想到那来之不易且获政府批准的正式学徒批文，自知华山天险唯此一路，只有攀登，再难也要上。

学医的教室是其家中的一间小卧室，上课时间只有在19：00—23：00。1张"课桌"，1盏煤油灯，3张板凳，就这么简单。胡师清楚记得开课第一天，其父语重心长地说："医可谋生治家，更能治病救人，但必宁静潜心，勤学苦练，方可有成。一知半解，浅尝辄止，自以为是的医生，误己害人。不可做庸医，更不可做贪医，贫病民众太苦了呀！"当时是1961年，是三年自然灾害最严重的一年，由于饥饿贫病，求医者与日俱增。胡师的父亲上班从无节假日，门诊量盈溢，中午无法回家，皆由胡师兄弟送饭至诊室，餐后稍事休息，接着就是一下午的工作。尽管工作繁忙劳累，先师于教学却一丝不苟，毫不松懈。他还要求胡师兄弟必须牢记《论语·为政》"学而不思则罔，思而不学则殆"的古训，则无罔殆之困，学业方有精进。为勉励自己能刻苦、勤奋、潜悟、善思，胡师在卧室墙壁上贴着一张"日复日兮何其多，毋将今日成蹉跎，学思相济有古训，酬勤天道勿负我"的打油诗，当作座右铭。

《内经知要》《伤寒杂病论》《温热经纬》《外感温热论》

《温病条辨》及《汤头歌括》《药性赋》皆为必读之经典，先师每晚都是按章节讲解，且要求背诵。诸如金元四大家的论著，《景岳全书》《临证指南》及近现代的名医名著也不无研读。每日凌晨是熟读诵背经典章节的唯一的也是最佳的时间，一般在1~2小时。胡师白日侍诊抄方，各种病证的诊疗过程尽收眼底，印入脑海。夜晚开讲前，常带着侍诊的问题请先师释疑解惑，并一一笔录备忘。就这样日复一日，周而复始，先师带着体弱多病的身躯，月无闲日，年无假期，四年如一日地完成了师承带教的任务。胡师兄弟也是学而思，思而学地熟读、背诵、理解、笔录所授的全部经典著作，及先师丰富实用的临床经验，用只争朝夕的精神，去完成近1500个日日夜夜的学习任务。1965年7月，经地区卫生局出师统一考核考试，胡师兄弟二人均以优异成绩获得了出师证书，并于当年10月被分配到2所公社卫生院从事中医的临床工作。

二、行医：破门容流，博采众长

1965年10月，胡师揣着卫生局的介绍信远离朝夕相处的父母，奔赴医院报到，开始了人生从医就业之路。

胡师尝云，应诊之初，患者寥寥无几，诊病时心中无底，总是忐忑不安，患者走后，脑中还是萦绕着患者的各种病症及所处方药，唯恐方不对症会病情加重，期盼患者能早日复诊。当患者再诊时，又不敢直接询问服药后的感觉，那种错综复杂、极其矛盾的心理，真是无法形容。半年后，总算熬过了清闲朦胧的阶段，患者就诊率也有上升。

一日，胡师大胆地接受医院院长要其替他治疗久治不愈，且日益严重的胃、十二指肠溃疡病的任务。因院长工作繁重，昼夜操劳，饮食少进，时有黑便，十数年来，身体日渐消瘦，常卧床不起。经胡师详诊慎辨后，确认其中气虚惫，脾土虚寒，胃失和降，予小建中、理中合香砂六君子三方化裁，服药1周后，病情有所缓解，原方稍事出入，2个月后诸症若失。后予上方为散调治半年，体复如初，钡餐胃透竟获痊愈。来之不易的疗效不但使院长满意、先师高兴，更增长胡师的职业信心。我们深知，对一个初涉医道的年轻医生来说，没有什么比治好一个疑难重症患者更幸福的了。

胡师从此以后影响渐大，声誉远播，就诊者也日益增多，兄弟公社及邻县的病患也络绎不绝来院求诊。但在诸多应诊病患中，少效无效案例也复不少。胡师反思失败原因，认为不全是病情之顽难，尚有思维之僵化，辨治之偏执，或固守一家之言，缺乏相通互补、灵活善变的辨治方法。始悟业医者必须破门户之见，摒一家之言，容各种流派，纳各家学术，博采众长，融会贯通，才能应对变化万千、错综复杂的各种病症；还应拜掌握绝技专长的村妇乡翁为师，不耻下问，为我所用。

胡师于1972年秋治一例由外乡转来的中学老师，其患坐骨神经痛半年，在县医院及江苏省高淳县（现南京市高淳区）经中西诸法屡治少效。来诊时右下肢冷痛，步履艰难。诊视后断为阳虚寒湿入络，在用温通肾督、散寒蠲痹的方中，重用制川乌45g，先煎2小时，岂知7剂后寒痛大减，调治一月步履正常。此案之验，且川乌超量之用，是胡师从医之第一次，非盲目胆大，皆纳容下问后之所得。其方之配伍乃由《金匮要略》之桂枝芍药知母汤、《医学衷中参西录》之活络效灵丹及《外科全生集》之阳和汤化裁而来，45g川乌之用全在胡师云南一表亲身验口授而得。

1979年的全国中医选拔考试后，胡师由一个穷乡僻壤调到省级最高学府的中医学院工作,惊喜之余更是惶恐。那里重学历,讲文凭,更重视职称,而胡师则属"三无"的基层医生,在这种环境里工作容易吗?艰难困苦自不待说。为了适应医院的各种规章制度,提高自己的诊疗水平,除了学习还是学习。胡师决定再次从头做起,以勤补拙,夜以继日,温故知新,衷中参西,既秉承家技,更破门容流,认真细致地处理每一位患者,用理想的疗效去取得患者的信任,一步一个脚印,踏踏实实地前进。就这样五六个月以后,苍天不负,局面渐开,求诊者日增,并得到院内诸多中医老前辈的赏识与夸奖。几年后,其门诊量每年总在全院前茅,不但为医院赢得了较高的社会声誉,同时也为医院获得了一定的经济效益,并获得医院颁发的各种荣誉证书。20世纪90年代后,胡师经常受省委干部保健委员会的邀请,为省委各级领导同志治病,并曾为来皖视察工作的国家领导人诊治过疾病。医院创"三甲"之后,由大内科分配至呼吸内科工作。2004年胡师是唯一以副主任医师的职称被医院遴选为十三位名医者。入住名医堂后,仍坚持能中不西的治疗原则,应对诸多呼吸系统疾病及一些内科疑难杂症的诊疗,逐渐形成了其完善的理论体系及理法方药,疗效颇佳,深得同道及患者的好评。

三、教医:薪火传承,重在实践

胡师没有想到的是,从被调至中医附院后的第一天起,不但身为治病的医生,还是教学的老师,肩负着传道、授业、释疑、解惑的繁重教学任务。中医附院教学有其鲜明的特点,不但地点不同,而且受教对象学识层次各异,如在教室讲台上讲课,或在门诊病房里带教。学生有本科生、硕士、博士生,还有从各地来的进修生,年龄差异大,学识水平也不一样。

"学而知不足，教而知困"。胡师深信与学生之间不但是桶水与杯水的关系，更能教学相长，相互促进。胡师的教学对象不但有系统学习过中医基础理论的学生，更有在临床实践多年的医生。单纯的理论说教无须重复，因实践是检验真理的唯一标准，故而临床教学就显得十分重要了。胡师记得刚来附院上班不久，一位七七级中医本科实习生随其侍诊时，遇见一例屡经中西医治疗3月无效的多发性疖肿患者，胡师在一般清热解毒的方中加用黄芪15g，党参10g，患者走后，该生即用并不谦虚的语气发问：如何使得参芪？对此发问，胡师知道此生有自己的见解或固定治疗方药，当即细致地从两脉浮濡、舌苔黄黏但舌边有齿痕及病久不愈三方面，说明患者虽热毒炽盛，但正气已显不足，无力托邪外出，过多过重的苦寒之品，非但不能清热败毒，还会损伤正气，此即久治不愈的原因所在，非参芪无以扶正，非参芪无以托邪，嘱其翻翻《和剂局方》之人参败毒散等这类方剂或许有益启迪。1周后复诊，患者欣然告曰：服方7剂后，疗效十分明显，精力也比较充沛，老的疖肿日渐消退，新的疖肿未见再起，要求再服几剂以资巩固。该生心悦诚服，此后与胡师关系甚好。

因胡师本人是从师承教育模式走过来的人，临证带教经验丰富独特，认为首要的是对任何病证应说理透彻，辨证清晰，治法合理，方治简明，如此才能深入浅出地使学生听得懂看得明，理论才能有机地结合实际。临床医生不但要处理常见病多发病，更要学会应对各种疑难复杂的病证，要在繁杂纷纭的病症中识别真伪，在相互矛盾的病症中学会取舍，只有这样才可提高学生们对各种病症的辨别能力。要"虚者责之、实者责之、有者求之、无者求之"，溯源探本，抓住症结，方药无误，如此虽不中的也不远矣。如胡师在临证实践中发现盗汗并非皆阴虚，自汗也并非皆阳虚。由痰热久蕴肺金，气阴伤耗日久，肺主之皮毛不无疏松，而无法密固，汗常溱溱而出，可发于昼，也可发于夜。这既不是阴虚也不是阳虚，只有清化肺金痰热，才能使气阴少耗，而肌腠日渐固护，汗始有敛。再如泄泻一证，大都责诸脾虚水湿内盛，肾虚阳气不足。但由脾肾阴虚而致泄泻久治不愈者也不少见，投以养脾阴滋肾水即可向愈。如此等等，不一而足，像这些少见机制的疾患，在临床取得肯定疗效后，既拓宽了学生的辨识视野，更坚定了他们坚持临床的信心，学会思辨，勿囿于书本，勿困于一家之言，在实践面前看得清，听得明，惑自解，疑能释，提高了兴趣，坚定了信心，更看到了中医的希望和自己的未来。如一位 2002 年本校本科毕业生邓某，热爱中医，注重实践，一有空闲便来院随胡师侍诊，达 3 年之久，在去南方某城市就业后，运用中医的诊疗技术很快打开了局面，并赢得当地百姓的好评。周某是安徽大学哲学系毕业后分配至中医学院的老师，因病常来胡师处就诊，在诊治过程中，她不但热爱中医，更想学习中医，因求学无门，遂恳求随胡师侍诊学习，三年中她一边临证，一边学习，心无旁骛，坚持不懈，2005 年终于以优异成绩考上广州中医药大学硕博连读研究生。

2008 年 8 月，被国家二部一局确定为第四批全国老中医药专家学术经验继承工作继承人的我俩皆系呼吸内科副主任医师，将随胡师学习 3 年，出师后其中一名可获得中医内科博士研究生学位（另一名已是博士研究生）。2009 年 9 月，安徽中医学院首届新安医学教改试验班确认两名 2008 级本科生随胡师实践学习 4 年。同年 10 月，胡师又被确定为安徽省名老中医工作室指导老师，配有4名本院呼吸内科优秀继承人员进行为期3年的入室学习。

四、写医：偷闲笔耕，增益杏林

在医、教之余，为了能踏实地将先辈们丰富的临床经验和治医的学术思想整理出来并存留世间，胡师常挑灯夜战，偷闲笔耕。胡师认为医学之传承随师临证固然重要，但将一代人的学术思想与实践经验用文字形式保存下来，留给后人也非常必要。医学典籍关乎人命，内容一定要务实求真，切忌闭门造车，勿自欺欺人，恪守文责自负，应无愧于心。胡师在作文时，凡属先辈们的学术思想或临床经验，必须经其审阅认可后方能成文。对前人的置疑或有不同见解，也当有理有据，斟酌再三。如在整理我院老中医王肃明先生的肝郁验案时，根据他的治疗案例整理成稿后，送主审阅认定再发稿，题为《王肃明肝郁验案》并发表于《安徽中医学院学报》1984年第2期。因胡师与其父朝夕相处，对父亲的治疗验案及学术思想常在侍诊、会诊、释疑、解惑中获得，不但有理性认识，更有感性认识，所以胡师对其父的临床经验及学术思想在期刊发文颇多，且经常得到期刊社主编们的认可与好评，也常收到组稿及索稿的函文。如《胡翘武临床运用甘遂配伍经验》就是《上海中医药杂志》组稿并发于1987年第4期上。再如《少男遗精证治初探》《感证调补举隅》《杂病治肺十法》《胡翘武养阴温阳法在湿（热）温病中的运用》《厚土敛火法刍议》等，皆刊登在《辽宁中医杂志》上，皆深得该杂志社的好评，历年优秀论文评选也皆在其列。

胡师对自己的学习心得、诊疗体会及临证经验也常笔录于本，铭记于心，于闲暇之时整理成文，投诸杂志，以期与海内同仁交流，相互学习。如从肺治疗郁证在临床取得疗效后，即发文题为《郁证治肺一得》于1987年第10期的《中医杂志》上。再如对病程冗长，症状复杂，涉及诸多脏腑，又虚实一体，寒热互见，处方用药实难措手的病例，胡师在前人理论的指导下，结合当时的实际症情，采取执中运旁、调治脾胃一法，取得理想疗效后，遂撰文《证涉五脏治中说》发表于1990年第2期的《北京中医》。蚕沙是一味临床运用较为广泛的药物，方书皆谓其性温味甘辛，但胡师在实践运用中发现其具有祛风清热利湿辟秽的作用，再结合《慎斋遗书·用药权衡》之言及王孟英主治湿热霍乱之蚕矢汤，足以说明蚕沙并非温热之性，当禀性凉味甘且辛为是，遂书《蚕沙的临床运用（附性味质疑）》发表于1986年第5期《中医药学报》，冀以抛砖引玉。诸如《论闷咳证治》《额痛证治初探》《哮喘治痰一得》《喉源性咳嗽辨治四要》《支哮夏季发作辨治体会》等，皆为胡师临证之心得体会，成文以冀交流同道，增益杏林，有利于来者。因勤于著述，迄今为止胡师共发表医学论文百余篇，并著有《中医临证三字诀》《老中医经验集·胡翘武专辑》及《临证钩玄》三部中医著作。

王胜　朱慧志谨记
2011年1月于合肥

前　言

　　韩愈于《进学解》尝曰"记事者必提其要，纂言者必钩其玄"，医学著作尤当如斯。为医之业，临证为第一要务，躬身践行，持之以恒，不无所获。若此记事纂言，虽片鳞只羽，也熠熠生辉，与臆度闭造者未可同日而语。是故先哲之论，诚幽室一灯，茫海一筏。

　　余学识寡陋，医学造诣浅薄，自思既入岐黄之道，决意专心致一，临证之暇非涉猎医籍，即反刍诊疗得失，或谈医论药于师徒之间，或追访询视于病患之中，一有所得，辄偷闲毫端，凡此之举，意在以勤补拙，鞭己奋进耳。

　　当今去古甚远，非但方土物候，起居服食殊异，且"三废"污染，温室效应，生态失衡，也古之罕见，由此所雇之疾，其时鲜矣。再如新医所列之病，及其医源药源而致之疾更为典籍之无稽，面对前无古鉴，后少今验接踵求治之恙，吾等只得潜心岐黄，探赜索微，于变易中求不变之律，不变中觅简易之法，始能执简驭繁，见微知著，先其所因，防患未然，古为今用矣。此作本诸实践，旨在求真，因各篇成文先后不一，非一气呵成之品，虽意欲承前启后，提要钩玄，唯恐文不达意，有违夙愿，无意付梓。奈因朋友学子敦促再三，遂将历年临证之得按医论及探讨、医案医话、方药运用三篇汇编成册，由于时匆识浅，编纂无验，谬误之处在所难免，若钩玄不得，庶或增液橘井，沃土杏林未卜。

胡国俊
2011 年 1 月于合肥

目　录

上篇　医论及探讨

临证三戒 …………………………………………………… 3

脏腑辨证实在"易" ……………………………………… 7

"类风关"三期分治 ……………………………………… 12

失表刍议 …………………………………………………… 18

郁证治肺 …………………………………………………… 26

治痿取中论虚实 ………………………………………… 31

脾阴虚论治 ………………………………………………… 38

健脾运中法治疗老年糖尿病 …………………………… 44

额痛证治发微 ……………………………………………… 50

养阴治泄论治 ……………………………………………… 58

祛邪助运　抗衰缓老 …………………………………… 63

翁妪病证用药宜忌 ……………………………………… 73

证涉五脏治中说 ………………………………………… 79

少男遗精证治初探 ……………………………………… 84

感证调补举要 ……………………………………………… 89

清透消逐治内伤发热 …………………………………… 95

湿热挟虚养阴补阳运用 …………………… 101

遗溺闭癃从肝立论 …………………………… 107

便秘探析 以益寿林 ………………………… 112

小议"咳而遗溺" ……………………………… 117

印斑探治偶得 ………………………………… 120

少见脱发证型治析 …………………………… 126

老年痹证与填精养血 ………………………… 131

水湿亦乃填充 ………………………………… 137

慢性腹泻之固肾泻浊法 ……………………… 142

中篇 医案医话

气火相因话损益 ……………………………… 151

厚土敛火法刍议 ……………………………… 157

"壮火食气"浅识 …………………………… 162

半身不遂之刚柔通润调治 …………………… 165

急症治验胆识辅成 …………………………… 168

奇证治肝偶拾 ………………………………… 174

杂病治脾琐记 ………………………………… 179

郁证论治刍议 ………………………………… 184

肝胆病治脾调胃四法 ………………………… 188

口臭治验 ……………………………………… 192

口疮两例辨治 ………………………………… 195

杂病治肺十法 ………………………………… 197

肾炎验案拾零 ………………………………… 205

偏头痛证治举隅 ……………………………… 211

虫积变证治疗 ………………………………… 217

喉痹证治八法 …………………………………… 222

顽咳证治四则 …………………………………… 230

扬罢方药　亦颂食疗 …………………………… 236

慢性腹泻调脏法举要 …………………………… 241

高热痉厥　勿囿清开 …………………………… 247

心脏重病三例治析 ……………………………… 253

降敛冲气之临床运用 …………………………… 258

头痛治验 ………………………………………… 264

痹证治风八法 …………………………………… 269

解㑊验案拾贝 …………………………………… 276

癃闭论治小议 …………………………………… 281

暴盲证治一瞥 …………………………………… 285

治此愈彼悟真谛 ………………………………… 288

下篇　方药应用

柴胡加龙骨牡蛎汤的临床应用 ………………… 295

桂枝去芍药加麻黄细辛附子汤临床应用 ……… 301

运用大黄䗪虫丸验案介绍 ……………………… 305

越婢汤新用 ……………………………………… 310

当归贝母苦参丸治验 …………………………… 314

运用栝蒌瞿麦丸经验摘要 ……………………… 319

经方治疗月经周期性疾病 ……………………… 323

大陷胸汤治疗十二指肠壅滞症 ………………… 328

茯苓四逆汤治疗病毒性心肌炎 ………………… 329

柴胡桂枝干姜汤治疗胆心综合征 ……………… 331

百合知母汤治热痢重症 ………………………… 333

四逆散汤合方治疗肺炎、败血症 …………………… 334

栀子干姜汤治疗寒烦 ……………………………… 335

柴胡桂枝汤治疗行痹 ……………………………… 336

旋覆代赭汤治疗手术后呃逆 ……………………… 338

猪苓汤治疗顽固水肿 ……………………………… 339

理中汤治疗大出血 ………………………………… 341

炙甘草汤治疗重症水肿 …………………………… 342

干姜附子汤治疗高热不退 ………………………… 344

旋覆花汤治疗半产漏下不止 ……………………… 345

薏苡附子散治疗水热凌心重症 …………………… 346

控涎丹治疗痫疾奇症 ……………………………… 347

龙胆泻肝汤治验 …………………………………… 352

甘露消毒丹临床运用 ……………………………… 356

阳和汤治验举隅 …………………………………… 362

脾胃虚寒兼症及理中类方的运用 ………………… 366

"主客交病"与三甲散的古方新用 ……………… 369

石膏与辛热温补方药配用举隅 …………………… 374

水车散的临床运用 ………………………………… 379

参荷止渴汤治疗小儿夏季消渴 …………………… 383

小儿脾胃失调效验于内外合法 …………………… 385

常用枝（茎）藤类药于痹证之宜忌 …………… 390

蚕沙的临床运用（附性味质疑）………………… 398

甘遂配伍之临床应用 ……………………………… 403

附子十配 …………………………………………… 409

牡蛎药对拾零 ……………………………………… 414

消化系溃疡病证之药对举要 ……………………… 418

伏龙肝四用 ……………………………………………… 426

药敷涌泉　上病下取 ………………………………… 430

蜈蚣全蝎应用 ………………………………………… 432

上篇　医论及探讨

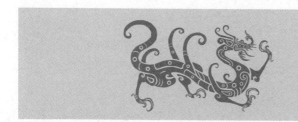

临证三戒

一、戒以西套中，约定成俗

随着三支力量的同步发展，中西医之间相互渗透已达空前高度，这对发展、总结、提高中医不无裨益。然而，如不能正确地认识到两种医学体系之间还存在着差异，盲目地滥用西医理论去解释中医，或用中医的病证去套西医的理论，甚至专恃检验指标数据为依据，去辨中医之证，求疾病之因，套用西医常规法去处中医之方药。这种非中非西、不伦不类之"中西结合"，无怪乎鲜效者多，偾事者也不少，严重地影响了中医之疗效，不自觉地降低了中医的声誉。多年来，在一些专题报道或某方治某病感染下，中医的某证即相当于西医的某病，西医的某病即用中药的某方。如萎缩性胃炎即为胃阴不足，高血压即为肝阳上亢，胃下垂即为中气下陷。再如肺炎之麻杏石甘汤，大脑炎之白虎汤，及半身不遂的补阳还五汤等，已约定成俗，只要一见西医之诊断，中医之处方便一挥而就，有效者自以为是，无效者并不觉非。

【案例1】曾遇一西医诊为肾盂肾炎的女患者，尿常规：蛋白（++）、白细胞（+++）、红细胞（+++）、脓球（++），某医以肾盂肾炎套中医之湿热下蕴，并结合尿常规的炎症依据，连续三诊皆选清热利湿之八正散加减，且逐次变本加厉地增加其剂量及药物，半月后诸症依然，尿常规如旧，某医束手无策，患者痛苦异常。余诊其脉沉细不滑，舌淡苔薄白且润，虽尿频急痛，但无口干溲赤之证，此下元虚寒，膀胱气化不利，法当温补肾阳，气化州都，处方济生肾气丸，一诊而愈八九，可见那种避中医辨证求因而不用，袭以西套中"印定成俗"之风实不可再长。

中医学是一专门学科，有自己的理论体系，数千年来，历代医家在这一体系的指导下消灾灭病，造福人类，有口皆碑。当然，其理论未必尽善尽美，要发展要提高，这是每门学科必须遵循的规律，结合现代医学、依靠现代科学也是必要之举。但这种行之有效的辨证特色——具体病证具体分析、具体治疗，世人皆知为中医之瑰宝，吾辈应忠实继承，灵活应用，加以发扬光大才是，切不可将其束之高阁或丢弃归师，而用以西套中印定成俗之非中非西的方法取而代之，如此风再长，中医特色必退，中医前途渺茫矣，此一戒也。

二、戒中药西化，对号入座

中药是在中医理论的指导下，服从于治则，根据其各自的性味、功能、归经而发挥它们的治疗作用，配伍后且有君臣佐使之分工，在方剂内与他药之间又有相须、相畏、相使、相杀、相恶、相反及单行之七情和合。故中药在配方中除发挥其单个作用外，大部分是配伍后发生各种不同的协调作用而产生效应。鉴于西药毒副作用不可避免，探索中药之药理，提取其有效成分，制成针药，广泛运用于临床，也为现代医学研究的课题。由此，一种中西药互通的局面业已形成，中药西化对号入座在某些中医的头脑中也应运而生，诸如山楂、泽泻、首乌降脂，杜仲、寄生、黄芩降压，玉竹、枳实、附片抗心衰，银花、大青叶、板蓝根抗病毒，五味子降转氨酶等不可枚举。这种现代医学对中药药理新的认识，决不能取代在中医理论指导下中药本身的性味功用。

【**案例2**】曾遇一例转氨酶颇高的乙肝患者，某医竟以单味五味子粉让其吞服半月余，非但转氨酶未降，且湿热壅滞之证候有增无减，易医改投清热利湿、疏肝和胃法，诸症日减，转氨酶亦渐降正常。诸如大便常规一见白细胞便投黄连，小便常规有红细胞辄进茅根等，余目睹者众。甚以此法授之来者，传于后学，孰忍乎！晓以授者之师，也无非之之言，可见吾中医特色为这一世弊一脉相承久矣。如再相沿成习，中医之效从何而来，不击自溃之势堪虑。振兴中医为举国之大业，保持特色乃吾等使命，时不我待，此二戒也。

三、戒大方重剂，费药耗资

"大小缓急奇偶复"为中医处方之七种类型，沿用至今，仍不失其实用价值。据不同病症，而处以相应类型之方剂，为临床医生所遵循之法规。重病用大方，病危用重剂，取其效宏力专，挽狂澜于万一，救生死于顷刻，历代医案屡见不鲜。近年来市医不从辨证论治、选方遣药方面去讲究，而竟以大方重剂相沿成风，而且大、重得不可思议。肆者惜药材之浪费，患者叹药价之高昂，重病危疾尚且可宥，轻病弱体岂可效尤，特别是一些非朝夕为功，需长期缓图之慢性患者，怎能承受得了这种大方重剂的经济负担。杯水车薪固无济于事，车水星火纯属浪费。

【**案例3**】曾见某地一老医，动手便洋洋洒洒满纸药味，少则十七八味，多则二三十种，每药均在10g以上，甚至50~80g者亦非罕见，砂蔻仁也不少量，鸡内金常为半两，一连数月，方方如此，耗资可观也。公费者国家受损，自费者无法尽剂。窃思仲景以降，名医者代不乏人，处方用药皆酌之又酌，力求精简，效甚宏伟，如桂枝汤、四逆汤、六味地黄丸、补中益气汤及吴鞠通、叶天士所制之方剂，危重垂笃之病不过数味取胜，内伤杂病之疾皆以轻灵见功；而今之医者或谓现行中药效价太低，或谓小剂于疾无济，或谓大剂愈病迅速等，故大方重剂之风与日俱增。而因畏惧中药价昂求治中医者日渐减少，中医诊疗日少，其经验何来？中医之发扬光大从何谈起？故在振兴中医、保持中医特色的今天，简、便、验、廉的处方用药也为吾中医一大特色，不必要之大方重剂也当戒也。

脏腑辨证实在"易"

易学博大精深，源远流长，涉面甚广，为社会诸多学科运用，中医学之主要基础理论亦渊源于此。易学原理在脏腑辨证之中运用，代有充实及发挥，印证实践多有切用。现就易学原理在脏腑辨证中之运用略论如下。

一、辨阴阳消长，期刚柔相济

《易·系辞上》曰："一阴一阳之谓道。"《庄子·天下》篇也谓"易之道阴阳"，张景岳释之曰："道者，阴阳之理也；阴阳者，一分为二也。太极动而生阳，静而生阴，天生于动，地生于静，故阴阳为天地之道。"人体脏腑之阴阳表里雌雄是"阴阳合德"的有机体，故脏腑之"阴阳合德"，刚柔相济，是在阴阳消长的动态平衡中维系的。五脏虽有阴阳之分，但每脏又各有阴阳，"阴者阳之守，阳者阴之使"，可见阴为物质基础，性柔曰体；阳为功能表现，性刚曰用，一脏之刚柔相济，阴阳合德，一脏之功能始可完善。如脾为太阴，乃至阴之脏，然其精微物质之生化运化转输又无不赖其阳，其体用有节，方能尽运化转输、斡旋上下等职。脾阳不足，故可出现脘腹胀满、纳差便溏等证。若脾阴亏虚，也可罹患上述之症，奈由营阴亏虚、阳失滋助、脾之转输运化也为之不健。故调补脾脏时，温阳之剂不可过燥，以免耗其阴；滋阴之方应避寒凉，以防伤其阳。脾脏若斯，他脏孰能例外？

【案例1】王某，女，36岁，五更泻泄10余年，更医数人，皆以温肾固涩之四神丸加味，总以少效而羁延不愈。余见其形瘦神疲，唇赤颧热，舌淡红少苔，脉虚细按之略数。虽腰脊酸痛，手足不温之肾阳不足之症显然，但久泻之恙，又屡服温阳助火之剂，肾阴亏虚当自不待言，阳失阴助，封藏主蛰之职不能，关门不固之恙岂能向愈？遂于原方加用山药、熟地以滋阴配阳，俾阴阳合德，刚柔相济，只10剂奏功。一脏如斯，若阴阳属性不同的两脏失却合德滋生为用时，同样会出现阴阳偏颇乖逆之症状。心阳之用全在调神主血，统领全身气阳之运行；肾阴之用则为滋水养精，专司脏腑肢节百骸之濡润。且心火下行以温肾水则肾水无阴凝之虞，肾水上承以济心火则心火无亢炎之势，始成水火既济，阴阳合德；反之则心火独炎于上，肾水只润其下，则呈水火不交之态。辨治时，应视孰主孰次，或主以折心火以下交肾水，或主以滋肾水以上济心火，俾心肾交泰，水火既济则佳。再如坎为水，但有一阳伏于其中，阴中有阳；离为火，但有一阴寄于其内，阳中有阴也。故于阴阳偏虚之时，滋阴温阳之剂切勿偏激滥投，以防寄寓水火中之阴阳徒遭克伐，竟至泯灭。宜遵景岳"善补阳者，必于阴中求阳，则阳得阴助而生化无穷；善补阴者，必于阳中求阴，则阴得阳升泉源不竭"之旨，方可达到阴阳合德、水火相滋互生之佳境。

二、辨气化升降，达高下相召

人之气机如同自然界一样，贵乎天地交泰，循乎升降交感，则风雨应对，寒暑更迭，万物由此而生、长、化、收、藏。《泰卦·象辞》曰："泰，小往大来。吉亨，则是天地交而万物通也，上下交而其志同也。"《咸卦·象辞》也曰："天地感而万物化生。……观其所感而天地万物之情可见矣。"

《内经》视人为一小天地，脏腑之功能协调，也应在气机升降交感之中体现之。如《素问·六微旨大论》则有"气之升降，天地之更用也。……升已而降，降者为天，降已而升，升者为地。天气下降，气流于地；地气上升，气腾于天，故高下相召，升降相因，而变作矣。"如升降逆乱，交感失常，天地间则"阳气者闭塞，地气者冒明"。内伤杂病的产生在一定程度上说，与气化无节、升降失调不无关系，脏腑一旦失却"致中和，天地位焉，万物育焉"之冲和有序之内环境，一系列之病理现象即由此而产生。如肺失清肃宣降，则气机上逆，水道不通；心火上炎肾水不承，则神不守舍，血液妄行；肾气不纳、封藏失固，则上为喘咳息贲，下为遗泄滑脱；肝失疏泄升发，则气机郁遏，情志抑悒；脾失斡旋则水湿停滞，精微不化，上下阻隔无以交泰。且肝胆之升发，肺金之肃降，心火之下行，肾水之上承等，又无不赖脾土之健运来完成其升降交感，正如朱丹溪在论述膨胀成因时说："脾具坤静之德，而有乾健之运，故能使心肺之阳降，肾肝之阴升，而成天地之交泰，是为无病。"且相互表里脏腑之气化也互为因果，如肺失清肃，大肠常有闭塞之机，大肠壅遏过甚，肺之清肃也有遏郁之变；膀胱之气化辄须肾气之相助，胆腑之疏泄必借肝气之条达等。再如脾土之转运也赖肝木之疏条，心血之推运尚依肺金之辅弼，水液之行运还需肺之治节、肝之疏达、脾之输转等，此皆五脏气化互用之理也，辨治时不可不审。升降失常概言之大致为3种类型：一为升降不及，如脾不升清，则腹胀便溏，头昏目眩，脑为之苦鸣；肝气虚无以条达升发，则情志怫郁，气血为之郁滞；心肾不交则心悸怔忡，健忘梦遗，虚烦不得眠等。二为升降太过，如肝火升发太过，则头痛脑热，性急发怒，目胀且赤，甚则痉厥抽搐；胃肠通降太过，则暴注下迫，泄泻无度。三为升降反作，脾气下陷则脘腹重坠，肛脱阴挺；胃气上逆则呕恶哕噫，脘膈胀痛；心火上炎则心烦不寐，口舌糜烂。凡此升降气化失常之机，辨治时务使陷者升，逆者降，升降相因，高下相召，气化复运，脏腑气机活泼自如，诸症自当消匿于潜移默化之中。

【案例2】张某，男，42岁，失眠多梦，甚则彻夜目不交睫半年，伴头昏腰酸、忆力减退等症，养血安神，补益心脾诸方少效。余见其面赤，心烦，口干且苦，腰酸膝冷，舌淡红尖赤，脉细数无力，断为心火炎于上，肾水滞于下，失之交泰合德，遂拟黄连黄芩阿胶鸡子黄汤，重加珍珠母重镇安神，更降心火以下归肾宅，少加附子助肾阳以启肾水上承心阳，俾心肾交泰，水火既济，成上下交感之势，3剂果效，7剂即安。如斯上下交泰，升降交感之治，诚为内伤杂病不可缺如之大法也。

三、辨生克乘侮，求制则生化

中医学本易学之五行象数思维，采用了取象比类、运数比类方法，用五行之象和五行之数，比类脏象特征。按五脏和五行的对应关系，辨五行的生克乘侮，求制则生化，是脏腑辨证的一个重要内容。所谓五行"生克乘侮"：生克是指五行的相互资生、制约的协调关系，对人体脏腑来说属生理现象；乘侮是指五行太过、不及而出现不正常相克（相克过极或反克），对人体脏腑来说属病理现象。所谓制则生化，因为五行化中有制，制中有化，相生中寓有相克，相克中寓有相生，无使其太过与不及。正如张景岳所谓："盖造化之机，不可无生，亦不可无制，无生则发育无由，无制则亢而为害，必须生中有制，才能运行不患，相反相成。"五行出现太过不及时，常有着自行调节，使之恢复正常状态，这就是五行之承制，也即《内经》所说的"亢则害，承乃制"。《类经图翼》曰："阴阳相合，而生成之道存于其中……所谓克中之用者，如火之炎炽，得水克而成既济之功；金之顽钝，得火克而成锻炼之器……此其所以相克者，实又所以相成也。"又曰："水之太过，火受伤也，火之子土出而制焉。火之太过，金受伤矣，金之子水出而制焉。……"辨明脏腑五行生克乘侮关系和制则生化之理，为施治采取"抑强扶弱，损多益寡，泄有余，补不足，制太过，化不及，致中和"（《难易察源》）提供依据。

【案例3】徐某，男，48岁，乙肝3载，经治罔效。精神困顿，面容憔悴，胁痛脘胀，纳谷锐减，形瘦乏力，性情急躁，口干且苦，心烦懊憹，寐差多梦，时或咳嗽遗精，大便或结或溏，小便黄如柏汁味臊，舌红绛苔薄黄，两脉弦细数，所示之方非清热解毒疏肝理气，即健脾益气活血化瘀。余细绎其病，推求机制，认为营阴亏虚，肝体失养已久，肝气郁而化火，上侮肺金，中乘脾土，下吸肾水。病位在肝，因其邪火亢而无制，始有乘侮盗母而累及上中下三脏之变也，治当除清养营阴，柔调肝用外，下滋肾水以涵养肝体，上清肺金以制约乙木，中扶弱土以御其乘伐，求制则生化也。方拟高鼓峰滋水清肝饮去茯苓、泽泻、柴胡，加南沙参、麦冬、太子参、怀山药、生谷芽、川楝子。连服1个月，症减七八，守方继服3个月，临床诸症向愈，乙肝表面抗原由1:512降至1:16，现已体丰神健，恢复正常工作。

"类风关"三期分治

类风湿性关节炎（以下简称"类风关"）病程长，疗效差，是目前较为棘手的课题之一。类风关属中医之痹证范畴，痹之为证虽有风、寒、湿、热之分，但于类风关证中则很难截然分开。考风为六淫之首，善行而数变，该证客邪自始至终应以风为侵害之主邪，寒、湿、热只为其兼邪而已，且随兼邪之不同，则有风寒、风热、风寒湿、风湿热，乃至风寒湿热之差异。然风邪之中人，除兼夹为害外，又有客表入里，窜扰内伏之区别，故该证治风祛邪之法则当审度谨严。再则染疾之人，年有老幼，病有久暂，体有阴阳气血之偏虚，且久病之下，血瘀、痰浊、络阻等病变为其必然；铟结之邪，一旦与气血郁痹，主客交混，深络着骨，尪羸机躯，诚非朝夕为功。治此者应视邪之浅深，症之轻重，而有在经入络损骨之辨析，治气治血治肾之用药，若能证辨清晰，治法有序，效则显而易彰也。

一、初病在经治气

类风关之初起，无不以风夹他邪客袭肌表为害，症见晨起手指微僵不适，全身关节游走疼痛，且以小指（趾）关节为甚，无关节肿胀畸形。多伴形寒肢凉，微恶风寒，或脊背酸楚，或一身尽痛。纳便尚可，少咳嗽咽痛之症，舌质淡润而苔多白薄，脉以浮紧浮濡习见。此以六经藩篱之太阳寒水之经为其病变场所。因客邪初袭肌表，痹着肢节，正气与之相争，拒阻于血络之外，故在经之邪，只宜从气分论治，疏风解表，驱逐兼夹之邪，诚为治疗之大法。若营卫失谐，气阳偏虚，又当将和调营卫，益气助阳等参辅其间。类风关之客邪单一者少，大多以风寒湿邪兼夹客犯肌表，在众多解表疏风散寒利湿之类方中，可以局方五积散为首选之剂。因该方集解表散寒祛风化湿温阳和营之品为一炉，为风寒湿邪客表袭经而致类风关初期之最佳方药，临床改散为汤，灵活增损收数更彰。如风湿偏甚者，加羌独活、防风、苡米；风寒偏甚者，加川草乌、细辛；兼夹热邪者，知母、石膏、秦艽也可酌量加入。若表气虚者加黄芪，表阳虚者加附子。症状缓解后，即予黄芪桂枝五物汤、桂枝加附子汤或桂枝加术附汤等益气固表，调和营卫、温阳扶正为巩固善后之法。五积散中虽有当归、川芎、芍药血分之品，但该方仍以祛风散寒化湿为主，三味之加实和营活血以利祛风散寒之用。本阶段为病邪初客肌表，正气未致溃败，诊治时应不失时机地抓住在经之期，防微杜渐，择方用药一定要视兼邪之多寡而合理配伍，扶正托邪之品更应恰到好处，切忌阴柔滋腻、酸涩固敛之味，冀能一举驱而逐之，绝其入络损骨之途，诚为该证治疗之关键。

【案例1】杨某，女，30岁，某医院医师，1974年4月7日诊。因遍体关节游走疼痛，且以小指关节为甚，晨起手指微僵不适，伴形寒肢冷，全身酸楚。查血沉、类风湿因子皆具阳性指标。自行治疗一月少效，因虑此疾预后不堪设想，遂转诊于余。见其面色晦滞，神情委顿，晨僵之症有加无减，肩肘关节较膝踝疼甚，手足不温，口中和，舌淡润，苔白薄，两脉浮紧。此乃气阳偏虚之体，又遭风寒湿邪客袭，在经之邪亟拟汗之扬之，以速去为要。处方：

羌活、独活、麻黄各6g，桂枝10g，防风、白芷各6g，苍术10g，川芎、当归各6g，茯苓10g，细辛、制川、草乌各

6g，党参 10g，黄芪 20g，炙甘草 6g，红枣 3 枚，生姜 4 片。加黄酒 100mL 同煎，5 剂。

药后微微汗出，全身舒展，大关节疼痛有减，唯小指关节仍感僵痛，原方去川草乌，加附子 6g，鸡血藤 30g。续服 20 剂，诸症遂已。后予桂枝加术附汤巩固 1 个月，至今未见复发。

二、久病入络治血

在经之邪，治不如法或迁延失治，久羁时日，客邪乘日耗之营血，多由气及血，由经入络，损伤营血，实为类风关主客交混之严重阶段。症以手指关节肿胀畸形、晨僵转甚、功能活动受到一定限制为其特征。虽有肩肘腕膝关节交替疼痛，但小指关节疼痛大多相对固定，除感冒风寒外，一般鲜有形寒肢冷、畏恶风寒之表证。且多畏冷喜温，夏轻冬甚。舌质略红瘦，多横裂乏津，苔多白薄或薄黄，脉以细数虚涩多见。入络客血之邪，与亏虚已极之营血交混一体，非瘀阻失濡之络脉，即更耗伤不足之阴血，故绝非祛风散寒利湿之法所能疗治。此时以养血滋阴，通络活血，有利于祛除风寒湿邪，为其治疗之大法。诚如《临证指南》云："有血虚络涩及营虚而为痹者，以养营养血为主。又有周痹、行痹、肢痹、筋痹，及风寒湿三气杂合之痹，亦不外乎流畅气血，祛邪养正，宣通脉络诸法。"指出由经入络之痹证切忌以通套风药频投，否则血虚络涩，客邪更无外驱之望。营阴亏虚，风邪内伏，必以大剂活血营养之品方克有济，如生地、熟地、枸杞、首乌、阿胶等；通络祛风之剂，则应择具养血入血、性味辛平不烈之藤类为宜，如鸡血藤、夜交藤、鹿衔草、桑枝等。如兼寒湿热之邪者，也应择相应药味辅佐。始可收阴充血行、络通风灭之效。余常用仲景防己地黄汤，或宗该方重用地黄之配方，收效颇著。如血瘀络阻，则以活血通络与养阴补血同步，再加虫蚁搜风通络之品相佐，其效更佳。药如四物汤加红花、丹参、泽兰、水蛭、虻虫、蜈蚣、全蝎、蝉衣、僵蚕等。其中蝉衣、蜈蚣重搜风祛风，僵蚕、全蝎主化痰止痛，水蛭、虻虫具逐瘀通络。若兼客外邪，在经之药物也可选择用之。入络者为邪已入里，渐有损骨阶段，历时较长。此期虽有瘀阻血伤之证，但耗气损阳者也不可无视，故于治血同时，益气温阳也应顾及。所用方药与在经者不同，即忌用刚燥辛烈之品，宜以菟丝子、桑寄生、肉苁蓉、肉桂、太子参、黄芪、枸杞、淫羊藿、仙茅等辛润温柔为佳。若能与治血之方适当配伍，可收阳生阴长、相得益彰之效。

【案例2】姜某，男，42岁，1984年10月25日诊。关节疼痛以小指为甚三年余，感寒、入冬必剧。多家医院均诊为"类风关"，因收效甚微，经人介绍来诊。患者形体清癯，面乏华彩，两手腕关节常交替疼痛，略有红肿，小指关节肿胀有如梭状畸形，晨间手掌难以握固，不时低热，口干而不甚欲饮，便调溲黄，舌淡红少津，苔薄黄微黏，两脉沉细略数。此乃营血大伤，风湿之邪稽伏不去，与气血交混而加害肢节。嘱其停服祛风散寒药酒及止痛祛风湿之中西药，遂拟下方。

生地60g，杞子30g，制首乌50g，夜交藤30g，蝉衣、僵蚕各10g，桑枝30g，地龙10g，鹿衔草20g，防己15g，苡米20g，蜈蚣2条。

服药10剂痛缓，晨僵稍减，低热退，口中和。原方去苡米，加鸡血藤30g，海桐皮15g，连服1个月，症状基本控制，血沉正常，类风湿因子转阴。后予上方加黄芪30g，桂枝10g，炒白芍20g，以四剂量研末蜜丸，巩固治疗2个月，未云有发。

三、末期损骨治肾

损骨之期为类风关之末期阶段，多由入络后期渐进而至，非但气血更虚，且已耗蚀下元，累及肝肾，而有损骨伤筋之变。故所现之症大多形体尪羸，腰脊酸痛，头昏目眩，手指关节僵直畸形，功能受限，生活难以自理，或形寒畏冷，溲频便溏，舌淡脉迟弱，或潮热面红，口干，盗汗，舌淡红，脉细数。该证至此求愈者百难得一，但缓解症状，恢复部分功能尚有希望。考类风关末期，肝肾亏虚，筋骨失荣，主客交混之邪又痹结蚀伤失荣之筋骨，为其一也；在经入络阶段，过于祛风利湿散寒之剂，用之失当，耗伤气血，暗损阴精而累及肝肾，促其早入损骨之途，乃其二也；滥用激素，频投有损肝肾功能药物，也不无为其另一原因。至此之患，非元阳亏虚，即元阴不足，治非大剂填精补髓，峻补肝肾之剂不为功，草木无情难以滋填，血肉有情则当随症加入。温养元阳以熟地、萸肉、巴戟天、补骨脂、肉桂、紫河车、鹿角胶等，填补真阴以阿胶、生地、杞子、潼蒺藜、怀牛膝、猪脊髓、龟板胶、鳖甲胶等。强筋壮骨之虎骨、豹骨（此二味已被国家列为禁用之品，当前已无供应）、羊胫骨、狗胫骨也可选入。滋填温养峻补肝肾同时，对交混锢结之邪又不可不祛，除相佐对应清热利湿、散寒祛风、通络化痰等逐瘀之品外，虫类药物之择用当不可少。据现代药理研究认为，大多虫类药物具强壮滋养功能，有免疫抗病作用。

【案例3】范某，男，48岁，1964年12月15日诊。类风关10余年，3年前小指关节畸形，肿胀疼痛，腰骶骨酸痛，经治少效；半年来诸症加重，手指僵硬向外侧伸展，不能握固，腿足疼痛难以履地，腰痛不能俯仰转侧。经某医院住院治疗2个月无效，自动出院，由家人扶至家父处就诊。患者形瘦如脱，面容憔悴，头发疏落，肢节疼痛艰于功能活动，手足心灼热，纳差便结，唇红口干，溲黄味重，舌绛多裂，无苔，两脉细滑数。脉症合参，此肾阴大亏，伏风化火，灼筋伤骨，病至此期虽少有奏效之望，然为不使患者求效之心泯然，勉拟一方，嘱其长服勿辍，或有缓解之盼。处方如下：

龟板、鳖甲各30g，生地50g，黄柏10g，猪脊髓30g（另炖冲服），怀牛膝10g，阿胶10g（另炖冲服），知母10g，生白芍30g，枸杞15g，制何首乌15g。

1个月后相火降敛，腰痛愈半，指痛稍减，绛舌转红，可见浮薄黄之苔，但活动功能仍丧失。药症合拍，毋庸更张，原方减知母、黄柏均为6g，加羊胫骨30g，锁阳10g。3个月后患者竟能下地扶杖蹒跚步履，手指也稍能活动，疼痛大减，热退纳畅，精神大振。后予原方蜜丸巩固治疗半年，已能弃杖短程步履，可干一些简单手指相关活动。

失表刍议

邪之客表，非由太阴肺经口鼻而入，即由太阳寒水藩篱而袭，虽外侵淫邪不同，所现症状各异，但营卫失谐，肌表郁遏，或太阴失宣，肺气郁闭之机制则同。为使病邪速去肌表，免其传经入里，诚因势利导不二法门。故《素问·阴阳应象大论》针对此证，即有"因其轻而扬之……其有邪者，渍形以为汗……其在皮者，汗而发之"等轻宣发汗解表之治法，并为后世汗法奠定了理论基础。若斯之证如失治误治，当汗不汗使客表淫邪失去表解宣透良机，稽留郁遏，迁延不解，或传经入里，变为坏证顽疾，此皆为失表所致也。笔者就临床所及，对失表之由辨析如下：

一、宿恙新感惑于辨析

具明显发热恶寒，畏风，自汗或无汗，头身疼痛，咳嗽，鼻塞，喷嚏者易于辨认为新感客邪。若劳倦内伤之人，因其宿恙久羁，正气日衰，感邪冒风之机尤多，常是宿恙新感同着一体，或新感引发宿恙，或宿恙又染外邪，在显重宿恙掩盖轻微新感，只注重宿恙而忽略新感，遂以宿恙论治者，为其一也。拘泥《内外伤辨惑论》，囿于机械公式，仅按辨脉，辨寒热，辨手心、手背，辨口鼻，辨头痛，辨筋骨四肢，辨渴之七辨法，一见手心热于手背，头痛时作时止，或口不知谷味，恶食，清涕虽或有或无，而无鼻塞，及怠惰嗜卧，四肢沉重不收等症，即套东垣内伤之论，殊不知外感之疾也并非绝无此症，常中有变也。对此几微疑似之症，应当综合辨析，审慎评判，否则反惑于《内外伤辨惑论》矣，此其二也。再有本为迁延失表之证，求治时缺乏典型外感症状，又未详审细察，以久病内伤论治，使失表之证再次失却表透汗解之机，也不少见。

二、苦寒清泄投之过早

新感之恙当以发汗解表、轻清宣透为宜，辛温辛凉之法，应随感邪之温凉而施。尽管病情重笃，症状危急，只要辨审邪在肺卫，即可予辛宣汗解之法，纵高热痉厥之证也可"体若燔炭汗出而散"，神昏抽搐收邪透汗解之效。若一见高热不退，或咽肿且痛，或痰黄咯血，或便秘溲黄，即谓热毒炽盛，气营两燔，而投大量苦寒清泄之品，如由表邪所致者，非凉遏肌腠，即导邪入里，虽热毒之势有挫，但变生之疾令人莫测。殊不知高热者乃邪正相争于肌表，恰是正气抗邪有透邪外出之机也；刚中且痛者诚为热毒始侵，肺卫正气阻遏病邪分争其间，也待轻宣透发之剂相助；痰黄咯血，或为风热之邪灼津伤络，或为肺蕴痰热，又为新感引发，治当先撤标邪再清痰热；便秘者或为虚秘，或为纳少，或为肺气郁闭，不一而足，岂能以此而定清泄之法；色黄之溲，成因颇多，更不能以此作为苦寒方药之标的。更有一见西医炎症指标便联想到中医之火热症，遂毫无顾忌地频投清热解毒之品，使一些本为汗法可解之证难愈。

三、盲目滥施滋补收敛

目前求补之风盛行，成品之剂也不胜枚举。有病者服之，无病者服之，虚体者求之，实证者求之，老幼咸此，青壮亦然。闻攻则不悦，闻补则乐之。冀其补身强体，益寿延年。考用药如用兵，乃不得已而为之，滥用滋补未免不无弊端产生。滋补之剂大多味厚重浊，性多黏滞，收敛固涩之品本为体虚脱泄之证而设，有敛汗固脱作用。性味酸收之品大多掺合于滋补剂中。上述之药最易助湿生痰，困脾恋邪，与表证尤为不利。"邪气加诸身，速攻之可也，速去之可也，揽而留之何也？"淫邪新感，肺卫被遏，只宜轻宣表解为宜，速去之可也。如仍专恃滋补之剂以补身强体而御去外邪，或解表发汗与补敛之品同服，使本可一汗即解，或轻宣能已之疾稽留肌表，缠绵不愈，此为失表常见之由也。

四、淫邪外感迁延失治

感证轻浅者，不药而数日向愈者有之，虽诊治及时也得五七日始可治愈者更为习见，或云感冒之恙，药与不药无甚差异。故年轻者自恃体强，老年人艰于服药，于感证染身不予诊治，计日以待自愈，由斯失治之迁延日久而变生他疾者不为鲜见。再有婴幼之儿，年幼体弱，感邪不自觉，家长未介意，迁延失治，或治不彻底者甚多，致使表邪困遏不解，或留恋太阳，或郁闭太阴，渐至传变入里，侵犯脏腑，而发咳喘、心悸、水肿、痹痛等证，此为失表之又一因也。

五、失表案例辨治分析

邪之客表，当轻宣发汗解表为宜，如失治误治，当汗不汗，使客表之邪失去表解宣透之机，稽留郁遏，迁延不解，变为坏证顽疾者颇多，此择数例辨治分析如后。

（一）疔肿

【案例1】李某，男，38岁，1988年10月8日诊。多发性疔肿反复不已3月余，虽屡经黄连解毒汤、五味消毒饮、六神丸及西药消炎等治疗，终因此起彼伏而转诊于余。见其形体清癯，面色少华，颈后之疖溃而未敛，臀右一疖正坚、红肿热痛，臀左又有如粟微红之新发状，坐卧受限，眠食不甘，痛苦不堪。询其纳谷欠香，二便通畅，口微干，手心时热，舌淡红、苔薄黄，脉浮濡略数。四诊所得竟毫无火毒炽盛之象，前车之鉴不可覆辙，正踌躇之际，患者自云时有形寒肢冷，头痛身楚之症，余茅塞顿开，方悟此疖为风湿客表在先，失于辛透，蕴而化热，郁闭营卫，壅遏气血，热腐于肌肉而发。又治失表散，频投苦寒，治此非清透宣发不为功。麻黄10g，生石膏、赤小豆各30g，连翘20g，炙甘草、生甘草各6g，大枣5枚，生姜3片，3剂试服。药后身微汗出，形寒头痛未发，颈疖已敛，臀右之疖正溃，臀左之疖消退，药已奏效，原方去生姜，加太子参10g，赤芍、白芍各10g，以增益气和营之力。5剂后，溃者已敛，未见新发，纳昌神健。上方去麻黄、石膏，加黄芪15g，当归10g，5剂善后。

[按] 疖肿之发，以暑热火毒炽盛为多，苦寒清泄，直折炎威为常法。亦有其变者，若形体清癯，面少华彩，溲便正常，舌苔脉象毫无热毒火盛之征，或时伴形寒畏冷、头身困痛等症者，多系风寒湿毒之邪初客肌表，失于表散，致营卫稽涩，气血郁滞，壅遏一久，必热腐而发肿疖。加之苦寒频投，卫气重遏，营血凝滞，郁遏肌表之邪终无透发之机。时久多溃，气血暗耗，正虚无以托邪，迁延难愈，此起彼伏。在求得疖肿之毒未去肌表，邪正之争仍在藩篱，治应不失时机地投以解肌透邪之法，以启闭玄府，畅流气血，郁遏之疖毒即可透泄无遗。本案系风湿热毒壅遏肌表，越婢汤合麻黄连翘赤小豆汤加减甚为合拍，方中除大枣、炙甘草甘温益气和营、扶正托邪外，余皆辛透宣越清泄风湿热毒之品，且力避苦寒冰遏之味，

收效之显可反佐失表之误也。若风寒郁遏化毒为疖者，荆防败毒散化裁也验；正气亏虚者，党参、黄芪随证加入更佳。

（二）喘证

【案例2】吴某，男，63岁，1989年9月17日诊。宿有咳喘之疾，今夏又犯，经治2月乏效，除西药消炎止咳解痉平喘外，中药皆滋肾纳气、敛肺降逆之品，经友介绍来诊。患者形瘦神疲，咳喘不已，胸憋气急，抬肩撷肚，行走需人扶持，喘甚则额汗淋漓，心慌怔忡。痰涎清稀量少，咳甚则溲遗不禁，纳差少饮，无以平卧，喉痒，微恶风寒，舌淡润略暗，苔薄白，两脉浮数。脉症合参，断为风寒之邪郁闭肺金，肺失宣肃，又屡投降敛滋腻之品，更使客邪无宣透外达之机，亟拟辛宣透邪之法。荆芥、苏叶、杏仁、前胡、白前、紫菀、陈皮各10g，桔梗、麻黄、甘草各6g，生姜3片，3剂。药后咳喘减半，眠食转佳，行走登楼已无须扶持，药证合拍，原方加姜半夏10g，茯苓12g，以和胃化痰，5剂。咳喘已平，纳谷亦香，但仍感少气乏力，腰脊酸痛，此乃表邪虽撤，肺肾亏虚之象外露，遂拟阳和汤合生脉散化裁，麻黄、五味子各3g，熟地、黄芪、太子参、沙参、鹿角霜各20g，山药30g，陈皮10g，肉桂6g，白芥子、炙甘草各6g，7剂善后。

[按] 咳喘之因不外内伤外感两端，就临床所见，非内伤又招外感，即外感引动内伤，内伤外感诚难截然分开。诊疗时，当审察确无外因时，或感邪全撤后，方可按内伤选方遣药，或温肾纳气，或培土生金，或敛肺平喘等，否则邪恋肺闭，治无愈期。久罹此疾，咳喘痰鸣常终年不已，症状缓解只是暂时，一旦转甚，非劳累恼怒，即风寒外袭等为诱因，且以风寒客邪多见，郁遏太阳，壅闭肺金，使素来欠畅之气道堵塞更甚，咳喘气急加重，若不加辨析，悯其气逆咳喘之苦，径投

摄纳降逆之剂，往往降而不靖，纳而不下，气急胸憋，咳逆喘哮愈剧。治当辛透发越，以轻宣肺气为第一要务，俾肺金治节有权，气机出入有节，咳喘之症自可缓解。吴某咳喘，余见有喉痒，微恶风寒，痰涎清稀，及风寒客表之脉舌，反思他医不效之因，确认标邪仍在肺卫，予轻宣辛透疏风散寒之法而效，此不为失表者之戒乎？

（三）痢疾

【**案例3**】胡某，女，38岁，1989年7月21日诊。便泻腹痛，时或赤白相兼，日三四次，缠绵2月，经治少效。面黄微浮，神倦体怠，纳少，口干不甚饮，稍食含纤维食物，腹痛便泻即甚，舌淡红苔薄白微黄，脉濡缓，余曾按湿热夹滞辨治，予清热利湿消积导滞法，取效不彰，停药后诸症依然。今诊时询得便泻黏液多沫，大便常规有红细胞、白细胞、脓细胞，并云头身困痛经月不已，时或恶风畏寒。忽悟喻嘉言有"逆流挽舟"之法，人参败毒散治疗发热无汗之痢证。此疾虽羁延2月，但表证仍在，当责失表之误，遂仿喻氏法化裁：荆芥、防风、羌活、独活、黄连、柴胡、茯苓、川芎各10g，枳壳12g，桔梗、白芷、木香各6g，5剂。药后诸症大减，便调腹痛止，纳增神健，恶风畏寒、身困头痛俱失。继予原方去荆芥、防风，加当归、党参、白术各10g，5剂。以增健脾和营之力，尽剂遂愈。

［按］泄痢之疾由六淫外感者不为临床少见，虽病位在肠，邪多湿盛，在引发之由仍为客邪为害时，治当根据外邪之不同，或施以辛温，或施以辛凉，或主以芳化等法，表解里和，腹泻向愈。如治表证未解协热下利之葛根芩连汤，治外寒中虚发热便泻之桂枝人参汤，及治风寒客表壅肠（发热恶寒）泄痢之人参败毒散，与治外感风寒内伤湿滞（恶寒发热肠鸣）

腹泻之藿香正气散等，均不失解表和里之法。若一见泄痢，里急后重，发现大便常规有炎性时，便视为湿热壅滞，或气滞血瘀，不察表证之有无，清热利湿、消积导滞、理气和血之品同冶一炉，致使表遏里困，临床诸症或效而不彰，或有增无减，羁延时日，不知所措。太阳主表，肺合皮毛，两经相通，均具启闭玄府、开合腠理之职能。且肺与大肠互为表里，表邪郁闭，肺失宣肃，肠腑传导失司，遂有泄痢之变也。本案之验即在识得失表之症结后，宗喻氏之法。足见泄痢失表之证，非"汗法"不为功。

（四）背脊痛

【案例4】陈某，男，38 岁。1976 年 12 月 12 日诊。背脊胀痛 3 月余，经针灸推拿及活血通络补肾温阳之法总效而不显，并自购药酒饮服，近月也未见效，来诊时，只云整个背脊板滞胀痛，畏寒如有凉水泼湿状，伴有肢节酸楚，见其舌淡润苔白薄，脉浮略紧，所现脉症显系阳虚之体，又遭风寒之邪郁遏太阳经输，经脉为之凝滞，此殆风寒客袭之初未予辛散使然，虽时历 3 月，仍宜辛温宣散为法，拟方试服。麻黄 10g，羌、独活各 10g，川芎 10g，桂枝 10g，干葛 10g，防风 10g，细辛 6g，附片 6g，炙甘草 6g，生姜 3 片，3 剂。尽剂背脊之板痛已十去六七。再宗前法出入佐以调营温阳之品巩固之，上方去干葛，麻黄减为 6g，加当归 10g，鹿衔草 20g，鹿角片 15g，7 剂即已。

［按］足太阳膀胱经"挟脊抵腰中，入循膂络肾属膀胱"。太阳为寒水之脏，六经之藩篱，风寒外邪袭人，太阳膀胱经首受其害，所现之症以发热恶寒、头身疼痛、颈项强直为多见，如能及时辛温发散解表，所见之症一二日即可痊愈。尚有一些病症不典型，或隐匿不显，常误认为是其他病因使然，治疗时

辄易失却表散之机，或以非汗法之其他诸法频投屡治，故总是收似效非效之验，或致表邪郁遏不解。此案背脊疼痛即为失表之例，在识得症结为风寒之邪郁遏太阳经输，经投辛温表散即获显效后，足证表证失治而隐伏之病临床并非鲜见。汗法为"八法"之首，非但对外感时证有及时的治疗效应，对隐伏失表之各种病症同样有十分满意之疗效，业医者不可不知既多见又难辨之失表病证之识证与治法。

郁证治肺

郁之为病，多由所欲不遂、情志怫郁而变生的一种以性情抑郁、气机结滞的病症。临床以胸胁胀满、脘腹痞痛、嗳气呃逆、沉默寡言、食少不眠，甚则啼笑失控、喜怒无常、咽有炙脔为常见之症。论治之法，除宗《临证指南·郁证》"郁证全在病者能移情易性"，劝慰开导之精神疗法外，药物常以"治当顺气为先"之疏肝解郁理气方药为主，冀肝气一疏，气机条达，郁可向愈。张璐玉于治郁时常曰："治法总不离乎逍遥、归脾、左金、越鞠、四七等方，参究新久虚实选用。"故怡情悦志、疏肝理气一直为临床医家所习用。然效否参半者有之，由轻转重变生他疾者亦有之。十数年来笔者于乏效病例中，偶佐治肺之品，该证即有渐减之转机，主以治肺法后，竟有向愈之时。始悟《素问·至真要大论》"诸气膹郁皆属于肺"之经义。在重温《医述·郁》篇引楚季重"所谓郁者，清气不升，浊气不降也。然清浊升降，皆出入肺。使太阴失治节之令，不唯生气不生，收气也不降，上下不交而郁成矣"后，对郁证由肺而致之机因有了更进一步的认识。叶天士"开降肺气"及"用药以苦辛凉润宣通，不投燥热敛涩呆补"之郁证治法，不失为郁证论治增辟了一大蹊径。然治肺之法又非一途，现就临床所得，将郁证治肺介绍于后。

一、宣达华盖，散郁闭之气火

情志怫郁，气机郁闭而化火内灼，为郁证常见机因之一。

然郁证由肺气之郁闭而致者不乏其例，或在未病之前，或在已病之后。疏肝理气、辛香流动之品虽为郁证常用之法，其疗效并非十分满意，因肺气郁闭，华盖不宣，玄府不启，郁闭之气火纵经辛香之品拨动，但仍在华盖之下、玄府之内窜扰，无外达宣散之机，是故宣透肺气，实为治疗郁证之一大门径。越婢汤为仲景治疗风水佳方，虽无郁证治验可鉴，但宣达华盖，启越玄府，乃其独擅之功。俾郁闭之气火借此宣散，胸膈顿觉轻快，神情亦感舒适，内脏和谐，气血流畅，何患郁证之不除？

【案例 1】方某，男，22 岁，1983 年 10 月 18 日诊。父母早逝，随兄嫂生活。因家庭不睦，加之性格内向，心情抑郁自不待言。终日嗳气太息，胸脘痞满，食不甘味，夜不成寐。半年前即觉膻中烦热似火内灼，常以袒胸露怀为快，诸医诊治乏效。见其表情淡漠，形容憔悴，敞怀解衣，时云胸中燔灼不已。近周来夜不交睫，饮食少思，太息不已，舌淡红，苔薄白，脉弦数。检视其所服方药，皆逍遥、温胆、安神定志之剂加减。窃思抑郁之气久必化火，失于宣散而燔灼胸中，心肺必遭其戕害，灼肺则金伤气结，太阴宣发之令不行；扰心则阴伤血耗，神不守舍而外越。郁火不撤，心肺不宁，徒疏肝理气，辛热耗阴，仅重镇安神，闭遏郁火。乏效之理即在于斯，亟拟宣达华盖，发越玄府，以疏散郁闭之气火为权宜之计。

［处方］麻黄 4g，石膏 15g，桔梗 6g，甘草 3g，生姜 2片，3 剂。

［二诊］药后胸膈燔灼若失，酣睡一夜，饮食有增，衣着整齐，但精神反觉委顿不振。郁火久灼，无不耗气伤阴，今郁火一撤，气阴不足之证显露，拟加减复脉增损调治。

［处方］生地 18g，麦冬 10g，阿胶（另炖）10g，火麻仁10g，合欢皮 30g，太子参 12g，炙甘草 6g，佛手 6g，茯苓

10g，5 剂。

［三诊］连日来精神转佳，寐食正常。继予上方？剂遂愈。并嘱其移情易性，心胸豁达为要。

二、肃降太阴，驯逆乱之气机

郁证辄为情志失调，脏腑失于和谐，气机当升不升，应降不降。上下不得交泰的逆乱气机是导致烦冗症状之机因，疏肝解郁虽有治愈之例，但因机制复杂，涉证甚广，处方用药难以面面俱到，稍有不慎即有顾此失彼之弊。如疏肝理气之品易乱其神，重镇安神之剂易遏其气，清肝胆之药有苦寒伤脾之虑，化痰浊之味有耗阴劫液之过，虽移法易方，收效终微。肺居高源，土一身之气，为百脉所朝，气机之"清浊升降皆出于肺"，故疏肝理气，治心安神不效时，当从肺金人手，肃降肺气之法，不但能驯横逆之肝气，且可复冲和之中土，俾清气升，浊气降，未疏肝而气调顺，不治心而神人宅；食馨便调，出纳有节；心安神宁，上下交泰，诸症逐日缓解，此郁证治肺之又一法也。

【案例2】 陈某，女，44 岁，1984 年 11 月 12 日初诊。次子因偷盗失足，当闻被拘留待审消息时，遂即神识昏愦，双臂阵阵抽搐，并晕厥 2 分钟，醒后即情志怫郁，满面愁容，终日怏怏不乐，胸胁痞满，太息呃逆不已，食不思，水少饮，面黄神倦，夜寐噩梦纷纭，神志恍惚，与人交谈常答非所问，记忆力锐减，常持物寻物，大便秘结，辄三五日一行，舌淡红，苔薄白，脉弦细。治疗以疏肝理气养血安神之中药，未见疗效。余虑患者惊恐悲愤之后，气机逆乱，应升不升，当降不降，郁结胸胁，气机失于畅运，上下不得交泰，困其脾而损其胃，扰其心而乱其神，诸症蜂起，治难措手。法当肃降肺气以行金令，俾郁逆之气机驯调，肝用自如而疏条有节，神安心宅而君无邪扰，脾胃健而纳谷增，肠腑通而便次调，郁证或有向愈之望。

[处方] 枇杷叶 15g，苏子 10g，枳壳 12g，姜半夏 6g，川贝母 10g，旋覆花 10g（包），紫菀 30g。5 剂。

[二诊] 一周来大便畅行二次，呃逆锐减，胸胁憋闷亦瘥，食已甘味，但胃中时有嘈杂，此殆旋覆花之反应。原方去旋覆花，加陈皮 10g，栝蒌皮 18g，以助和胃降逆之用，7 剂。

[三诊] 太息除，神情佳，纳馨便调，夜寐遂安。郁逆之气业已平调，再拟养心安神、和胃理气为法，但肃肺之品仍不可少。

[处方] 酸枣仁 16g，远志 6g，柏子仁 10g，姜半夏 10g，秫米 20g，枇杷叶 10g，栝蒌皮 30g，紫菀 20g，当归 10g，陈皮 10g，茯苓、神各 15g，10 剂。药后诸症遂愈，1986 年 11 月随访未见再发。

三、清泻肺金，制郁激之肝气

郁证日久不解，即可化火内灼，更能激怒肝气之冲逆。气火上犯，肺金被灼，津熬为痰，清窍壅遏，太阴失清肃升降之能事，"不唯生气不生，收气亦不降"。郁结之证，肝郁之变越益转甚，诸如语无伦次、啼笑失禁、逆气上冲、面红阵作等症有增无减。虽镇肝、清肝、泻肝而少验，纵清热、化痰、安神而不应，贝甲铁石之品频投，常有强制不驯而越奔迫无羁之虞；辛香疏散之剂再服，反有扇风助火促其冲逆之势。治当改弦易辙，治从肺金。拟投清化郁遏太阴之痰热，俾肺金一清，肝木得制，非解郁而郁自解，所现郁逆之症也迎刃而解。

【案例3】秦某，女，48 岁，1983 年 12 月 21 日诊。因夫生活越轨，劝之不悔，一次愤怒之下，遂郁闭寡语。1 年来情怀郁结，胸胁胀满，食少神疲，常啼笑失禁，语无伦次，蓬首垢面，少于梳理。其夫虽痛改前非，好言安慰，体贴入微，也于事无补。求治年余，无明显效验。近日来，又增逆气上冲，面颊潮红，甚则头面烘热，额汗淋漓，一日十数发。迭经平肝降逆，疏肝理气罔效。口干且腻，胸憋咳呛，痰多黄稠，舌红，苔薄黄微腻，脉细滑数，此乃郁逆之气机化火袭肺，灼津为痰，痰热互结太阴。清肃之令不行，郁逆之气不降；肺中痰热不清，烘热多汗之症难除；痰热内侵心经，故神思无绪，啼笑失禁。亟拟清化痰热，肃降肺金，以期郁逆之肝气散降。

[处方] 桑叶、桑白皮各 10g，地骨皮 16g，薏苡仁 30g，冬瓜仁 30g，黄芩 10g，葶苈子 20g，海浮石 16g，桃仁 10g，竹茹 10g，枇杷叶 10g。5 剂。

[二诊] 药后冲逆之气下降，神情渐悦，烘热多汗也有明显减轻。原方去桃仁、葶苈子，以恐药过病所。加栝蒌皮 20g，百合 18g，以清润被痰火灼伤之肺阴，7 剂。

[三诊] 诸症基本向愈，患者神情安逸，语言举止正常，原方再增滋养肺阴之品善后。

[处方] 桑叶、桑白皮各 10g，知母 6g，地骨皮 10g，薏苡仁 30g，枇杷叶 10g，麦冬 10g，生地 10g，南沙参 30g，百合 10g，远志 10g，栝蒌皮 30g，10 剂。

治痿取中论虚实

痿之为病成因颇多，然由中州失运，精微不化，经脉少充，肢体不荣而致者不为临床少见。《素问·痿论》中有"治痿者，独取阳明。……阳明者，五脏六腑之海，主润宗筋，主束骨而利机关"，实开痿证治胃之先河。由此而降，治宗此说者甚多，如石顽老人在其《张氏医通》中所谓"痿证病因虽曰不一，大都起于阳明"。《医学心语·痿》也有治痿"不外补中祛湿养阴清热"之说，其祛湿养阴清热可视为治中之具体法则。考胃为阳土，与脾同居中州，经脉相连，互为表里。"主润宗筋"虽为胃之能事，但胃之纳腐转输，束筋骨利机关，及肌肉之丰瘠，四肢之用否，与阴土之脾关系也甚密切。故《素问·太阴阳明论》即有"脾病而四肢不用何也？岐伯曰：四肢皆禀气于胃，而不得至经，必因于脾，乃得禀也。今脾病不能为胃行其津液，四肢不得禀水谷气，气日以衰，脉道不利，筋骨肌肉皆无气以生，故不用焉"。简短数语，将脾土健运失常，胃失脾助，气血衰滞，水谷津液无以滋充四末，而使肢体痿躄不用之理阐述得理详意赅，是故治痿取中非仅"独取阳明"，当悉脾胃两土而论。两土之治，脾胃有别，痿之由虚者诚多，然由实者亦复不少，故《痿论》言治痿独取阳明，寓意之深也在"取"之一字，治取之法应随证而异，虚补实泻，方无虚虚实实之戒。故治痿取中除悉两土外，更应赅虚实补泻之治，始可谓完备。

一、中虚致痿，补益之法脾胃有别

痿之因中虚者，除《内经》有关篇章阐述外，历代医家也有进一步论述，如《保命集》曰"若脾虚则不用也。经谓土不及则卑陷。卑，下也；陷，坑也。四肢皆禀气于胃，而不能至经，必因于脾乃得禀受"。《证治汇补》曰"气虚痿者，因于饥饿劳倦，脾胃气虚，百骸溪谷皆失所养，以致宗筋弛纵。"然脾胃功能有别，阴阳各异。"太阴湿土得阳则健，阳明燥土得润始安"，中虚致痿症状虽多雷同，但机因非一，补益之法大相径庭。

（1）太阴虚寒：若素禀阳虚之体，脾阳大多不足，虚寒极易中生；或罹疾误治，苦寒方药频投；或贪凉饮冷，吐泻交作，致使中阳残伤。脾阳不足，太阴虚寒，转输运化不能，气血生化之源匮乏，脉道不利，筋骨少充，肌肉百骸无气阳之温煦，四肢不用而痿躄也。温补脾阳之方，当推甘草干姜汤、理中丸辈。

【案例1】4岁男孩，因吐泻交作后，上肢抬举无力，下肢步履不能一月，经治半月罔效。见其面黄无华，手足厥冷，溲清，大便时或溏薄，舌淡脉虚迟，此乃中寒吐泻，脾阳伤残，少火不足，四肢失气阳温煦而不用也，亟予干姜、炙甘草、桂枝各6g。3剂后手足转温，并有自主活动之迹象，继予原方加党参10g，又5剂遂愈。

（2）中气不足：若脾气亏虚之人又或劳倦过度，或食纳甚少，或大病久恙产后而伤及脾土者，脾气极易亏耗而难复。脾气一虚，陷而不举，少于统摄，虚惫困顿之脾土，遂乏健运转输之职，精微不化，中气日衰，脉道不利，筋骨肌肉皆失脾气之升举统摄，而渐至痿而不用也。治此非大剂健脾益气举陷不为功，方如补中益气汤、升陷汤化裁为宜。

【案例 2】1989 年 4 月曾治一男孩，11 岁。因出生时难产，稍长即现四肢软瘫、不会言语、口角流涎等症，求治十载少效，经友人介绍于余时也只求一线希望。见其面色萎黄，头发枯涩，纳谷不馨，稍动则额汗淋漓，上肢只能勉强平举，下肢无力，不能挪动，胸前围巾被流涎湿透，舌淡苔白薄，两脉虚细略数。久病之躯，气血不无亏虚。十载方药杂投，难免不伤中气。暂宜健脾益气滋培后天，冀筋骨四末有禀，软瘫之恙或有些微之望。药用：黄芪 20g，党参、白术各 10g，益智仁、紫河车（研末吞）、炙甘草、当归、柴胡、防风各 6g，茯苓15g，谷、麦芽各 10g，红枣 3 枚。30 剂后纳谷有增，流涎锐减，直立有力，可扶凳移步，前所未见之迹象也。继予原方出入调治 1 年，流涎基本控制，并能于户外嬉玩，因乏力仍时有跌仆，可发简短话语，大小便能自理，也能自食，目前尚在治疗中，步履举臂可望恢复常人之态。

（3）脾阴亏虚：泻痢久羁，或香燥之品过当，或热病久病均可伤及脾阴。脾者体阴而用阳，营阴乃其体也。阴虚之脾，阳用失健，脾土之转输运化也失其职，且营阴一虚，经脉筋骨无以滋充，四肢肌肉更乏濡养，软弱无力渐至痿而不用，为其常理也。治此之证，甘温益气与辛热通阳均非所宜，非大剂甘凉养阴不为功，六神散为其代表方剂。

【案例3】李某，男，38 岁，1976 年 6 月 24 日诊，两下肢酸软无力，渐至步履艰难 3 月余，经检查诊断为"多发性神经炎"。形瘦神疲，面容憔悴，纳少脘痞，大便时结时溏，小便淡黄，下肢肌肉枯细如削，挪步必双拐支腋，曾针药并投乏效。视其舌淡红少苔多细裂，脉虚细且数。此乃脾虚久亏，络脉失养，下肢乏阴精之滋濡。治当大剂甘凉滋补脾阴，稍佐通络益气之品。药用：山药、南沙参、生谷芽各30g，太子参、玉竹各20g，百合、扁豆各15g，鲜藕片50g，怀牛膝、生地、地龙各10g。7剂后纳增便调，精神稍振，气力也增。原方增鲜泥鳅50g，鸡血藤30g。连服15剂，下肢肌肉渐丰，着地有力，并可弃杖步履。继予上方去谷芽、地龙，加黄芪、当归、枸杞各10g，20剂后痊愈。

（4）胃阴失充：阳明主润宗筋，宗筋主束骨而利机关，若"阳明虚，则宗筋纵，带脉不引，故足痿不用也"，因阳明燥土，喜润恶燥，故以胃阴不足最为多见。热病伤阴，久病耗液，或禀赋阴虚，或辛热温燥药食无忌而伤及胃阴，使燥土失润，纳腐有碍，气血生化之源不足，络脉失养，宗筋乏濡，束骨不主，机关不利。因阳明阴亏多兼燥化，清热泻火之品也可随证加入，但应避苦寒之味以化燥伤胃，如斯燥土复润，气血活泼，四肢筋骨肌肉赖以滋荣，痿躄之证始有向愈之望。

【案例4】1986年秋曾治沈某，男，6岁，患小儿麻痹症3月，两下肢痿软无力，不能直立，更难步履，形瘦神疲，纳少渴饮，常呕逆反胃，溲黄便结，手心灼热。时而干咳，小腿微削，唇舌红赤，少苔，两脉细数。前医曾施补益气血，强筋壮骨之法无效，此乃暑热之邪中伤不足胃土，阴虚燥火复灼肺金，而致痿躄也，亟拟甘寒清热养阴增液，以滋沃灼伤之燥土。药用：生地、生石膏、天花粉各15g，鲜芦根30g，玄参、百合、枇杷叶、桑枝、叶各10g，栝蒌仁20g，地龙、川贝各6g。10剂药后，口干减，纳谷稍增，呃逆未现。前方既效，毋庸更张，去石膏，加石斛、怀牛膝、忍冬藤各10g。20剂后下肢略见丰润，着地有力，但仍艰于挪步。此胃阴虽有滋充，筋骨尚未强化也，合拍之方当守，遂予上方去枇杷叶、忍冬藤、栝蒌仁，加阿胶10g，羊胫骨30g熬膏，缓调4月，已能蹒跚步履。

二、邪浊壅遏，治取中土泻其有余

痿取阳明并非单指补益一法，如邪浊中阻，湿热蕴遏，抑或痰瘀互结中州者，绝非滋补所能疗治，治当廓清中土，泻其有余也。诚如《灵枢·根结》曰："太阳为开，阳明为阖，少阳为枢。……折则气无所止息，而痿疾起矣。故痿疾者，取之阳明，视有余不足，无所止息者，真气稽留，邪气居之也。"《症因脉治·痿证论》更明确指出："《内经》论痿，以阳明积热相传于肺，治宜独取阳明，以澄其源，则不消烁血液，而主润宗筋，能束骨利机关。……膏粱积热，内伤成痿之症，必当独取阳明，而为治痿下手真诀。……今言独取阳明者，以痿症及阳明实热致病耳。……清除积热，则二便如常，脾胃清和，输化水谷，生精养血，主润宗筋，而利机关。"对痿躄治中，泻其有余之法论之何等精辟！

（1）太阴寒湿：久卧湿地，贪凉饮冷，或专事水业者，渐渍或直中之寒湿极易凉遏中州困顿脾土。因寒为阴邪，湿邪淹滞，与太阴湿土同气相召。寒湿用事，中阳被遏，内而脾胃，外而肢体，无不为其浸渍，遂致络脉凝涩，四末失煦，如草木久遭水涝又逢阴霾，少生机而痿弱凋谢也。《景岳全书·痿证》即有"有渐于湿，以水为事，发为肉痿"之论，治此之证当辛温散寒、香燥化湿、速苏困顿之湿土。佐温阳健脾之品，可使苏后脾土能振而健运有常。

【案例5】何某，男，38 岁。1986 年 6 月 12 日初诊。两下肢瘫软无力，艰于步履三月，某医院曾拟诊"重症肌无力"，由于医治乏效而转诊于余。患者身困乏力，头重如裹，下肢湿冷，肌肉松弛，触之有感，刺之知痛，纳少便溏，舌淡润苔白薄微黏，两脉濡缓。此由艰辛驾驶，饥饱失调，雨湿不避，风冷常袭，寒湿之邪困顿脾土，清阳无以通达，四末少得温煦，下肢又独遭寒湿之浸渍，先拟苦辛香燥之品散寒化湿通阳再议。药用：干姜、苍术、白术、川朴、桂枝、羌活、独活、防风、陈皮各10g，威灵仙15g，蚕沙20g，细辛、白芷各6g。5剂后遂觉身轻纳馨，大便成形，两足如有虫蚁之行，仰卧能左右挪动下肢。药证合拍，但苦辛香燥之品不可过当，以免耗气伤阴之弊。上方减干姜为6g，去白芷、细辛，加防己、党参、川芎各10g，苡米30g，10剂。药后已能直立移步，但不能远行，寒湿渐祛，脾土有苏，继予上方去羌活、独活、防己，加怀牛膝、当归各10g，黄芪20g，又10剂收功。

（2）阳明燥热：辛热久嗜，香燥无忌，邪热内炽，伏火中灼，且与胃肠积滞互结为祟，阻遏中州，郁闭气机，灼津耗液，脾不能为胃行其津液，胃乏束骨利机关之能事，肢体痿躄时或有见。诚如《证治汇补》"食积痿者，因于饮食太过，妨碍道路，以致升降失常，脾气不得运于四肢，手足痿弱，或腹膨胀痛，恶心嗳气，右脉沉滑"是也。治当按《保命集》"四肢不举，俗曰瘫痪，经谓脾太过，则令人四肢不举。又曰土太过则敦阜，阜，高也；敦，厚也。既高而厚，则令除去。此膏粱之疾，其治宜泻，或三化汤，或调胃承气汤选用"之法治之，始能收不可思议之效。《医宗必读》中李士材曾有奇验一则，特录之以飨同道："大学朱修之，八年痿废，更医累百，毫末无功。一日读余《颐生微论》，千里相招，余诊之六脉有力，饮食若常，此实热内蒸，心阳独亢，证名脉痿，用小承气汤下六七行，左足便能伸缩，再用大承气汤又下十余行，手可持物，更用黄连黄芩各一斤，酒蒸大黄八两，蜜丸，日服四钱，以人参汤送。一月之内去积滞不可胜数，四肢皆能展舒。"如此不可多得之验案，特志此作一佐证耳。

（3）湿热中蕴：膏粱味厚之人，又不忌甘甜酒醴，或湿热之邪由外内侵，皆蕴中土碍其健运。以脾为湿土，胃为水谷之海，故脾胃为湿热病变中心也。若湿热不攘，中遏两土，外浸肢体，气血之源受戕，流畅络脉壅滞，遂有"小筋弛长……弛长为痿"之变也。痿之由湿热机因甚多，论治者辄喜从肝肾亏虚，经脉枯槁投药，致使湿热壅甚，痿证日加而不治者不少。石顽老人痛砭世弊，于《张氏医通·痿证》慨然叹曰："举世靡不以肾虚为事，至于阳明湿热无从齿及之者。"今之痿证由湿热所致者更多，故清泄湿热，廓清中土，不失为痿证治取阳明之一大法门也。家父于小儿麻痹症初中期阶段，按湿热中蕴，筋脉弛长，投清泄脾胃湿热而奏效之例不胜枚举。

【**案例6**】张某，男，4岁，1968年夏诊，发热两天后，突然两足软瘫不能抬移，虽针灸药饵一月未效。患儿面颊红润，口干喜饮，纳谷不馨，小便臊黄，大便溏臭，手心灼热，舌淡红苔黄腻，脉濡滑。湿热毒邪外客肢络，内蕴中土，滋补温热之品不可再投，亟拟清泄湿热，两调脾胃为法。药用：葛根、防己、桑枝、赤芍、忍冬藤各10g，黄连3g，黄芩、苍术、通草、地龙各6g，苡米20g。7剂后渴减溲清，纳谷有增，手心热减，苔转薄黄，脉濡细。湿热清泄殆尽，脾胃受戕未复，再拟清泄与调补并进：干葛、白术、防己、怀牛膝、太子参、北条参、怀山药、茯苓各10g，薏米、淮小麦各20g。30剂后两足始可蹒跚行走。嘱其饮食清淡，富于营养，加强功能锻炼以增足力，上方再服20剂，秋后十愈七八。

脾阴虚论治

脾阴及脾阴虚，之所以被忽略，实因长期囿于"脾为阴土，喜燥恶湿"和"太阴湿土，得阳始运"之学说。意谓脾虚之证，必虚其阳，虚其气，故健运脾土之法皆宗"脾喜刚燥"之旨，临床医家大多喜用温中、补气刚燥之剂。然脾有阳之不足，岂无阴之亏虚？若脾阴亏虚而致生之诸疾，仍按"脾喜刚燥"而投以辛温燥烈之品，非但无效，而必偾事矣。兹就脾阴之生理、病理、病状、治疗及验案略述于后，一得之见，庶可为内伤杂病及外感时邪之诊治辟一小径。

一、脾阴的生理

中医学的理论认为，一切事物都具有阴阳对立的两个方面，这两方面必须在相互制约、相互滋生的条件下方可维持其动态平衡，而达"阴平阳秘"，进行正常的生理活动。心、肺、肝、肾皆阴阳互用来完成其生理功能，脾脏当然也无例外。

"脾属中州，主灌四旁"。唐容川又说："其体阴，而其用阳。"脾若无阳虽不健运，然脾若无阴，不但失却濡润之职，而且阳失滋助，精微不运，脏腑失养。故唐氏曰："土湿则滋生万物，脾润则长养脏腑。"所谓脾阴，是指脾脏运化水谷而生的阴精营液。《内经》有"脾者，仓廪之本，营之居也"之说，其不但能滋助脾阳以尽其用，且可"长养脏腑"，营养肌肉，消磨谷物，濡润孔窍，是维持生命活动不可缺少的物质。

正如唐氏在《血证论·男女异同论》中说的"李东垣后，重脾者但知宜补脾阳，而不知滋养脾阴，脾阳不足，水谷固不化；脾阴不足，水谷仍不化也。譬如釜中煮饭，釜底无火固不熟，釜中无水亦不熟也"一样。比喻虽较浅显，但引而申之，脾脏能正常地运化水谷，输布精微，升清降浊，旋转阴阳，脾阴占有一定的地位，发挥一定的作用。故业医者不可不知"脾阴"也。

二、脾阴虚的病因

脾阴既是人体不可缺少的长养物质，又是脾脏运化转输等功能必不可少的动力资助，故息息顾护脾阴，应为医家所掌握，然而脾阴极易亏损于一些外感内伤疾病的耗夺之中，特别是一些慢性消耗性疾病，只要一损及中土，每多伤及脾阴，其病因大致分为：①思虑、劳倦；②偏食、误治；③火热、泄痢；④他病伤损。由此可见脾阴不足，大多为先伤脾气，而致摄纳运化失常，气血生化无由，阴精不充，脾营暗耗，脾营损而不复，脾阴必虚矣。所以脾阴不足之证，常兼气血不足，脾气亏虚之候。

三、脾阴虚的证治

脾阴亏虚之病因正如上述，故所见之证，仍不外中焦脾土之患，大多为运化、转输、统摄、升降等功能失常。其表现证候为：神疲少气，倦怠乏力，不思饮食或食入难化，四肢酸软，肌肉萎缩，形体消瘦，脘腹胀满，口渴心烦，掌心灼热，低热不退，或身时烘热，或自汗盗汗，口甜多涎，口干不欲饮，面色苍白或阴黄憔悴，或两颧嫩红，发脱或不泽，肌衄便血，妇女月经不调，崩漏带下，大便溏泄，小便频数，唇赤，舌红中剥少苔，脉多虚细或数而无力。

其治疗之法既不可甘温益气，又不能甘寒养阴，更不能施以辛香苦燥之品。缪仲淳在《先醒斋医学广笔记》中告诉我们："世人徒知香燥温补为治脾虚之法，而不知甘凉滋润益阴之有益于脾也。"故治疗脾阴亏虚法，只宜滋润甘凉之品，取其甘以补脾，润以益阴，滋而不腻，凉而不寒。候脾阴一复，虚热有敛，健运复司，诸症渐减。然脾阳不足易疗，脾阴亏虚难复，故应续治勿辍，方克全功。所谓"虚无速补之法"，阴虚更无遽复之理。吴师朗《不居集》中之理阴汤，胡慎柔之养真汤，陈藏器之六神散皆为疗治脾阴不足可师之良方。药为人参、山药、扁豆、莲子、茯苓、甘草、五味子、白芍、白术、百合、谷芽等，全是补而不温、滋而不腻、甘淡酸凉之味。若需理气和胃闿气醒脾时，辛香燥烈之品皆当摒弃，只宜选用香而不燥、温而不热之佛手、香橼皮、绿萼梅、甘松等药。

脾阴亏虚与胃阴不足之证，世人常辨析不清，混为一谈。处方用药辄以养胃阴之方替代补脾阴之品。脾胃虽同居中州，互为表里，但在生理功能上却各具特点：胃主受纳腐熟，以下行为顺；脾主运化转输，以上升则健。胃阴虚则纳谷差，胃气逆，常见纳呆或知饥不食，干哕呃逆。如虚火炽盛，亦有消谷善饥之变；津液枯槁较甚时，又可见噎膈、便燥口干之证。脾阴虚则运化弱，脾气陷，常有不思饮食、四肢酸软等脾土不足之象。胃阴虚多兼燥火，治法主以甘寒养阴，益胃生津。药如生地、沙参、麦冬、玉竹、天花粉、冰糖、石斛、知母、石膏、乌梅等。脾阴虚多兼气弱，治法主以甘凉滋润，培土益气，药如上述。可见两者病机不一，见证各异，施治之方药亦迥然不同，故不可不辨也。

四、验案选摘

（一）久痢

【案例1】患儿张某，男，4岁，初秋，湿热下痢，赤白相兼，二十余日不愈。肛脱，神疲，不思饮食，身形瘦削，五心烦热，啼哭无声，脉虚缓无力，舌光红而润。此痢久脾阴暗耗，正虚邪少之候，急拟养益脾阴一法，冀其能缓缓呷下，可望药力奏效。

百合24g，太子参10g，五味子3g，鲜扁豆花30朵，生谷芽15g，莲子10g，二花炭6g，甘草3g，茯苓9g，2剂。

[二诊]药后痢下赤白大减，每次皆夹有粪便。并能稍进饮食，舌面已罩薄白之苔，脉已有神气。药已对症，脾阴渐复，中土能运，再拟养脾阴益中气，兼以固涩为法：黄芪8g，灶心土15g（煎水，代水煎药），太子参10g，红枣3枚，二花炭6g，地榆炭6g。2剂后痢止肛收，病情日见好转。

（二）不明原因低热

【案例2】李某，男，15岁。低热2年不退（37.8℃左右），虽多方诊治，原因未明，疗效不显。患者面赤唇红，形瘦神疲，嗜睡，饮食常年不馨，大便每易溏泄，头发细黄，时时汗出，两脉虚浮无力，舌淡红微胖，苔薄白。此乃脾阴亏虚，虚不敛阳，阳浮于外也，法当补益脾阴收敛浮阳，俾阳得阴恋，始可潜藏，低热有可退之望。

怀山药20g，茯苓10g，甘草3g，扁豆10g，五味子4g，黄芪10g，莲子10g，太子参20g，干姜2g。上方连服15剂，低热退净，诸症也日见好转。

（三）盗汗

【案例3】刘某，男，6岁，两年来睡醒则周身汗出如雨，衣裤皆湿。饮食少进，大便不实，面色娇嫩，易感善咳，时而鼻衄，毛发不泽，神情淡漠，舌嫩红无苔，边有齿印，脉虚数无力。此脾阴不足，累及肺金，治从脾阴亏虚着手。

怀山药 15g，南沙参 15g，芡实 10g，百合 10g，黄芪 9g，茯苓 10g，鲜糯稻根 30g，生谷芽 20g，莲子 10g。患儿守此方服月余，盗汗止，纳谷增，余症皆已，体魄渐健。

（四）口疮

【案例4】杨某，男，8 岁。3 月来上下口唇翻肿破裂疼痛，时溢血水，或结血痂，屡消屡发，经治乏效，以致谷物难进，说话读书也感困难。大便鹜溏，小便短赤，饮食少进，遍身肌肤干燥，口干不欲饮，舌中可见一分硬币大小之剥脱舌面，四周覆以薄黄之湿润苔，脉象细虚且数。此乃脾阴亏虚，湿热乘虚内蕴，虚不胜邪，故当益脾阴，兼清利中州之湿热。

怀山药 15g，云苓 10g，甘草 4g，鲜茅根 20g，二花 10g，苡米 18g，滑石 10g，通草 4g，鲜生地 10g。此方 5 剂效显，再 7 剂后遂愈。

（五）洞泻

【案例5】陈某，男，19 岁。初因外感暑湿之邪，证为发热便稀，自思小恙，未予介意，饮食未加节制，二日后洞泻不止，急诊入院。诊治 7 日无效，病势重笃，转延中医诊治。患者烦躁不安，面削形瘦，目光深陷，手足心灼热，少气懒言，声息低微，时或汗出，腹部柔软，口甜喜饮，饮入即泻，日夜竟达三十余次之多。两脉细数无力，舌质暗红，光如镜面，此乃外感暑湿之邪灼伤营阴，加之泄泻无度，津液耗竭，脾气大亏，脾阴伤残，中州已无统摄升降之权。精微不化，便泻不禁，如再因循失治，必致阴竭阳脱，危在旦夕，急予大剂补益脾阴之品，以奠中州。

怀山药 50g，苡米 30g，扁豆 30g，太子参 30g，甘草 5g，乌梅 10g。暂服 1 剂，以观后效，本方意取甘淡补气，酸甘益阴，补而不滞，固而不涩，冀达气阴同救之效，岂知上方只服一剂两煎，洞泻即止，后稍调治而瘥。

健脾运中法治疗老年糖尿病

糖尿病为老年易发病之一，临床常据"三消"立论，而将养血润燥清热泻火之法贯彻始终。

考糖尿病之老年患者，大多无典型多饮、多食、多尿及形体消瘦之"三多一少"症，而极易被临床医家所忽视，因此失治者甚多。而由心脑血管、神经系统等其他疾病就诊而发现血糖增高、尿糖阳性之糖尿病患者却不少。且形体丰腴、大腹便便者更为习见，与中医"消渴"所述之主症相差甚远，故其误治者抑或不少。细察糖尿病老年患者，大多面色黄晦少华、形体臃肿肥胖，少气懒言，形疲神倦，四肢乏力，不耐劳累，心悸胸闷，脘腹痞满，口淡乏味，渴不甚饮，腹不甚饥，大便或溏或结，小便清长多沫，舌淡红或多细裂之纹，但质多胖大且润，边或齿痕，苔薄白或滑，或微黄腻，脉象以虚、濡、缓、滑为多见。如此一派脾虚气弱、中州失运显露之症，岂堪循"消渴"常法，频投润上、清中、滋下之剂。然据证施用健脾运中之法，常能收药到症减病除之验。现代已故名医施今墨先生在长期医疗实践中悟出糖尿病"除滋阴清热外，健脾补气更为关键之一环"，诚为老年糖尿病患者拓开一大诊治门径。

分析糖尿病老年患者中虚失运的原因：一者老年糖尿病患者大多曾有饮食不节史，如甘美味肥之偏嗜，酒醴辛热之恣啖。《素问·奇病论》谓"肥者令人内热，甘者令人中满"，湿热互结内蕴，积滞壅遏不化，脾胃无不受其困顿，健运也由此失常，水谷不化，湿浊中生，互结为祟，再困中州，如此因果循环。再则老年人少运动，喜安逸，气血易于结滞可知。向本脾胃不健之人，更乏气血流畅，中气为之不足，水谷无以化，精微不能生，则脾胃本脏腑必少气血之滋养温煦。

其三，老人脾胃只宜培补助运。初病时因宗邪火津亏之说，不辨证候，频投清热泻火、滋阴润燥之剂。内服汤药，中宫首当其冲，脾胃屡遭戕害，中气失冲和斡旋之机，其纳腐转输、升降健运之职无不受损。

血糖为人体精微物质之一，滋营脏腑，奉养生身，不可无此。脾胃居中，互为表里，共主摄纳、腐熟、转输、散精之能。《素问·经脉别论》曰："饮食入胃，游溢精气，上输于脾，脾气散精，上归于肺，通畅水道，下输膀胱，水精四布，五津并行。"血糖者精微也，其调节利用诚如李用粹《证治汇补·消渴》所谓："五脏之精悉运于脾，脾旺则心肾相交，脾健则津液自化。"如脾胃一旦失运，精微之血糖亦必不能为其调节利用，蓄积不化，与失运之水湿痰浊为祟而加害人体，于是变精微为淫邪。且中气不足，脾虚失统，谷精不守，血糖常溢于尿中而排出体外，虚其正而损其体也，如斯精微之物既泄之如缚，又聚而为害，虚虚实实，两极分化，故变疾丛生。是故糖尿病之论治，不可忽视健运中宫，老年人更应顾及于此。前人虽有"消渴之证候……治法总要服真料参苓白术散，可以养脾自生津液"（《仁斋直指方论·消渴》）之论，但脾胃戊己有分，阴阳有别，健脾运中之法当本虚者补之，实者泻之，寒者温之，热者凉之之旨，务使中州健运活泼，血糖调之有节，利用合度，无使其过之与不及，故虚实补泻自当各论。

一、健脾益气法

脾虚气弱是中州失运最常见的病机之一，老年人因此者十具七八，中气虚馁，脾失健运统摄，血糖无以调节利用而积蓄，尿糖无以固摄而外泻，李用粹《证治汇补·消渴》篇中尝谓"脾胃气衰，不能交媾水火、变化津液而渴者"，即指此病机。症见形体虚胖，面黄无华，头晕目眩，短气乏力，易汗易感，神疲倦怠，脘腹胀坠，便或溏滞，溲清多沫，舌淡苔薄白，脉虚弱无力，治以参苓白术散化裁，或四君子汤去甘草，重加黄芪、怀山药，其效甚佳。此取施今墨氏"黄芪对山药"之用药经验，但甘温益气之品用量应重于山药才是，取效后以配方水泛为丸常服最宜，方中党参若易红参或白参，其效更佳。

【案例1】朱某，男，62 岁，1984 年 10 月 7 日初诊。患糖尿病 3 年，证情反复，时轻时重，2 月来血糖增为 10.49mmol/L，尿糖（＋＋＋），头晕乏力，胸闷气短，稍劳则心慌怔忡，面黄无华，形体虚胖，舌淡润、苔薄白，两脉虚濡。此脾胃虚馁、中气不足之证显然，清润凉滋之剂未可再投。党参 20g，黄芪 30g，白术 15g，茯苓 10g，桔梗 6g，怀山药 20g，葛根 10g，莲子 15g，芡实 20g，干姜 2g。20 剂后临床症状改善，空腹血糖 7.6mmol/L，尿糖（＋）。予原方改党参为白参 10g，取 5 剂药量研末，水泛为丸，每服 10g，日 2 次。一月后诸症均减，血糖一直正常，继予原方配丸巩固半年，至今未见再发。

二、健脾养阴法

脾阴不足也为中土失运之一大机因。脾之阴阳互为其用，无阳固不能运，乏阴亦无以化，唐容川曰："脾阴不足，水谷乃不化也。"脾阴之虚，或由禀赋不足，或由邪火内灼，或由失治所致，故糖尿病由脾阴亏虚者也不乏其例。症见神疲少气，体倦乏力，纳谷不香，或食后脘腹痞满，口渴不甚喜饮，掌心灼热，或身时烘热，或自汗盗汗，皮肤娇嫩，两颧艳红，大便或结或骛，小便频数短黄，唇舌淡红，少苔或中剥，脉多细数而无力。然脾阴亏虚多兼中气不足，故滋养脾阴方中毋忘补益中气之品，方以六神散加黄芪、天花粉、葛根、莲子等，但甘淡养阴之品应大于甘温益气之剂为宜。

【案例2】潘某，男，64岁，1986年4月12日初诊。心悸、胸痹伴两下肢麻木疼痛2年余，曾诊为冠心病，周围神经炎。近因症状加重改求中医诊治，患者形体肥胖臃肿，面颊艳红，肌肤细嫩，常感少气乏力，心前区憋闷隐痛，口干不甚引饮，纳谷虽佳，但无消谷善饥，手心灼热，大便溏结不定，小便淡黄，夜间次多，舌淡红边黯，中多细裂之纹，质尚润，脉濡细数，空腹血糖13.43mmol/L，尿糖（++++）。此脾阴久亏，运化无权，精微之物无以统摄敷布，聚而为害，阻于脉络。法拟滋养脾阴，少佐活血通络。组方：怀山药50g，太子参15g，天花粉30g，南沙参30g，黄芪30g，葛根20g，生白术10g，莲子10g，丹参10g，泽兰20g，白扁豆20g。此方连服2月，血糖降至正常，心悸、胸痹之症亦愈八九。又嘱其注意节制饮食，毋劳伤其神，间服此方，以防复发。

三、温脾运中法

中阳式微，脾胃虚冷，或湿浊不化而致血糖失调节利用者并不少见，此型多为素体阳虚，中州失煦，或罹恙后久服清热泻火之剂，使中阳残伤，脾土困顿。症见形寒肢冷，颜面虚浮、苍白少华，体倦乏力，脘腹痞满，纳谷不香，口不甚干，便稀不实，小溲清长，甚或肢体水肿，舌淡润边有齿痕，苔薄白，或白滑微腻，脉虚迟濡缓。此证诚如张志聪《侣山堂类辨·消渴说》所谓："有脾不能为胃行其津液，肺不能通调水道而为消渴者，人但知以凉药治渴，不知脾喜燥而肺恶寒……以燥脾之药治之，水液上升即不渴也。"以理中汤合平胃散化裁甚为合拍，方中苍术、干姜为不能缺如之味，但其量宜轻，中病即止，不可久服，一俟阳振寒散浊化，即以健脾益气之法收功。

【案例3】孔某，女，58岁，1985年4月8日初诊。1年前因口渴善饥被诊为糖尿病后，除降糖西药常服外，甘寒清热养阴之中药也不绝于口。春节后，皮肤瘙痒不止，外阴更甚，皮肤科治之罔效，近来头昏心悸颇重，中脘冷痛，四肢不温，颜面虚浮，便溏溲清，而又转诊至中医内科，测空腹血糖为13.32mmol/L，尿糖（+++）。见其面色苍白，舌淡润边齿痕，苔薄白且滑，脉濡细迟。此中阳不足，水湿不化，与风邪相合恋于肌络，暂拟温脾运中，佐以益气祛风，通阳化浊试投。干姜4g，党参20g，茯苓15g，苍、白术各10g，防风10g，羌、独活各6g，黄芪30g，桂枝10g，红花3g，泽泻10g，10剂。半月后诸症大减，血糖降至8.12mmol/L。原方去泽泻、羌活、独活，减干姜为2g，加怀山药20g，继服一月后血糖正常，临床症状基本痊愈。后予黄芪30g，干姜2g，苍术6g，山药30g，防风6g，茯苓20g，党参10g，丹参10g等温中益气、健脾助运为方，间断服之，以资巩固。

四、滋养胃阴法

胃为燥土，得阴始运。燥土失润，健运失司，不与湿土之脾表里为用，则其受纳腐熟，转输和降之职必失，水谷之精微也无以借其转输利用，血糖之蓄积外泄遂作。考胃阴不足之由，或邪火炽盛而灼伤，或辛辣厚味积热而暗耗，或大病久病所恙及。其致病之机即如《灵枢·百邪》篇"邪在脾胃……阳气有余，阴气不足，则热中善饥"，而发为消渴之谓也。故清养胃阴、滋沃中土不失为健运中州、治疗糖尿病之一大法。其症多见神疲乏力，肢体倦怠，心悸怔忡，胸膈灼热，口干欲饮而饮不多，饥而欲食而食不亢，体形或消瘦或丰腴，便结溲黄，舌红多中裂少津，苔薄黄，脉虚细且数，治当甘寒清润为法，以玉女煎加减。药用玄参、生地、天花粉、山药、鲜芦根、生石膏、栝蒌仁等，兼气虚者酌增太子参、黄芪，症状缓解后，间断服之可也。

【案例4】刘某，男，66岁，1985年8月7日初诊。宿有胸痹、头晕目眩之疾，经诊为冠心病、高血压病已10年，半年来又增下肢麻木、口渴善饥之症。复测除血脂仍高外，血糖为14.87mmol/L，尿糖（＋＋＋），降糖之西药服之奏效，停药又升，遂求治中医。患者嗜酒啖肥成癖，形体丰腴，大腹便便，面唇紫暗，口中秽浊之气味甚重，口干喜饮，纳谷亦多，大便秘常二三日一行，小便黄、臊味颇重，但量次均不多，舌红中裂少苔，脉细数弦滑。一派中火炽盛胃阴亏耗，血络热瘀之证，亟拟滋润燥土，清泄邪火，凉血通络为法。生地30g，玄参30g，天花粉60g，白茅根（鲜）60g，芦根（鲜）60g，栝蒌仁30g，泽兰30g，丹皮10g，生石膏50g，太子参10g。上方连服2周后，诸症大减，继予原方去石膏、栝蒌仁、丹皮，减天花粉、茅根、芦根各为30g，加山药30g，继服3月，血糖降至正常，尿糖持续转阴，嘱其戒酒醴，忌肥甘，控制米面之食，代以蔬菜豆菽，可保少犯，乃至不发。

额痛证治发微

前额疼痛隶属头痛范畴，且常伴随多种急性病症之中，往往不为医家所重视。或只于头痛门中求诸治法，或以"额痛阳明"一言蔽之，效否参半有之，失治误治而负疾延年者亦有之。考前额有其特定的解剖部位，更并非为阳明一经专主，足太阳、足少阳、肝经、督脉也有上循之经脉。如《灵枢·经脉》篇曰："膀胱足太阳之脉起于目内眦，上额之巅……胆足少阳之脉起于目内眦，上抵头角。"及"肝足厥阴之脉……连目系，上出额""督脉……与太阳起于目内眦，上额交巅"。是故无论外邪之入侵，或内伤之病变，皆有循经入络而忤犯前额之可能。随感邪之轻重，正气之强弱，及时间之久暂，又出现程度不一、症状各异的额痛病症。鉴于此证机因繁多，涉经也广，证治方药并非头痛门所能概括，且以额痛为主证而求医者也屡见不鲜，故就临床所及对额痛做一证治初探。

一、邪袭阳明，寒热悬殊

《灵枢·经脉》篇曰："胃足阳明之脉，起于鼻交頞中……循发际，至额颅。"《景岳全书·头痛》篇目也有"头痛有各经之辨……头脑额颅足三阳具有所会……阳明在前"之说。故外邪入侵阳明，常有额痛之证，然外邪客袭，有寒热之殊，且"风为百病之长"，寒热之邪又常随风侵入。如风寒客袭，循经人额，主收引凝滞之寒邪痹阻络脉，郁遏清阳，故前额痛势颇剧，有如箍束之紧胀感，常伴有形寒微热、身痛无汗、舌淡苔薄白、脉浮弦紧等症；风热外客，清窍熏扰，阳明络闭，风火相助，火热炎上，故痛似灼裂烘掣，堪难忍耐，伴发热目赤、口干自汗、舌红苔薄黄、脉浮滑数等症。寒热之证悬殊，证治亦当有别，且因外邪客袭失于表散，而隐匿潜伏阳明经脉经久不愈者也不无其例，诊治时尤当审慎。寒者宜温，热者当清，然壅遏郁闭之邪，非辛散无以宣透，若寒热兼杂，或寒郁化火，又非温凉并进难以消解。

【案例1】施某，男，17岁，1967年7月5日诊。前额疼痛，时犯时止一年有余。周前感寒额痛大作，呻吟不断，虽值盛夏酷暑，但仍重巾裹首，形寒肢冷，口不渴，食纳有减，二便尚调，面青晦无华，舌淡苔薄白，脉浮紧且弦。询五年前因风寒外感失治后，即有额痛时止时犯之恙。忽悟阳明络脉久羁寒邪，又为新感之凝滞，内外相召，收引郁遏更甚，故其痛势如其重笃也，亟宜辛温宣散为法，久痛之恙多有入络之虑，辅佐搜剔通络之味，庶可收更佳之效。麻黄8g，白芷10g，葛根12g，细辛6g，桂枝10g，全虫6g，川芎10g，炙甘草6g，生姜5片。5剂。药后效显，额痛大减。二诊继予原方又5剂，随访1年，额痛未见再发。

【案例2】蔚某，男，28岁，1972年6月21日诊。每日于午前2小时许，前额即如灼似掣之剧痛，午后减入夜止，春夏剧秋冬瘥2年余，虽经中西药罔效。来诊时正值上午10时，其抱首呻吟，辗转室侧，殊为痛苦。见其面赤目红，印堂青筋暴露，口干苦，渴饮凉水，溲黄便结，舌红苔薄黄，脉浮滑数。此乃风热之邪久羁阳明之络，灼津为痰阻遏脉络，风热合邪化火燔灼，非疏散阳明风热，清泄郁遏之痰火不为功。生石膏30g，蒲公英30g，川贝6g，苦丁茶10g，升麻6g，葛根12g，连翘15g，赤芍10g，荷叶一圈，甘草6g。3剂。岂知首剂即效，痛减三四，尽剂只遗微热胀闷之感，此风热疏散、痰火清泄之佳兆也。再予原方5剂痊愈，迄今未言有发。

二、太阳客邪，尤当宣越

太阳主表，为六经之藩篱，外邪客侵，太阳首当其冲。且太阳之脉"起于目内眦，上额交巅"，故风寒之邪郁遏肌表之头痛，前额诚为多见。"啬啬恶寒，淅淅恶风，翕翕发热，鼻鸣干呕"之太阳经证更为其常兼，故前额之痛未可专责阳明也。如太阳之邪失表，或疏透未尽，或苦寒收敛过早，风寒之邪也易郁遏留闭太阳之络，若客邪凝滞太阳起始之脉，额痛则为其必见之证。治此者应辛温宣透太阳为法，冀郁遏凝滞之邪仍由藩篱疏散，葛根汤加羌活、白芷、葱白、细辛较为合拍。若风寒郁久化热，或风热之邪客袭太阳者，治当清宣并投，越婢汤加蔓荆子、白蒺藜、苦丁茶、连翘收效甚佳。本症与阳明客邪在症状上虽有许多雷同之处，但细察详审仍有可辨之异：阳明客邪多兼面颊红赤或青晦，齿龈肿痛，鼻流浊涕等症；太阳客邪则以颈项强直，腰背不适，鼻鸣干呕之症习见。

【案例3】江某，女，28岁，1976年10月17日诊。慢性鼻炎3年，常服藿胆丸及西药而少效。1个月前感寒发热，咳嗽头痛，服药后寒热罢咳嗽已，唯遗额痛不已，鼻塞左右交替，常有嗡嗡鸣响，口干欲饮，舌淡红、苔薄黄，脉浮数，曾以疏散风热之银翘散加阳明引经药五剂罔效。再诊询之颈项不适，腰背酸楚由来已久，并伴溲频涩痛，忽悟风寒之邪郁遏太阳寒水，蕴久化热，上扰额巅，下侵州都，非宣越太阳之邪，经遏不散，腑失气化。方拟越婢汤化裁：麻黄6g，生石膏30g，木贼草10g，桂枝6g，苦丁茶10g，茯苓20g，羌活6g，赤芍10g，生姜4片。一剂痛止，再3剂小便亦复正常。后予越婢汤小其剂加白蒺藜、苦丁茶、薄荷、密蒙花等出入为方调治一月，鼻炎痊愈。

三、肝胆湿热，治当清泄

额痛属肝胆痰热诚少为临床医家重视，悉以偏巅头痛为其常见之因，殊不知肝胆两经皆有上抵头额之脉络，且甲乙之木内寄相火，性主升发，若郁蕴之湿热，或内伏之痰火，又极易循经上扰，而发头额之痛，古方之藿胆丸也专为胆热上移之"脑漏"而设，且属"脑漏"之疾又每多前额疼痛之症，可作佐证耳。故前额疼痛属肝胆痰热之机临床未可偏废也。其证额痛颇剧，常呈胀满灼热感，但亦有隐痛闷胀，经岁不已，但多伴口干苔黏腻，脘痞纳差，喜泛恶胁胀满，头目昏眩，性情急躁，或目赤多眵，鼻流浊涕，便结或溏。溲多黄赤，舌红苔黄腻，脉弦滑数。治当苦寒清泄肝胆痰热之剂为宜，或辅疏调解郁之剂，或佐养阴和血之品，可随证而化裁之。俾上扰额络痰热之邪清泄消解后，其痛始有向愈之望。

【案例4】朱某，男，32岁，1978年5月7日诊。前额隐痛闷胀，如有物充塞感，时愈时犯，无分春秋3年余。因其形瘦面黄，纳差神疲，记忆力减退，滋补之药曾不绝于口，因额痛有增无减而丧失治疗信心。近因溲黄，全身乏力，终日嗜睡而转诊于余。见其目赤多眵，口干且苦，面色黄晦，舌红苔黄腻，脉弦细滑数，一派肝胆湿热内蕴之机，昭然若揭，久罹之额痛也当系此邪上稽作祟，然湿热久蕴，阴液无不耗伤，治当苦寒清泄，佐以凉肝和血之品为宜。茵陈20g，焦山栀10g，苦丁茶10g，龙胆草6g，木通6g，胆南星10g，竹茹10g，黄芩10g，丹皮10g，生地10g，赤芍10g，藿香10g。5剂后非但近增之症已除，前额之胀痛也减之过半。后予温胆汤加二至、桑葚、菊花及潼、白蒺藜等调治半月，诸症基本向愈。

四、瘀阻络脉，毋忘搜剔

额痛同他疾一样，络脉瘀阻也甚为常见。除"久病入络"之机外，寒凝、热灼、痰阻、气滞，及跌仆外伤也为其必然之因。此证虽多如针刺之感，但并非皆然，其固定不移，阴剧晴瘥，昼减夜甚，得温可缓，感寒有加却为习见，尚兼伴健忘失眠，头昏神倦，目眶黯黑，舌呈紫斑，脉弦涩等症。瘀阻额痛常随痹阻之不同经脉而有不同的选方用药，或于活血化瘀方中佐以引经报使之品，但通络搜剔之剂毋可忘却，因络瘀既久，痹阻顽固，非借虫类搜剔不为功。余遇此证辄用王氏通窍活血汤，除加引经之药外，必伍地鳖虫、水蛭等，可收事半功倍之效。

【案例5】龚某，男，26岁。一年前因施工不慎，从2米高处坠地，伤及头额左侧，出血甚多，经处理后，遂恣服补养药食之品，2月后隐隐额痛有加无已，健忘失眠亦日甚一日，易医数人皆谓血虚体弱而予补益方药。因诸症依然而于1983年5月11日来诊。见其面额晦滞，左目眶黯黑，且痛以夜晚及阴雨天为甚，窃思血虚之痛，益气养血之剂久服罔效定为机因错辨，未求其本也。此殆出血之后，离经之血锢结不解，虽无针刺掣痛之症，但其细涩之脉及淡黯之舌，加之上述症状，显系络瘀脉阻之证也。即拟王氏通窍活血汤，以消瘀通络试服。桃仁10g，红花10g，赤芍10g，川芎20g，白芷10g，丹参10g，葱管10枚。10剂收效不显，因思络阻顽痹之证非虫蚁无以搜剔，遂于原方加地鳖虫6g，水蛭6g。7剂后额痛始见轻减。后予上方去地鳖虫，桃仁、红花均为6g，加当归15g，又7剂而竣工。

五、督脉空虚，额络失荣

督统一身之阳，起于少腹，挟脊属肾，并上额交巅，如禀赋本亏，或久病损阳伤及督脉，虽少有"脊强反折"之恙，前额疼痛之证为其常罹，多伴有面容憔悴、形体清癯、腰脊酸痛、头昏耳鸣、畏寒怯冷等一派肾督亏损之症，与外邪入侵、痰浊上扰之证迥异。温养督脉之剂、辛热燥烈之品皆非所宜，应以血肉有情、甘温填补之品为佳，取效之后也应以膏丸制剂继续巩固，冀水到渠成，因虚无速补之法也。

【案例6】张某，男，38 岁，1979 年 10 月 7 日诊。印堂之上发际之下悠悠顿痛经年不已，治之少效而辍医数月，两月来疼痛有加，稍劳多思则甚。曾按"额窦炎""神经衰弱"诊治无效。患者形体清癯，声音低怯，面色少华，两目无神，寐差忆减，腰背酸痛，四末欠温，终岁较常人畏冷，无鼻塞流涕、咳嗽咳痰之症，舌淡苔薄白，两脉虚迟无力。既无阳明风热上灼，也无肝胆痰热上扰，一派阳虚精亏、督脉失养之证，岂堪苦寒清泄、平肝熄风等剂频投。细思督脉者，循脊上巅入额，若下元不足，督脉空虚，额络失荣，此疼之必然也。亟宜峻补督脉，温养其络，冀脉充络养，额痛向愈，他症也可自除也。鹿角胶 10g（另炖），熟地 30g，甘枸杞 10g，狗脊 10g，巴戟天 10g，肉桂 6g，当归 10g，怀牛膝 10g，杜仲 10g，龟板 15g，菟丝子 10g。7 剂。药后畏冷、额痛稍减，他症也次第好转。继予原方 10 剂，二旬来额痛愈半。因虑积虚之体绝无速补之法可以奏效，遂拟全鹿丸坚持服 3 月。半年后偶逢其人，云非但额痛止，精力体力也如常人，此全效之功收益于缓缓调治之中也。

六、虚冷之痛，脏腑有别

额痛之症，虽邪实者多，然体虚所致者亦复不少，除前述督脉空虚络脉失荣外，厥阴尚有不足之证，阳明也有虚冷之机。不可拘泥肝为将军之官，内寄相火；胃为阳土，多气多血，凡涉二经之证，非火即实，概投清泄下夺之剂也。殊不知阳明胃腑若屡遭苦寒药食之冰遏，或素体阳明之虚冷者，其"循发际，至额颅"之脉络失冲和胃阳之温煦，也常犯悠悠之冷痛。多伴中脘隐痛，纳差泛恶，喜唾清涎，体倦神疲，舌淡润苔白薄，脉虚细等症。肝血不足，气阳亏虚，"连目系，上出额"之厥阴络脉不充，虚而且寒，目眶、眉棱处常有隐隐顿痛之恙，多兼形寒肢冷、目涩且眩、舌淡苔白、脉细弦等症。虚冷之额痛虽有许多相似之处，但机因不同，脏腑有别，故应从整体辨证伏其所主，务使二经虚冷之证各得温补之方，而恰到证除痛愈之好处。

【案例7】1984年12月18日曾治戴某之男性患者，主诉额痛3年，反复不已，半月前因着凉复发，痛势不剧但日夜无间，舌淡脉虚细，似属虚体感寒之疾。正待处方用药时，患者又言前额常冷不温，有如凉风内袭之状，再询之中脘不适、时泛清涎、纳差神疲等症，此阳明虚冷、脉失温煦之机昭然若揭，遂拟温中补虚，煦养脉络为剂，俾胃阳充，络脉温，虚冷之证自除，额痛之恙或有向愈之望。吴茱萸10g，党参20g，附片6g，炒白术15g，伏龙肝30g（先煎），炙甘草10g，红枣5枚，生姜5片。3剂额冷已撤，后改附子理中丸吞服半月，竟获全功。

【案例8】魏某妻，46岁，悠悠额痛，遇风着寒则甚，已历十五载之久，经治乏效，只恃止痛片以图暂安。近年来非但额痛依然，更增两目干涩，视物昏花，无分寒暑必以头巾裹首稍舒。自觉疾有渐加，体也日虚，遂于 1976 年 9 月 27 日来诊。患者形体单薄，面黄无华，终日愁眉蹙额，时感肢麻，年未七七，天癸已绝，头发也斑白过半，舌淡苔白薄，两脉细弱且迟，此肝之气阳不足，精血衰少，厥阴络脉失其温养，治从温补厥阴气阳，佐以养血益精之品为宜。肉桂 6g，当归 10g，炙黄芪 15g，甘枸杞 10g，熟地 18g，肉苁蓉 10g，潼蒺藜 10g，制首乌 30g，独活 6g，细辛 3g，红枣 5 枚。7 剂。药后痛势稍减，目涩略润，患者甚喜，停服止痛片，继予原方出入调治 2月，额之虚冷疼痛十愈八九。

养阴治泄论治

泄泻之疾，古有"湿胜则濡泄""治湿不利小便非其治"之说，故燥土渗湿为常用治疗大法。然按法投治效否参半者有之，经治日甚，累月不已者亦复不少。泄泻机因虽以脾虚湿盛多见，但由阴精亏损、阳失阴助，相应脏腑失却协调而致者并非少见，且泄泻日久，水谷精微无以吸收，阴津营血犹如罅隙之器而渗漏暗耗。泄泻之疾责诸阴虚者颇多，久泄者尤然，故滋阴补液不失为疗治阴虚泄泻之一法。因阴虚有津液不足、精血亏虚之不同，所涉脏腑也有肺、脾、肾、肠之各异，诚非一方一药所能奏效。

肺为娇脏，不耐风寒，最忌火灼，下与大肠互为表里，大肠传导化物之职常受制于肺之治节。如素禀阴虚之人，肺津多有不足。热病久病之后，肺阴也易灼而消耗。金失濡润，治节乏权，燥火内动，下迫大肠，便泄窘迫为其常见之症。若便泄经久，失治误治，营阴暗耗，由腑病及脏，肺之阴津也不无亏损，阴虚阳旺，化热灼迫大肠，化物未及即行传导之令，故泄泻为之日甚，此证便泄急迫，次频量少，肛门灼热，小便黄赤，多伴胸闷微咳，口干喜饮，面颊艳红，身热肤燥，纳谷不馨，舌淡红少苔，脉虚细数，以两寸独显。治此者非滋清华盖不为功，俾肺金柔润，燥火泯息，治节速复，且无下迫之威，泄泻之愈指日可待。肺脏清虚，居五脏之首，故滋清之品应轻清柔润甘凉，上归肺金者为佳，重浊厚腻均非所宜。常用方药以生脉散易人参为南北沙参，加百合、天花粉、芦根、梨皮等。

【案例1】李孩，男，8岁。麻疹将愈，忽便泄不已，日十数次。前医曾以止泄固涩稍瘥，但未几又发，又予清热利湿罔效。转诊时已历半月之久，泄痢有增无减，形体瘦削，面色黄晦，两目干涩少神，唇赤且焦，口干喜饮，咳声低微，声音嘶哑，身热肤燥，脱屑仍多，手心灼热，舌红尖赤无苔，两脉虚细且数。此麻毒余热未净，恋肺灼阴，治节无权，热迫大肠使然。亟拟清润肺金以缓急迫之势。百合20g，川贝6g，南沙参20g，五味子、甘草、黄芩各6g，麦冬10g，鲜芦根30g，鲜梨皮20g。3剂。另以百合500g分2次煎水沐浴，1日1次。按上法饮、沐1日后泄减过半，尽剂泄止咳已，身热已退。后以上方去黄芩、芦根，停用百合沐浴，小其剂而调治1周即愈。此案之验，除内服清润肺金之生脉散化裁方外，并以大剂百合煎水沐浴，实乃巧妙地运用了仲景治疗"百合病一月不解，变成渴者"的百合洗方，借功擅清润肺金之百合，通过肺合之皮毛，以奏养肺阴清肺热之效。

脾居中州，有升清降浊、斡旋上下之职，其之所以健运正常，非但脾阳无以衰，而且脾阴也不可虚。由脾阴不足，脾阳失其滋助，而致精微不能化，水湿无以运，清浊相混，下趋而发为泄泻者临床不为少见。因脾阴亏虚，中州也少化谷运湿之能，诚如唐容川所言："脾阳不足，水谷固不化；脾阴不足，水谷仍不化也，譬如釜中煮饭，釜底无薪固不熟，釜中无水亦不熟也。""脾土以湿化气"，是故由脾阴亏虚而致泄泻之疾若专事温燥渗利之剂，岂不偾事！脾阴不足原因颇多，最常见者以恣服辛热炙烤药食，及治泄滥用温燥渗利之剂。此泄多鹜溏，黏滞不畅，便次不甚多，日二三次，唇舌淡红，四肢倦怠，手心微热，神疲乏力，脘腹痞满，纳差口干但不甚饮，小便淡黄，舌淡红或嫩红，少苔，脉虚细略数。治当甘淡微寒之品以清润脾土，滋补脾阴。因脾阴不足常兼脾气亏虚，故宜稍佐甘凉益气之品。方以六神散化裁最为合拍。怀山药甘平，为补脾阴、止泄痢之圣药，泄泻之属脾阴不足者此味不可缺如。方中人参应易甘苦微寒之太子参，一则清养脾阴，一则补益脾气，与山药配对相须为用，疗效更佳。莲子、芡实、石斛、玉竹、黄精等也可随证加入。

【案例2】曾某，男，40岁。腹痛便泄2年，常以健脾化湿消积导滞频投罔效，转诊时，大便鹜溏日2次，气味颇臭，小腹微痛，纳差嗳气，口干不喜饮，舌淡红苔白薄，脉濡细略数。初投健脾和胃、清化湿热半月少验，三诊时，细察详审，见其面颊嫩红潮热，手心灼热，饥而不欲食，小便淡黄，少神乏力，四肢倦怠，淡红之舌质可见细细之裂纹，白薄之苔也乏津润等一派脾阴亏虚之症，遂拟养脾阴佐益脾气之法消息之：怀山药50g，太子参20g，扁豆、黄精、地骨皮、茯苓各10g，莲子15g，芡实10g，黄连、炙甘草各6g，山楂15g，生谷芽、麦芽各10g。7剂后大便成形，纳谷也增，后以此法出入调治1月竣工。

肾主二便，又为胃关，职司于下。泄泻之证与肾之失司者不无关系。肾职健全当求肾之阴阳平秘，互资为用，肾阳不足虽常泄泻，然肾阴亏虚也为泄泻之一个因素。元阴元阳同寓于肾，无所偏颇方能体健而用强，设元阴不足，失维系之元阳则也难职司二便固护胃关，且元阴本俱静守之功，如肾阴亏虚，司守之职弱而有减，泄泻也为其常因也，征之临床也无不然。《医述·泻》引罗赤成曰"元阴不足而泄泻者，名曰'肾泻'"。赵养葵于脏腑泻痢中尝有"治阴虚而肾不能司禁固之权者，峻补其肾而愈"之精辟论断，足见古人已清楚地认识到肾阴亏虚泄泻之理与救治之法。此证之泄昼夜不过一两次，但每以凌晨如厕为多，量少，质稀黏或稠，小腹或有微痛。常伴头昏耳鸣，腰膝酸软，夜寐不实，多梦，五心烦热，口干夜甚，喜饮，小便短黄，舌淡红乏津，或红瘦少苔，或苔薄黄，脉虚细数，或沉细且数等症。治当滋补元阴，以复静守之职，六味地黄丸去茯苓、泽泻，合水陆二仙丹，再加牡蛎为方较为合拍。地黄、萸肉、金樱子滋敛肾阴，山药、芡实健脾益肾，共奏滋肾固关止泻涩肠之效，更辅以清热养阴与止泄固涩见长之牡蛎，其敛阴止泻作用更强。牡蛎宜生用，煅后则清滋作用几无。吴鞠通氏曾以此品2两，取名一甲煎，治疗温病下后阴液亏虚之溏泄甚验。

【案例3】李某，女，34岁。晨泄三载，作止无恒，加重5月。量少质稀，滞下，无腥臭气味，脐下隐隐作痛，泄后不减，屡治少效。患者形体瘦小，面色无华，检其所服方药，均为四神理中加味。思其泄发五更，以命火式微者居多，然经治无效奈何？在详审细察后，询得患者夜寐不实，心烦多梦，口干欲饮夜半为甚，腰脊酸痛，两耳鸣响，舌淡红少津、有裂纹纵横，苔薄黄，脉虚细略数，如此一派肾阴亏虚之征，除为泄泻之因外，又为久泄之果也。若斯因果循环，又乏滋敛肾阴，复司禁锢之治，难怪乎罔效也。亟拟细生地20g，怀山药30g，山茱萸10g，生牡蛎30g，金樱子15g，五味子6g，芡实10g，黄柏6g，莲子15g。10剂后晨泄已止，大便成形，腰脊酸痛、寐差耳鸣等症也有减轻。继予原方去黄柏、牡蛎，加怀牛膝、菟丝子各10g，调治半月，至今2载未发。

泄泻久羁，非但阴津暗耗，精血也不无亏损。如再遭消积攻伐或温燥分流，亏损之精血耗之再耗，伤损之肠腑岂有修复养息之机，泄痢之证日甚一日，虚羸之体更为之不足。张景岳于《景岳全书》尝曰："今人但见痢如脓垢者，皆谓之积，不知此非糟粕之属，而实附肠着脏之脂膏，皆精血之属也……凡患泻痢者，正以五内受伤，脂膏不固，故日剥而下。"治此之泻，安之固之犹恐不及，岂能再投攻逐之剂？故非滋填精血，厚固肠腑不为功。《伤寒论》之黄连阿胶汤、《千金方》之驻车丸、《证治准绳》之阿胶连梅丸等均不失为治疗此泻之良方。阿胶甘平，功擅滋补精血，为泄痢肠腑虚损、阴精不足必备之品，诚如杨士瀛所言："阿胶乃大肠之要药，有热毒留滞者则能疏导，无热毒留滞者则能平安。"于精血不足肠腑薄弱者尤宜。乌梅敛阴生津，涩肠止泻，为久泄阴虚者不可缺如之品。当归补血活血，有补五脏生肌肉之功；芍药敛阴养血，有止泻痢和血脉之用，故凡泻痢经久、肠腑伤损、精血亏虚者，非主辅此等方药不为功，与上述肺脾肾阴虚致泻之治当同中有异，不可不辨也。

【案例4】吴某，男，47岁。自述患慢性结肠炎反复发作6年余，现便泄鹜溏，带夹不化之物，气味腐臭，时或兼下赤白黏液，腹痛隐隐，形瘦神疲，面容憔悴，头昏目眩，纳差嗳气，脘腹痞满，口干黏，浊气颇重，喜饮，舌红微暗，苔薄黄微腻，两脉细数濡滑。中西诸药遍尝少效，经友介绍前来就诊，见其虚羸瘦削之体，脉舌之症，显露营阴亏虚、精血内夺之机，与景岳所言之症极为相似。思索再三后力摒前医诸法，遂拟阿胶10g（另炖），乌梅30g，当归10g，生白芍20g，葛根15g，川连6g，马齿苋30g，甘草6g，三七粉6g（吞服）。滋养精血与清解活血同步。5剂后果泄痛有减，腐臭之气不闻。见效之方毋庸更张，守上方连服1月，诸症十去八九，又以原方去马齿苋、葛根，加旱莲草20g，地榆10g，服用3月，结肠炎之病灶已无充血水肿之象，3年来未见再发。

祛邪助运抗衰缓老

年迈之人肝肾亏虚，精血不足，故有"五脏皆衰，筋骨解堕……发鬓白，身体重，行步不正"等症。目前，我国老龄人口逐渐增多，老年病学方兴未艾，为抗衰缓老，延年益寿，诸如填精益髓、大补气血等各种制剂，非但应运而生，且早已充斥市场，目不暇接，争购者趋之如鹜，求补之风盛况空前矣。滋补之品虽为强身健体，抗衰缓老之一法，然老年之淫邪内着，陈菀蓄积者不少，滋补之剂多有困遏中州，郁闭气机，滋湿酿痰，助热化火之弊，如盲目滥投，一味蛮补，虚损不足之体非但无以受益，积蓄陈菀之邪反有壅闭更甚之虞。由斯补泻失当，因福得祸，甚或偾事者，也屡见不鲜，此就祛邪助运抗衰缓老之论治浅识如下。

一、年迈之躯辄为陈菀薮渊

《素问·上古天真论》曰："丈夫……五八肾气衰，发堕齿槁；六八阳气衰竭于上，面焦发鬓斑白；七八肝气衰，筋不能动；八八天癸竭，精少肾脏衰，形体皆极，则齿发去。"女子亦然。由斯可见，随着年龄之增长，精力渐尽，由衰而老，为生理之必然。但由于阴阳偏颇，脏腑虚衰，其体用乏度，升降出入失常，水谷精微难为体用，代谢杂物蓄积不化，且互结相混，变为淫邪，再克伐机体，也为意理之情也。如肺金亏虚，主气之权减弱，宣发肃降，通调水道，输布水津之职失用，遂气不化津，痰浊壅肺，水道不调，湿浊潴留。心主血，为全身血液运行之要脏，一旦有损，或由他病患及，则脉道瘀滞欠通，血液运行受阻，水血郁积为邪，或稽留远端肌体，或痹阻心经脉络。脾土失运则精微不化，水湿不行，清阳不升，浊阴不降，清浊相混，悉变水湿痰浊，上渍心肺，下流肝肾，入经隧，留肠腑，无处不至。肝木失调，疏泄乏节，气机郁滞，由气累血，进为血凝且瘀，络脉痹阻，全身气血为之滞瘀。肾气亏虚，则闭合失度，气化难及州都，水湿无以渗泄，精微或有外流，阴虚相火偏旺则湿热下蕴，阳虚命火衰微则寒水内停。六腑少冲和之机，气化不及，通降失调，纳腐泌别传导决渎失度，积滞留着不行，水湿壅遏气机，糟粕蕴蒸，化热生毒，腐肠蚀胃，精微不化无以吸收，又悉排体外。如此体虚衰弱之脏腑，因功能低下，滋生之邪浊又无力驱出，经年累月，根深蒂固，因虚致实，由实致虚，因果循环，岁月推移，老之将至，所现之症虽以形体皆衰，精力交瘁为主，但由陈菀蓄积，淫邪作祟为致虚促衰之因岂能忽略。

再则，于沧桑数秩之中，不无六淫之侵袭，七情之困扰，乘虚而入之外邪与内生之邪又极易内外相合，同气相求，一旦客着，即由肌表入络脉，内舍脏腑，侵蚀骨骼者不乏其人，七情之伤无不动心郁肝困脾，气血凝滞，水谷失运，由此而滋生之邪浊自当在所难免。如再因体虚老至，而抗衰缓老以求滋补心切，除久嗜膏粱味厚之食物外，甘温滋腻之补药也不绝于口，湿热蕴遏，痰浊暗生，气结血瘀等有增无减。幼稚之体气血活泼，虽感外邪，但祛之也易。年壮之躯气血方刚，少邪之内侵、感邪之后也易治除。唯高龄之人，脏腑失调，气血虚衰，淫邪易入难出，易蓄难削，是故年迈之躯，除材力渐尽外，亦实为陈菀积蓄之薮渊。

二、祛邪助运旨在却老全形

张子和云："夫病之一物，非人身素有之也，或自外而人，或由内而生，皆邪气也。邪气加诸身，速攻之可也，速去之可也，揽而留之，何也？……夫邪之中人，轻则传之而自尽，颇甚者则传久而难已，更甚则暴死。若先论固其元气，以补剂补之，真气未胜，而邪已交驰横骛而不可制矣。……先论攻其邪，邪去而正气自复也。"故除邪即所谓扶正，邪去正安，抗衰缓老始可有望。祛邪助运之法，在陈菀蓄积之老年病症中，更不失为却老而全形，抗衰而寿年之举也。陈菀之物有痰浊、湿瘀、水饮、结气、积滞之不同，且随阴阳之盛衰，又有寒热之变异。害体碍运之邪，既可一邪为患，也可互结为祟。害脏则伤体遏用，有碍精气藏而不泻。如痰瘀交痹君主，心体失养，心用受困，则心气虚而血运有碍，心血少则神不守合，胸痹、怔忡之恙犯矣；痰热蕴结肺金，气阴伤耗，宣肃失节，气失所主，水乏通调，咳嗽痰喘之疾难愈；水湿痰饮中阻，太阴湿土受困，升降斡旋乏权，纳呆食少、脘腹痞痛为常见之症；湿热瘀浊下蕴，肾之阴阳伤损，气化不及州都，溲浊淋癃，腰脊酸痛也不乏其例；厥阴肝木，易为结气郁困，湿热蕴遏，体戕用束，或疏泄不及，或升发太过，神情忧郁，气机郁结，累血则络阻血瘀。本脏之虚实相因，又无不影响他脏之体用。五脏之生者少生，克者乏克，遂有乘其不足、侮其所胜之忧，正常之制化机制失其常态也。入腑则闭阻气机，不利化物之传而不藏，通降冲和之腑气则逆而不驯，纳腐受盛传导决渎皆乱而无序。如湿热郁遏胃腑则中脘灼痛、嗳气、泛酸、纳差。积滞内着肠曲则腹痛且胀，便次不调，或秘结数日不更衣，或泄痢频坠且挟脓血。气机逆乱决渎之三焦，水液代谢紊乱。热瘀互结中清之腑，胆汁排泄受阻。如斯六腑和降失司，通调乏度，出入失衡，逆乱无序之内境，缓老寿年从何谈起？脉为血府，为转送奉养生身精微物质之要道，通畅无阻则血运活泼，机体上下内外皆得濡养。如为痰瘀陈菀之浊物壅阻，非但血运受阻，血脉也失柔软濡润之性。五脏六腑肢体百骸少其滋灌，则衰而少用，难以健运。届老之躯，岂有抗衰延年之盼？本已亏损之体，又遭陈菀淫邪之蓄扰，对自认为体虚而求滋补之老人，诊治时亟宜平治权衡，去菀陈垄，视邪之深浅久暂，处以相应祛邪助运之法，缓缓调治，俾邪祛正安，却老全形而度天年。

三、调治五法主辅各得其宜

由于老人禀赋非一，偏嗜有异，情趣起居及宿罹病痛各别，届老之后，虚体邪实也未必相同。故祛邪助运之法自当因证因人而异，所施之法或以祛邪为主，或辅佐补益方中；或一法独施，或数法并投，总以主辅各得其宜，冀邪祛体运正安为目的。

（一）清化湿热廓清三焦

湿热之邪既可外侵，也能内生，是涉证最广、害人匪浅的病邪之一。外侵之邪可由肌表而入，以脾胃为演变中心。内生之邪可由肥甘过甚，酒醴无忌之饮食失节；小病大养，无病也虚之盲目滋补；或湿热病证失治误治，或脾虚失运水谷不化，郁蒸蕴遏而成。湿热两邪一旦交蒸互结，黏滞重着，难分难解，既可充斥上中下三焦，氤氲气机，困遏五脏，又能入经隧侵络脉，熏扰六腑。湿为阴邪易伤不足之阳，热为阳邪易耗本虚之阴。其虽与温病"湿温病"邪相同，但彼有卫气营血传经多变之证，此则在一经一脏一腑经久不移，也无寒战高热，神昏谵语之变。所见之症仍以内伤杂证为主，如身困乏力，头昏且重，纳呆脘痞，手心灼热，口干黏苦，不甚喜饮，溲黄，便结或溏，舌淡红苔黄腻，脉濡滑数。随所入部位虽有脏腑、经络之不同，但治疗大法则仍以清热利湿为原则，常用之品有苡米、通草、蔻仁、滑石、藿香、山栀、茵陈、黄连、苍术、淡竹叶等。根据不同症状，及气血阴阳偏虚之体质，灵活选方化裁，可收理想之效。

【**案例1**】陈某，女，56岁。自云两年来形寒肢冷，恶风自汗，纵酷暑盛夏也避电扇之风，自虑年老气阳不足（患者系一中西医结合医师），冬夏之季分别以红参、西洋参汤泡饮。曾易医数人，也均以阳虚、表虚、气虚立论，所投方药非敛汗止汗之品，即温补益气之方，经年罔效。患者肌肤白嫩，形体脆弱，语音低微，手足厥冷，自汗恶风一如既往。外观确系气阳偏虚之体，但细察之余，淫邪内扰即露端倪，如微咳胸闷，痰少稠黄，口干少饮，两颧艳红，舌尖淡红苔黄微腻，两脉濡滑，此殆痰热之邪留恋肺脏，耗伤阳气，肺主之皮毛失气阳之固护，又遭久蕴太阴之痰热熏蒸，肌理疏而不密，玄府开而不固，故汗易外泄且畏恶风寒也。不清化肺脏之痰热，则邪热不撤，气阳愈虚，肌腠玄府无以启闭自如矣。遂拟冬瓜仁30g，桑叶、桑白皮各10g，葶苈子10g，枇杷叶15g，附片3g，黄芩10g，芦根20g，栝蒌皮20g，苡米30g。5剂后诸症大减，汗止；恶风畏寒均减，咳痰胸闷几无，云两年未见之奇捷。继予原方又进7剂，后予千金苇茎汤合玉屏风散化裁调治1月，是年夏日已无须避风，今访一切正常，体态也甚强实。

（二）消积导滞顺理肠腑

积滞之蓄，多由中州失运，谷物不化，饮食不节，饥饱失调，伤及肠腑，稽留曲道，小肠受盛泌别不能，大肠传导变化失职，精微无以吸收，糟粕蓄而为害，闭阻气机，壅遏肠腑，或泄痢经年不已，或便秘虚坐努责，纳谷不馨，脘腹胀满，嗳气呃逆为其常见之症。高年本虚之体，岂堪久蓄之积滞阻碍气机之升降，影响纳腐消化吸收之功，由此而致面容憔悴，头昏鬓白，形体消瘦，精力不支，腰脊酸痛之衰老虚损之症，远较同年之人早至。然罹此恙之患者与诊治大夫，常以求补施补而不谋而合，数年罔效之治，或转增他疾，或变生坏证者屡屡可见。变滋补之剂为消导之法，诚为治本之道，药如莱菔子、鸡内金、山楂、神曲、槟榔、枳壳、苍术、谷芽、麦芽、木香、小量之大黄也可配用。兼寒者，加干姜、桂枝；郁热者，加黄连、蒲公英；脾虚胃弱者，党参、白术、山药、茯苓择一二味加之可也。

【案例2】莫某，男，56岁，1985年10月12日诊。未及花甲之年，但其斑白两鬓，瘦削形体，憔悴面容，早已逾六秩之岁。询之病由十数年之慢性腹泻缠绵所致，虽历经中西诸法罔效。身体逐年虚损，竟早入未老先衰之途。自思体虚不堪支撑日常工作，滋补药食常服不辍，形体未得补益，纳差脘痞，腹痛泄痢却有增无减。今诊脘腹痞满，饥不思谷，嗳气呃逆频作，且口中秽浊之气熏人，溲黄、黏滞之大便日三五次不等，甚至也恶臭难闻，舌暗红苔黄黏腻，脉濡滑。此湿热积滞久稽，瘀阻腐蚀肠道，别泌传导失常，邪浊留滞而化热毒，精微不收，营阴亏损，邪日甚而正日虚也，唯消导积滞清化湿热为其法也，待积消滞导后，再议清养滋补法善后。槟榔10g，莱菔子15g，大黄6g，厚朴10g，枳壳10g，黄连6g，山楂15g，神曲10g，赤芍10g，旱莲草20g，蒲公英30g。两诊10剂后，泄痢减，继于原方出入调治2月，诸症基本治愈。现患者形体稍丰，精力充沛，日常工作能正常进行。

（三）阊运结气醒脾和胃

脾胃为后天之本，气血生化之源。元精亏虚、气血不足之老人，尤宜有一个健运之后天资助。然高年之躯，七情之宿伤，气机之郁结又不乏其人，如思久脾气结，忧久肝气结，悲久肺气结等，结久不达，郁而逆乱，或上窜胸膈，或下扰肠腑，又无不闭结中气，郁遏脾胃也。气虚之体，大多湿浊偏甚，若再饮食不忌肥甘，喜安逸而恶活动，湿浊之邪则有增无减，气机痹阻，健运失常，清浊相混，中州困顿无苏矣，诸如胸膈痞满，饥不欲食，默默寡言，神疲体怠，头昏目眩，四肢困重、嗜睡、失眠、溲便有变等症不一而足，材力渐尽，天癸告竭之躯体，又乏健运后天之裨益，衰老之体无不先龄而至矣。然治从脾胃虚弱，精血衰少而投以大剂益气养血填精补髓之方，罔效者尤多。治此当宜辛香流运，疏调气机，宣痹化浊，俾结气调运，脾胃复苏，升降复司，健运正常，生化有源，精血得充，去老抗衰始克有望。调气之品应辛香流动，宜味多量轻，急煎频服。药如佛手、绿梅花、香橼皮、苏梗、木香、川朴花、玫瑰花、枳壳等。或伍健脾益气方中，或佐养血柔肝剂内。古方流气饮类方，即集芳香行气之品于一炉，旨在行结气调气机也，用之得当效如桴鼓。如湿浊氤氲，脾胃被困，气机阻滞，偏于寒者，宜芳香化浊佐以辛运，药如藿香、佩兰、砂仁、枳壳、苍术、半夏、厚朴、桂枝、草果等；偏于热者，宜苦辛通降佐以清热利湿，药有黄连、黄芩、干姜、山栀、蔻仁、大腹皮、枇杷叶、苡米、藿香、通草、淡竹叶等。

【案例3】朱某，男，56岁，1988年4月25诊，自云两年来无一日不见食厌食，食不甘味，胸胁胀满，嗳气泛恶，小腹重坠，便溏不爽，常虚坐努责，形体虽丰，但神疲发白，精力不支，因苦于病痛，曾求治一年，易医数人，因乏效而丧失治疗信心。半年前已告病返里，苦守病榻。家人自购滋补药食权其服用，以期补虚强体，但仍丝毫无效。经友人介绍来余诊时，见其面晦无华，形态臃肿，善太息，少言语，他症如上，舌淡润、苔白薄，脉细弦且涩，询之曾有七情伤感病史，结气至今未解。且湿浊偏甚之体，气机失畅，气湿互结，脾胃困顿，虽有三焦见症，如中州调运，结气宣散，他症自可迎刃而解。治宜辛香流运以行结气，苦辛芳化以宣泄湿浊：藿香 6g，枳壳 6g，陈皮 4g，蔻仁 3g，木香 3g，桂枝 6g，川连 3g，干姜 3g，大腹皮 6g，川朴花 6g，香橼皮 10g，公丁香 2g，苍术 6g，川芎 6g，神曲 6g，桔梗 6g。7 剂。二诊时自觉胸廓脘胁舒泰，嗳气减，纳谷馨，大便成形通畅。继予原方出入调治一月，患者精神健旺，体力亦增，求治信心又增。

（四）辛润通络活血化瘀

血脉不畅，络脉痹阻，血液滞瘀也为老人常见病机之一。外伤久而失治，血凝络阻者有之，久患内伤不愈，累血入络者也有之，加之年迈之体，脏腑失调，精血衰少，气阳亏虚，主血、统血、藏血之功能弱减，血运本已迟缓，易于瘀滞，若再遭气机郁滞，痰浊遏阻，故瘀血内停，经脉痹阻于届老之岁诚难幸免。血瘀阻络可单独致病为害，也可与痰热互结，与水湿为祟，或阻滞于虚损之脏腑，或凝结于空虚之经脉，诸如气虚血瘀、血亏络阻、精损挟瘀等也为常见病机。由血瘀络阻而致病症迁延不愈，或识证不精，失治误治，特别是滥投滋补而致病情加重者也复不少。如久罹咳嗽气喘之患，虽有肺肾亏虚，痰浊恋肺之证，但由气及血，久病入络，故太阴血瘀气闭者岂容忽视。老翁溲淋不畅，或涩而癃闭，虽有以少阴气化不及膀胱，肾虚而膀胱有热等论治，然血瘀络阻实为其常兼之因。胸痹心悸，及卒中前后之证，血瘀络阻者更为习见，故辛润通络之法诚为老年患者祛邪助运之一大法也。因辛可宣通，润能濡养，无攻逐害体之弊，药如桃仁、红花、三七、鸡血藤、丹参、川芎、当归、桂枝、赤芍，诸藤茎之药也有通络活血祛痹作用，临证时可随证选入。虫类攻逐搜剔之品，因其力猛效宏，煎剂常有腥秽难闻不便饮服之弊。且量大嫌其性猛药过病所，量小也难达理想疗效，故最宜研末为丸，缓缓服用，始避上列之弊端。如能饮酒者，常以红花（以藏红花最佳）、三七、鸡血藤、丹参、桂枝等数味浸酒，少少饮之，有活血通络化瘀之效，百利而无一害。

【案例4】张翁，62岁，咳喘20余年，春夏瘥秋冬剧，犯时稍动则心慌怔忡，气急胸憋，痰多黏稠，而诊为"肺心病"，虽屡经滋肾纳气，益肺养阴，健脾化痰等法少效。1986年冬转余诊时，诸症同前，乍视诚一派肾虚失纳，痰浊上泛之机，但察其甲床暗红，按之不甚褪色，舌底青筋紫暗，再结合久病入络之论，断为此疾不无血瘀痹阻之机也。遂予原金水六君煎加红花6g，川芎12g，桃仁10g，7剂显效，又10剂临床症状基本控制。后予上方又加地鳖虫、水蛭、蜂房制丸，调治多年，咳喘之疾虽未根治，但犯之时短症轻，稍治即愈。

（五）化痰降脂除壅逐痹

痰浊之生，或由脾虚失运水湿不化，或由嗜食肥甘滥服滋补，阻脾碍胃，郁遏蕴蒸而成，过剩脂质也殆由此而生，痰脂蓄积，无处不至，内而脏腑，外而肌肤，既可深经入隧，也可侵肢蚀窍，变化之疾令人莫测。诸如咳嗽痰喘，心悸怔忡，头昏目眩，肢麻痹痛，健忘痴呆，甚则晕倒卒中等证，无不由此邪作祟为害耳。尤可虑者，其邪更能随精微之物参于血运，壅阻脉道，硬化血管，迟缓血行，纵横博大的主血运行之腑，实为痰脂蓄积的最大场所，且随年龄之增长而壅痹更甚。如脉管狭窄过甚，血流运行受阻，君主之官与精灵之腑，一旦缺血失养，体用皆废，故心脑之疾为高龄极易犯罹之证。化痰降脂诚为抗老寿年不可缺少之一法也，常用化痰降脂之药有半夏、茯苓、陈皮、苍术、泽泻、泽兰、泽漆、首乌、决明子、南星、竹茹、竹沥、天竺黄等。上药性有温凉，味有苦辛，选方用药时，应辨证与辨病相结合，降脂之品更应与辨证施治恰到好处，如首乌、决明子可用于阴虚痰浊脂高者，半夏、南星、苍术可用于阳虚痰浊者，泽泻、泽兰、泽漆以痰水偏高最宜，竹茹、天竺黄、竹沥以痰热阻络为优。化痰降脂之作用，非攻下逐水之剂可朝夕见功，应小剂缓投，坚持服用，始克有济，以丸药制剂为主。如能痰化脂降，内境清宁，气血活泼，运行无阻，脏腑协调，各司藏泻，再能饮食清淡，补养得宜，志悦神怡，抗衰延年不无望矣。

翁妪病证用药宜忌

年迈之人阴阳俱损，气血皆虚，抗病能力低下，感邪染疾尤易。随着老年病学研究的不断深入，老年性疾病的用药法度越来越被人们重视。余对老年性疾病的用药宜忌问题在此做一粗浅议论。

一、补阴阳宜刚柔既济

女子七七"太冲脉衰少，天癸竭，地道不通，故形坏而无子"，男子八八"天癸竭精少，肾脏衰，形体皆极"。故无论男女，年岁至此，"五脏皆衰，筋骨解堕"，此真阴耗而元阳残，肾精衰微矣，无病已虚。这种虚衰之表现，随着年龄的增长而日益显著。故求治者皆图滋充阴阳，补益精髓，冀延衰老以尽天年。

真阴元阳皆寄于先天，肾之为病虚多实少，年老之人更复如此。然肾虚有阴阳之分，调补之法当有温、滋之别。如畏寒怯冷，腰膝酸软，遗溺溲频，舌淡脉沉细迟弱等下元亏损、真阳不足之症，医之遇此，或云"阳气者，若天与日，失其所则折寿而不彰"，投以大剂辛热壮阳之品，药如桂、附、姜、辛、仙茅、巴戟等杂乱成方，并谓温肾补阳之药舍此别无他求。岂知服此味药者，稍不对症，其获效者少而偾事者多。

【**案例1**】曾遇一张姓老叟，年逾古稀，终日洒淅恶寒，虽盛夏亦身不离棉，纳差便溏，溲频色清，肾阳衰微自不待言。某医投以真武汤、半硫丸以温肾壮阳，散寒利水，月余诸症依然，反增头昏耳鸣，口干溺血等症，竟至寝床不起。此乃肾阳未复，真阴已损，阳损及阴为药之过也。如此壮阳耗阴，顾此失彼之误不可不慎。治此者当以甘温柔润之品，温补真阳而滋填肾精，药如肉桂、鹿角胶、补骨脂、肉苁蓉、熟地、山萸肉、山药、枸杞子等甘温刚柔并济之品，俾"阳得阴助而生化无穷"，且蜜丸缓图，久始见功。因其素禀阳虚命火不足之体，花甲而后，肾气失摄，更着咳喘之疾，予上方加沉香、冬虫夏草、茯苓，炼蜜为丸，每岁入冬后连服 2 个月，3 年来收效甚显，非但肾阳得充，阴精也无耗损，咳喘之疾亦减，虽年逾古稀，精力充沛。

高年之人虽"阳非有余"，然"阴常不足"者尤为多见，奈阴精泄用日久，易损难复，"年四十而阴气自半"，况花甲古稀之人？故头晕目眩，腰膝酸软，口干咽燥，舌红龟裂少苔，脉细数等一派阴精亏损，虚火内炎之症常缠绵终身。滋补肾水、清热养阴之法虽为对症之方，但收效甚微者，或用"阴虚无速补之法"之语以宽己慰，岂知阴液之滋充敷布全赖阳气之温运。一派滋阴润燥养液壮水之药，如无辛热温运之阳药反佐，譬如冰水一潭，无以蒸化敷布，于病无济。若佐少许温阳之品，却能收事半功倍之效。如小量之肉桂或附子使滋阴之品得微阳之温运，如同釜底添薪，釜中之水方可蒸腾如雾露之溉而濡润。敷布有常，较单纯滋阴清热之药高胜数筹。凡遇肾阴久虚，须作常服才能取效者，余每予六味地黄丸 6g，再配金匮肾气丸 4g，每建"阴得阳升而泉源不竭"之殊功。

老年之人，阳虚者阴无不损，阴耗者阳无不残，调补之时，温阳切忌燥热，滋阴当戒寒凝，务使阳得阴助，阴借阳运，刚柔既济，则阳生阴长，阳化阴藏。

二、益气血贵行运灵通

气之与血随形体之衰老亦显得日趋不足，益气补血之药遂为老者经常求索之品。五脏虽皆有可补之味，但益气则以脾肺为主，补血则以心肝为要。益气之味多有甘温壅塞之弊，补血之品咸具滋腻黏滞之性，年迈之人气虚兼滞，血虚有瘀者屡见不鲜。气虚有瘀，血虚气滞者也不少见，故选方择药时，切忌壅塞黏滞，呆板蛮补，贵在气血流通，冲和活泼，则虚者得补，损者受益。气血之源生于脾，治于肺，运乎心，调节储泄于肝。故补益气血之剂，务使脾能健运，肺有治节，心使君令，肝气条达，或伍辛香流动之品辅佐其间，则益气补血之品无滞膈壅塞之弊。如参、芪、术、草得陈皮、木香则气可补而不滞，地、芍、胶、杞伍红花、桂枝则血得益而能运。

【**案例 2**】蒋某，男，72 岁。素本气虚，颜面萎黄虚浮，终日倦怠无力，稍动则心慌，气不接续，舌淡苔白薄，脉虚弱，医投红参 6g，黄芪 20g，大枣 10 枚，炙甘草 6g，炖服。半月后，气虚仍旧，反增食减口腻，胸膈痞满之症。此乃法非不善，药非不精，然全方之药皆温补呆板，久服必致胃阻纳差，胸脘痞满，如稍佐陈皮、桔梗相使为用，此弊不生，其效可彰。三日后诸症果减，又三日神采彰于面色。收效之捷，全系补气之品与行气悦脾、开提肺气之相伍所致，俾肺有治节，脾能健运，补气之药运而不滞得以致用也。

【**案例 3**】陈妪，年逾古稀，早年生育过多，病后失于调养，六旬之后常患头晕目眩，心悸胆怯，目昏无所视，纳差神疲，唇甲少华，舌淡红少苔，脉虚细无力。服药多年，非八珍十全，即人参养荣，常以乏效而更医他人。转诊余时，脉症同前，血虚甚显而补血乏效，殆未中肯綮，窃思良久，忽悟此为肝血不足之证。肝为藏血之脏，体阴而用阳，肝之藏，血之用，必得肝之疏畅，补血之品必佐风药以调肝用。遂予滑氏补肝散稍事增损，半月后诸证缓解，后以此方熬膏善后。此方之妙全在一味独活，因"风气通于肝"，今假风药俾肝气疏通，条达有节，所藏之血方能疏通运行，养血之品才可得其用，血濡周身，血虚之疾何患不愈？老年之体，气血不足常与气滞血瘀并见，故调补之治贵在气行血运，否则气血未得补益，反增壅遏阻滞之弊。

三、调脏腑忌唯虚是补

年迈之躯，脏腑功能失调者多，如脾失健运水湿不行，肺失治节无以宣化，肝失疏泄气血不运，心失君令血脉无主，肾乏开合泄秘失度，如是者脏腑互不维系，制化失调，当藏者不藏，应泻者不泻，致使清浊相混，气血乖逆，痰、湿、气、血、风、食之病理产物应运而生，或阻遏中州滞及肠腑，或侵渍心肺上犯清窍，或下及肝肾，或留伏筋骨，或污浊血脉……变生之疾不一而足，故将养脏腑、调理气血、协调阴阳，是却病延年、抗御衰老不可忽略的一环。然本虚之脏腑被痰浊气血阻遏困顿，遂处被动束缚之境地，其中以脾胃为尤甚。陈菀蓄积日益增多，运化转输之职越趋疲惫，精微不化，气血乏源，外呈弱赢之状，内具大实之候，值此之际，切忌一见衰弱年迈之体，唯虚是补，一味投以温补益气滋阴补血之品，致虚未得补，邪先受益。

【案例4】周某，男，70岁。素体丰腴，嗜酒成癖，花甲之后，常感身重困倦，头目眩晕，手足麻木，时或泛恶，自认年老体虚，气血不足，除恣食肥甘酒醴无度外，又服人参再造丸月余，渐致卧床不起。待余诊治时，已人事不省，半身不

遂，痰涎壅甚，检视舌红苔黄垢腻，脉弦滑数。此肝阳挟痰浊
上逆，清窍被蒙之卒中闭证，亟拟羚羊钩藤汤加泄痰导浊通腑
之品送服至宝丹，三日后稍苏，但因邪浊壅甚太过，气血逆而
不返，终仍调治乏效，二旬病故。

余每见医者不辨虚实，为迎合患者求补心理，处以量大时
久之滋补温热之品，患者如获至宝，医者备受敬重。殊不知痰
浊壅盛、气血瘀滞之人，由斯轻者致重，重者致危，"医虽终
老而不悔"，患者"虽死而亦不知觉"，无怪乎戴人论之最精，
呼之尤甚也。此等疾病，非但滋补不可遽投，肥甘味美，辛温
炙烤之味亦当摒弃，以清淡之食饵为宜，药物之治，应辨证求
因，或化痰理气，清热利湿，或芳香醒脾、消积导滞，或活血
化瘀，清肝平阳，或宣闭通络，利水散结……务使邪浊渐去，
升降复司，五脏之藏精复职，六腑之传化有常，陈莝得以消
削，正气日渐康复，此即"邪去则正安"之道。老年纯虚者
十之二三，若斯者则居大半，故老年之疾，祛邪却病不可忽
略，唯虚是补尤当慎之。

四、除邪实避虎狼克伐

老年之疾诚如上述，纯虚者少，正虚不能胜邪，虚实兼
挟，实因虚致者多。邪实之疾或成于体衰之前，或生于正虚之
后。因不足之体最易招致诸邪，"两虚相得"之机遇甚多，邪
结不祛则正虚难复，故邪实之患又不可不治，其疗治之法又不
可与年轻体壮之人同日而语，选方遣药力求精简轻灵，攻逐克
伐之剂只能衰半即止，切忌欲求速而投虎狼重剂，酿致终身之
患。应尊蒲辅周老中医"药量亦宜轻，宁可再剂，不可重剂，
用之欲速不达，反伤中气"之训。是故外感寒热尚虑阴阳气
血之亏虚，咳逆痰喘当思不足之肺脾肾等。老年之正气，皆宜

刻刻固护，因损之极易，培补甚难。邪实宜除，但不可过。

【案例5】陈某，男，73岁。一月之中感寒3次，现又发热恶寒，头身困疼，咳嗽少痰，鼻塞无汗，舌淡苔白，脉浮细紧。此乃风寒之邪外袭肺卫，理当辛温解表，疏散风寒，可一汗即愈。但虑其年事过高，元阴元阳无不亏极，稍一不慎，恐有不测之变。方拟小量麻黄汤加附子、白芍、生姜、红枣，变辛温发汗解表之剂为温阳护阴解表宣肺之方，使表解而不伤其正，3剂即愈。外感如此，内伤亦不可不慎。

【案例6】李叟，69岁，便秘头痛之疾已历8年之久，血压常在180/110mmHg上下，形瘦性急，夜寐不安，舌红苔黄腻，脉弦滑，此营阴不足之体，腑气壅遏不通，肝阳不靖，协痰热而上犯清窍，法当通腑潜阳，本可予大承气加石决明、双钩等为方，虑其久病疾顽，绝非一通了事，况苦寒克伐之剂伤脾败胃，老者中土只宜培补不可克伐。思之良久，治方改弦易辙，用肃肺通腑清金制木为法，冀肺金一清，腑气通行，肝木得制，则便畅阳平，方拟桑白皮15g，杏仁12g，枇杷叶15g，紫菀15g，栝蒌仁15g，桃仁10g，南沙参30g，菊花10g，黄芩10g，鲜芦根30g，川贝10g。5剂后大便果畅无阻，头痛亦减其半，再予清金润燥、平肝和胃法善后。

高年因脏腑功能失调而产生之病理产物，阻碍气血，壅遏脏腑，滞痹血脉者甚多，邪实不祛，难以复正，然用药过猛克伐，定伤正气，故摒虎狼攻逐之剂，施轻灵简捷之方，或配以匡扶正气之品，实为诊治老年性疾病之又一秘诀。

证涉五脏治中说

疾之客体，中一经侵一脏者，按证施治方药易投，若杂病久羁，或正邪互不相让，或主客交集为祟，遍涉五脏且及六腑，所现之证有心神不宁，肾元亏虚；有肝用失条，肺失治节；有脾运不健、六腑壅塞等。如此寒热错杂，虚实一体，气血交混，阴阳偏颇之恙，清热则寒甚，补虚则邪实，温阳则耗阴，滋阴则伤阳，若按脏分治，辄有一脏之疾未已，他脏之证益甚，疗上者常虚其下，治下者有碍于上。病卧床榻数载，苦服汤药千剂，而未得其效者不为少见。患者求愈之心泯然，医者技穷归咎不治，笔者曾有棘手之例，后在求诸前贤经验，结合本人临床所得，觉察到蜂起诸疾，证涉五脏之恙，治中之法颇有执中运旁、济困扶危之功。

脾胃居中，为气血生化之源。水谷精微上奉心肺，下荫肝肾，和调五脏，洒陈六腑，无不由健运之脾胃，斡旋中州，升降上下使然，故经有"脾为孤脏，以灌四旁""五脏者，皆禀气于胃"之大论。如脾胃有疾，纳腐失常，健运不及，气血精微不化，水湿痰浊内停，四旁不灌，五脏少禀。故无不涉及五脏而累及六腑也。考《内经》有"上下交损，当取其中"之论，言上下不足之疾，治从中焦入手。叶天士曰："上下交病，治在中焦"，变一"损"为"病"，实赅虚实之疾在内，为治中之法拓展了论治范围。张景岳曰："脾胃有病，自宜治脾胃，然脾胃亦皆有五脏气，此其互为相使。有可分而不可分者在焉。故善治脾胃者，能调五脏，即所以治脾胃也。能治脾胃而使食进胃强，即所以安五脏也。"

治中之法，无非虚实两端。虽脾胃同居中州，但脾属阴土，胃为阳土，阴阳之性有别也。阴土之虚，既有脾阳脾气之不足，也有脾阴之亏虚；胃阳之有损也属常见之机，脾胃之实无非水湿痰热中阻，气血食积壅滞，故治中之法，虚者当补，实者应泻。其虚之补者，自仲景以降代有发挥，如温补脾阳之理中丸，建中补虚之小建中汤、补益中气之补中益气汤、滋养脾阴之六神汤等。但详于脾而略于胃，重于温燥升运，而忽于清润和降。迨至清代叶天士之"阳明燥土，得阴自安""甘凉濡润，以养胃阴"创立后，如沙参麦冬汤等，补中之法始臻完备。实之泻者，应视病邪之主次轻重而论，或芳香化浊于内，或淡渗泄利于下；或甘寒清泻胃热，或苦辛温燥脾湿等。总以病邪尽去，中气复立，脾胃健运为目的。补虚之法亦然，以求得"太阴湿土得阳始运，阳明燥土得阴自安"，则四旁复溉，五脏有禀，气血流畅，阴阳调和，故尤怡于《金匮要略心典》有云："中者脾胃也……中者四运之轴而阴阳之机也。故中央立则阴阳相循，如环无端而不及于偏……是故求阴阳之和者，必于中气。"其治中之法赅备，治中之理昭然。证涉五脏分治失偏，合治较宜，求治于脾胃者，可收事半功倍之效也。

【案例1】《医案医话荟要》载董德懋曾治一经西医确诊为再障，十二指肠球部溃疡，慢性胆囊炎术后，间质性肝炎、冠心病、阵发性房颤、继发性甲状腺功能低下、慢性气管炎和肺气肿之示教病例，住院6载有余，虽屡经中西专家会诊，每月必输血200~400mL，服中药汤剂1800多剂，但始终未脱离危殆边缘，所现症状五脏皆涉，如心悸怔忡，少寐失眠，自汗时出之心气虚；畏寒怯冷，腰酸腿乏，性欲全无之肾阳衰惫；

两胁疼痛，嗳气不舒之肝之病；面色晦暗，气短懒言之肺气虚；头晕目眩，心中烦躁，唇甲苍白而黯，此血亏已极；身体重困，胸闷腹胀，腹痛便溏，不思饮食，口中无味，此脾也病矣。如斯多系统多脏器之重笃险痼之疾，疗治者确无所适从。董老抓住"舌苔厚白而腻，脉象细滑而缓"，诊为"寒湿困脾"，认为"脾为后天之本，脾病不除，五脏难安"，以燥湿温中、醒脾开胃为法，予平胃散合藿香正气散化裁为汤，连进4剂即应。遂以此方续服月余即停输血，历4月余出院。此案之验，不但益证景岳"善治脾胃者能调五脏……使食进胃强即所以安五脏"洵非虚言，且更能启迪临床医家之思路。

【案例2】徐某，男，48岁。曾患甲肝，愈后又罹慢性结肠炎、胃、十二指肠球部溃疡（曾大吐血2次）、慢性气管炎、神经衰弱、腰肌劳损等疾，前年又染乙肝，中西医兼治，汤丸制剂不绝于口。近因乙肝之五项指标表面抗原、E抗原、核心抗体皆阳性，肝功有损，求某专病门诊诊治3年余，清热解毒、活血疏肝之中药服之三百余剂，非但无效，且病情有加无减，身体也日益衰败。患者思想紧张，神情抑郁。转诊来时，见其面色萎黄无华，晦暗虚浮，目胞微肿，表情淡漠，身体乏力，少气懒言，登楼远行甚感吃力，纳差脘痞，胁肋胀满，头昏目眩，心悸怔忡，自汗，失眠，腰脊酸痛，大便时结时溏，小便浑黄，臊气特重难闻，舌淡润边有齿印，苔白薄，脉濡虚。一派脾胃亏虚、中气不立之候，岂堪屡遭苦寒克伐之剂频投。所现之症涉脏虽多，但总以脾土虚惫、中气不足、四旁失灌、五脏少禀为症结所在。若使五脏皆有脾气，得精微之滋充，必宗景岳"治脾胃能调五脏"之说，遂径予健脾益气运中化湿之补中益气汤与参苓白术散化裁，1月症减，3月肝功正常，半年后临床诸症悉愈，乙肝五项指标除E抗体阳性外，余皆转阴。现已形体丰腴，精力充沛，判若两人。一见乙肝，便联想到"病毒"恶邪，认为非清解之法不足以消除，选方择药唯清热解毒是务，实为中医辨证论治之大忌也。

再如老年糖尿病，除血糖尿糖增高外，血脂也无不增高，"三多一少"并不显著，特别是形体消瘦，几乎十难觅一。诸如形体丰腴，大腹便便，四肢倦怠，少气懒言，头昏目眩，视力减退，胸痹心悸，咳嗽潮热盗汗，及形寒肢冷，阳痿遗精，肢体麻痛之冠心病、高血压、白内障、肺结核和神经系统病变多脏器病症常接踵而至。若见症用药，多病同治，或集清凉温补之品于一炉，冀其各行其是，看似面面俱到，但往往事与愿违，相互抵触之处颇多。无怪收效甚微，偾事者亦不少。如何跳出这一按三消论治之千年窠臼，另辟蹊径，求诸治本之道？施今墨深悟五脏俱病调治中焦之诀，在脾胃中寻求治本之法，认为"糖尿病（消渴）大多具有气短神疲，不耐劳累，虚肿乏力，或日渐消瘦等虚弱之征象，这说明患糖尿病尽管多饮多食，但大量的饮食进入体后，没有能为人利用""饮食的消化利用，其功主要在脾，血糖者饮食所化之精微也，如脾失健运，血中之糖不能输布脏腑，营养四肢，积蓄过多，则随小便漏泄至体外矣"。且湿浊之邪反留而不化，与肥甘味美之物合化为高脂，瘀积体内，壅滞脉络。故老年糖尿病患者虽形体肥满，但中气却甚虚弱，此皆胃脾失运，精微外泄，湿浊内盛所致也。施老精选甘温益气，滋养脾阴，清润阳明，温运太阴之黄芪、山药、玄参、苍术为两对必配之品，以益脾胃之阴阳，助中土之健运，统摄有权，升清降浊，使痰水湿浊陈菀之物输运消解，渐排体外；精微之物质和调五脏，洒陈六腑，润宗筋，濡脉络，血糖有减，血脂可降，脏腑和谐，阴阳平秘，于消渴证有百利而无一损，不失为治中调脏之一变法。余屡试不爽。

　　婴幼童子，阴气未充，阳气未盛，中焦全而未健，一有乳食失于节洁，脾胃遭损首当其冲。故培运中土为小儿却病健康，将养脏腑之关键。未健之中土一为积滞壅遏，脾胃运化受阻，斡旋升降之职几乎泯灭，气血不生，精微不化，四旁无以溉，五脏少其禀。若失治误治，羁时一久，腹膨如鼓，纳差喜饮，神疲声微，面容憔悴，毛发萎枯，形瘦如削，干咳气短，目生云翳，便结溲黄等症丛生。五脏俱病，虚损莫逆之候，令人望而生畏，往往使医治无处着手。若虑其虚羸之极而投温补滋养之品，非但虚证未补，且有阻中碍运，增加食积之弊。分脏调治，也有顾此失彼之虑，治此之法舍健脾运中绝无他法可求。然内服之剂非但患儿不易接受，且失运中州也无力转输。若采用中药外敷神阙（药如大黄、芒硝、山栀、厚朴、莱菔子、木香等），借药力由外透中，可消积化食，启运中土，腹膨纳减之症顿除，继之气血有生，精微得化，六腑通顺，五脏调安，其他诸症遂逐日消解。此虽外治之法，但也不失为治脾胃以调安五脏之法，尤宜于小儿之疾。

少男遗精证治初探

《素问·上古天真论》曰"丈夫……二八,肾气盛,天癸至,精气溢泻,阴阳和,故能有子。"二八之期,天癸刚至,虽能精气溢泻,但毕竟肾气未充,阴稚阳弱,肾精只能封蛰密藏,以养骨充髓益志健脑为本,俾肾具有"作强伎巧"之能,为今后有强健体魄、充沛精力而奠定坚实基础。然此龄少男,正值青春发育之期,情志极易波动。如曲运神机,劳伤心脾;或心有妄想,所欲不遂;或禀赋素亏,下元虚惫;或意念倾杂,手淫泄欲等,皆可使"主蛰、封藏之本"受损,而发为遗精之疾。故少男隐罹遗精之证者临床并不少见,但诊治时因羞于启齿,或只围绕他症,遮盖主证,致使医者忽略,错投方药,少效无效者多矣。就诊治所及,对少男较常见之四种遗精证治,做一初步探讨。

一、曲运神机劳伤心脾

二八之龄,正值中考高考之期,好学勤奋,常伏案攻研,曲运神机,攻克难关,置身体健康于度外,夜以继日,废寝忘食。时日一久,心血暗耗,脾失健运,故"有用心过度,心不摄肾,以致失精者"(《证治要诀·遗精》)。上病及下,肾气有损,封藏之职一失,精关不固,故遗泄频作。《推求师意》曰"病之初起,亦有不在肝肾,而在心脾之不足者,然必传于肝肾而后精方走也。"精泄不止,又致心脾不足,如此因果循环,无有愈期。患者形体消瘦,精疲力竭,学业中辍。

治当宗《景岳全书·遗精》"培补心脾，勿得误为清利"之旨，或与固肾涩精之味同步，俾心脾健而气血充，肾关固而精泄止。

【案例1】颜某，16岁。中考将近，春节之后即孜孜不倦日夜伏案攻读，近日来自觉精力不支，终日头昏耳鸣，视其形体清癯瘦削，两目少神，面无少男之华彩。自述心烦脑空，纳谷不香，夜寐多梦，记忆力锐减，所学内容旋即忘却，心情十分焦急。舌淡苔薄白，脉虚软无力。窃思此乃苦读攻研，曲运神机，心脾两伤，耗损气血，面乏血荣，身少气充，非补益气血、健脾养心不为功。然就其两目少神如同夺精之状，疑有遗精之症，细语询之，始谓两月来，每周有二三次，有梦无梦皆然，常弄得彻夜不眠，自控不能，而致身体每况愈下。始悟上述诸症，失精为劳神所致，夺精又为他症之因，治当循因求本，标本兼顾。炙黄芪15g，党参30g，当归身、炒白术、酸枣仁各10g，五味子3g，煅龙、牡各30g，萸肉10g，炙甘草6g，木香3g，茯神、金樱子各15g。7剂药后，遗精只有一次，精神振作，饮食有味，夜寐转安。前方既效，守法继进，嘱其按时作息，坚持服药。又予上方15剂，隔日1剂，一月服完，诸症向愈，遗精从未再作。

二、禀赋素亏，肾气不固

先天不足之人，多"下元虚惫，精元不禁"（《赤水玄珠》）。待及"天癸至，精气溢泻"之年，辄有精关不固、遗泄滑脱之证。外遗失固之精，常二三日一次，甚则白昼也偶失禁，头昏脑空，腰脊酸软，面色清淡，目光无神等一派精气内夺，肾气亏虚之症显露于外。治当峻补下元、固涩收敛为主，药以温润得宜。命门火衰者，温阳勿忘养阴；肾阴亏耗者，滋阴尚虑温阳。切忌辛温燥烈或滋腻阴寒过度之品，以免阳未助而阴先伤，阴未复而阳反戕。然虚无速补之法，王道自无近功，只宜丸膏之剂缓缓图治为要。

【案例2】王某，17岁。遗精1年，时轻时重。近3月来，每周竟有三四次之多，甚则白昼也遗，虽中西治疗少效。视其形体虚弱不堪，面色萎黄无华，两目深陷失神，发稀少泽，耳郭焦暗，终日昏沉，稍动则心悸多汗，腰膝酸软，畏寒却冷，如白日劳累过度，是夜必遗无疑，四末不温，小溲清长，舌淡白边多齿印，苔薄白且润，脉沉细迟。此禀赋不足，命门火衰，封藏不固，拟右归丸合金锁固精丸化裁：熟地30g，山药20g，鹿角胶（另炖）、萸肉、杞子、杜仲各10g，肉桂3g，芡实30g，莲须10g，煅龙、牡各30g，潼蒺藜15g。10剂药后，遗精周次减少，他症亦有递减。疾有转机，药证相合。虚无速补之法，宜丸药缓缓常服为宜，遂拟上方10剂，碾末，炼蜜为丸，每服10g，每日2次。三月后来诊时，面彩神健，发荣且密。自云遗精基本控制，一月只偶发一次，也无头昏乏力之感。疾虽向愈，仍宜静养调摄为宜。嘱上方再配丸药一料以资巩固，并应加强体育锻炼。

三、情窦初开，神摇精泄

二八之龄，时值青春年华，又多同窗学友，交往时久，情感有加，爱慕异性之心扉渐有启动，甚者情书频投，思念萦绕，惑心扰志，而犯遗精走泄之疾。《金匮·梦遗滑精》曰："动乎心者，神摇于上，则精遗于下也。"本欲溢泻之精，无以封蛰，遂梦遗滑泄而出。时日久远，故症情亦当愈益增甚。欲念不断，心火不靖，则下扰肾关，精泄不禁，体之损伤，自不待言，施治之法，除收养心气，定志固肾外，尚应劝慰清心寡欲，以断妄想。

【案例3】陈某，18岁。其父代诉，学习成绩较前明显下降，老师百思不解其故，一次其父在其书中偶阅一封未发之情书，方悟为情恋所误。见其面目无少男华彩，形体清癯，沉默寡言，舌淡红苔薄黄，脉细弦。询之知半年前即有遗精之症，初未介意，且逐渐转频，常感腰膝酸软，头昏无力，记忆力减退，注意力不集中，学习成绩下降。脉证合参，此乃情萌心动，君火不靖，肝气怫郁，化热下扰精室，治当清心安神，疏柔肝木，俾心火降，肝热清，精室宁谧无忧。莲子15g、连翘10g、川连3g、白芍10g、乌梅、女贞子各15g、旱莲草20g、佛手、玫瑰花各10g、酸枣仁15g、生牡蛎30g、朱茯苓10g。7剂药后，遗精稍减，但头昏忆减依然。原方加生地10g、山药20g滋补肾阴，以增清心养肝之用。服药10剂后，只偶遗精一次，他症也渐有好转，遂予原方20剂善后。

四、手淫泄欲，相火偏亢

尚有部分少男，缺乏生理知识，常以手淫泄欲，图快于一时，激发易动之相火，下扰欲泄之精室，如此循环不已，自控不能。二八之年，肾气未充，岂能强扰精室，大开封蛰之门。或湿热壅盛，相火偏亢之人，精室常被湿热相火内扰，而致精液外遗。治当告诫手淫之恶习，以断妄想杂念之思，再予清化湿热，靖息相火，封髓固涩之法同步兼施，或可转危为安，如若任其纵欲发展，其后果不堪设想。

【案例4】乔某，18岁。头昏目眩，神疲乏力，形容憔悴1年多。近月症状转甚，少气懒言，卧而不欲坐，坐而不欲立，渐至卧床不起，面色惨淡虚浮，目光少神，发脱稀疏，纳差脘痞，夜寐多梦，口干溲黄，小腹隐痛，舌淡红、苔薄黄，脉沉取弦滑数。如此重笃疲惫之疾，必有重因而致。询之方知年前即有手淫遗精之症，自知恶性伤身，但欲罢不能，遂致精遗不已，体虚难复。此手淫泄欲，大伤未实之肾气。心动火浮，相火激亢，阴虚于下，肾精不固；脾虚于中，精微不化，湿热内扰，故诸疾蜂起。亟宜断妄想，戒手淫，封遗泄之漏卮。法宜清化湿热，固肾封髓。川柏 6g，砂仁 3g，芡实 30g，百合 15g，川连 3g，肉桂 2g，莲须、桑螵蛸各 10g，茯苓 15g，生龙、牡各 20g。5 剂药后未见进退，亦无不适之感，仍拟原方继服七剂。药进半月，精遗减半，精力稍振，纳谷已香。前方获效，毋庸更张，予上方加党参 10g，熟地 20g，鹿角霜 10g。10 剂研末为丸，每服 10g，每日 2 次。药尽遗精止，他症亦十愈七八。

少男之遗精与成人之机因虽有相同之处，但因其年处天癸刚至，精气初盈之际，肾气未充，阴稚阳弱，故以虚损之证更为多见。盖以益肾固涩，复其封藏之本为治疗此证必宗之旨。如湿热过甚，相火偏亢者，亦宜清泄邪热之品与补肾固涩之味同步兼施，俾邪热能清而肾精得固。据其阴稚阳弱之体，所施补涩之剂，温阳之法勿纯用辛热，滋阴之方也切忌阴寒，务达"阴平阳秘""使之和平"为要。

感证调补举要

外感疾病是四时常见的多发病，因其发病急，变化速，向来被历代医家所重视。本文就调补肺、脾、肾在外感疾病中的运用谈一点体会。

一、调补肺金

肺居上焦，为五脏六腑之华盖。外合皮毛，上系咽喉，开窍于鼻，具宣发治节之职。外邪袭人，无论是从皮毛而侵，还是由口鼻而入，均可传至于肺，故内脏受邪，肺则首当其冲。且其脏既轻虚又娇嫩，不耐病邪之克伐。一旦外邪相克，即壅闭不宣，其应有之职能随之失司。此时若能调补肺金，振奋其宣发治节功能，对驱邪外出，阻止截断病邪之深入传变，将起到积极的作用。

（一）温补肺气法

肺系虚冷，气阳不足者，卫外失固，腠理稀疏，稍一不慎，即客外邪，内舍于肺，两虚相得，经久不愈。常见之症：终日洒淅恶寒，手足欠温，自汗或少汗，遍体酸楚，神疲乏力，少食懒言，呼吸气短，面色萎黄，咳唾清涎，鼻塞流清涕。或邪恋日久，兼有化热时，可见痰黄口干等症。舌质淡红且润，苔薄白或黄白相间。脉虽浮数、浮缓、浮滑，但总以虚软无力为多见。此乃肺金气阳不足，表邪客着，无力行宣发透达之机以逐邪外出。若只投以宣肺解表止咳化痰，调和营卫，祛风固表，清宣肺金，辛凉宣透等法，皆舍本逐末之举。殊不知肺之气阳一日不复，外客之邪一日不解。应在辨证选用之方药中，辅以干姜、党参、炙甘草温肺补气，以复肺之气阳，振奋其宣发透达之机，对驱邪外出将起到一定的作用。且三药合用，亦寓温运脾土以生肺金之义。

（二）滋肺益气法

外感温热之邪，最易灼伤肺阴。邪热炽盛则"壮火食气"，肺气又每无不虚。或肺之气阴素本不足之人，外感温热之邪后，必呈本虚标实之候。其与肺之气阳不足虽有属性之别，但失宣发透达之机则一。其不同之治法，彼用温肺补气之品振肺以透达客邪，此用滋肺益气之味兴金以宣逐痰热。临床所见之症除发热不恶寒或微恶寒，咳喘气急，胸闷痰阻，面赤如妆，口干，苔黄腻等症外，气短不足以息，头昏乏力，自汗，舌嫩红，脉浮虚数及喉间痰声辘辘，但无力咳出，有时施尽全力只咳出一小口痰时，即见大汗淋漓、神疲倦怠、静卧片刻乏力稍复等。治此疾时，若徒用清热化痰止咳平喘之剂，不辅以滋肺益气之品助肺金以宣逐痰浊，必不为功。

【案例1】沈姓女性患者，向有宿喘，又感暑热之邪，症见发热多汗，哮喘气急持续不已，喉间痰声辘辘，胸膈憋闷，呼吸极度困难，面赤唇红，目突肩抬，头发终日湿润，无力咳出一口痰，有意用力咳时，痰至胸膈或咽下即还，且大汗淋漓，神疲体倦，舌淡红且有裂纹，苔黄白微腻，而两脉浮虚。此乃暑热袭肺，耗气伤阴，引动宿喘，煎熬津液，痰热交阻，呈本虚标实之证，亟拟固正祛邪。冬瓜仁20g、葶苈子10g、桃仁10g、滑石18g、南沙参20g、麦冬12g、五味子6g、鲜芦根2尺、甘草5g。一剂热退汗敛，哮喘大减，再剂气息均匀，痰易咳出，胸膈舒泰，后以清养肺金，健脾化痰之剂调治而愈。本例患者在就治前，已迭进中西药多日未效。检视方药皆清热化痰，止咳定喘之品。此非药不对症，乃是无力托邪排痰，使气道闭塞不畅，而呈咳喘持续状态。余在清热化痰的同时，重用滋助益气养阴之品，故收事半功倍之效。

二、调补脾土

脾居中焦，属阴土，又主长夏湿气之令，故有"太阴湿土"之称。湿邪为病，无论从外入内或由内而生，中焦脾胃是其病变之中心。且湿为阴邪，黏腻重浊，与热邪相合，如油入面，难分难解。困扰脾土，中阳郁闭，上下不通，升降失司，水湿不化，精微不布，悉与湿热之邪混为一团，成湿热交蒸；或湿遏热伏，留恋气分，淹滞中宫，见症多端，抑或中阳不足，脾阴亏虚者，湿热之邪一旦入侵，盘踞交结，更是肆无忌惮，所见之症亦甚复杂。如浪投汗、清、下之法，不伤其阳必耗其阴，皆非所宜。应采取不同的调补脾土之法，建立中气，斡旋上下，升降气机，使脾有中流砥柱之力，阻止病邪之深入传变，故无论是宣透、温阳，还是益阴，只要能使脾气复苏，中州得运，则湿浊化，邪热清，水谷运，精微布。令去者去，留者留，正气复，邪气却矣。

（一）同气宣透法

湿热之邪留恋气分，再兼秽浊郁遏，不论是邪结膜原，还是蔓延三焦，或是郁结少阳，太阴湿土必为其所困，中阳被遏，湿热秽浊之邪喧宾夺主，恣意肆虐，见症极为错综复杂。如寒热起伏或憎寒壮热，胸脘烦热而四肢清冷，骨节炽痛，有汗或无汗，手足沉重，首如裹帛，呕逆脘腹胀满，口干，时苦时甜，面赤且垢，溲短黄赤，大便或溏或结，舌红苔白腻或如积粉，脉滑数等。此皆脾土被困，秽浊用事。宣透分消之法，虽可祛邪又能畅展气机，若再择浊秽之物配在其中，引药直入秽浊之所，如同气相求，无所阻隔，则其效更速。余每在辨证选方的同时，加一味具秽浊宣透之晚蚕沙，俾直入病所，而后协同诸药发挥其清热利湿，解秽透达之用，苏释被困之脾气，复其运化转输，升降清浊之职，余邪可尽除无遗。

（二）辛运温阳法

脾为湿土，喜燥恶湿。湿是土之气又同类相召，故湿热之邪，始虽外受，终必归脾。湿温缠绵经久不解，症见发热不扬，午后尤甚，且不为汗衰；脘腹痞满，烦闷呕恶，食欲欠振，厌食荤腥，口干不欲饮，面垢身困重，溲淡黄，大便或结或溏，舌淡红苔白腻微黄，脉濡滑数等。清热利湿虽为治疗此病之大法，倘若中阳本虚，或受邪之后而致中阳既伤又遏时，纵进大剂苦寒清热利湿之品非但无效，反而更伤其虚惫不振之脾阳，湿温之邪更无力清利，故常伍以辛运温中之干姜收效颇显。总要方因病施，药随机转，以恰到好处为宜。

（三）培土补阴法

温热之邪入侵人体，不但发病急、传变快，且最易耗精伤液。养肺阴，增胃液，填肾精之法为临床医家所习用。而补脾阴一法，多被忽视，或仅以清养胃阴取而代之。殊不知在某些温热病中伤及脾阴者亦复不少。脾阴亏虚与脾阳不足一样，也能导致水湿不化，精微失运，精浊合流直趋而下，泄泻无度。此时若投以苦寒清热，淡渗分消，脾阴越加耗竭，病情日益恶化。而培土养阴一法，却可发挥其特殊效能。

【案例2】1970年夏，蔡某，男，暑温内侵，充斥上下，壮热烦渴不已，便泄溲黄。经西医治后，壮热渐退而泄泻无度，日夜竟达数十次之多，住院治疗14日未效。患者形瘦如削，面颊娇红，口唇干赤，索水不已。上饮下便，旋饮旋便，日夜无度，小便短少。肛门早已揩擦破溃，尚有低热不退。患者痛苦万状。经细察详诊，观其所泻之物皆完谷不化，舌红少津无苔，脉濡细数，结合暑热之邪本即伤气耗阴，加之泄泻无度，脾阴定虚无疑，亟投大剂培土补阴之品治之。怀山药30g，百合20g，太子参10g，白扁豆花30朵，南沙参12g，甘草6g，荷叶一角。1日3剂，煎水代茶频饮。翌日，果然泄泻大减，邪热尽退，口中渐润，继予原方，3日而愈。

三、调补肾阴肾阳

肾为先天之本，内藏真阴而寓元阳，为生命之根。若肾之阴阳平秘，精气充沛，则体魁身健。肾与膀胱互为表里，膀胱主一身之表，肾阳一虚，太阳寒水不固，感邪招疾之机就多。肾与肺又为母子相生关系，金旺则水沛，肺虚则肾弱。如肾水不足必累及肺金，肺金亏虚亦可累及肾水。又因肺合皮毛，故外感时邪入侵肺金或外客太阳，若失治误治必影响肾脏；抑或肾阴亏虚，肾阳式微者，不但易感外邪，且使太阳、太阴已受之邪难以速解。此时宜"审其阴阳，以别柔刚"来调补肾之阴阳，而达到扶正托邪、驱邪外出的目的。

（一）温肾托邪法

素体肾阳衰弱，或病后、药后伤及肾阳者，无论感受何邪，总因机体抗邪能力低下，病邪留而不去，时日一久，非上实下虚即内外皆寒，非上热下寒即表实里虚。不论临床表现症状如何复杂，只要有溲频色清、腰膝酸软、舌淡、尺脉微弱等肾阳衰弱特征者，在所用之方药中辅以温肾托邪之品，将会收到满意的疗效。如曾治一大叶性肺炎患者，中医诊断为风温袭肺，灼津炼液，痰热互结，肺气郁闭之证，先拟麻杏甘石、千金苇茎两方化裁加减，3剂不效。后发现有夜尿频频、腰膝酸软无力、尺脉较弱之肾阳不足之象时，于方中只加温肾托邪之附片4.5g，2剂即效。可见阳虚之体，不予温肾固正，就不能起到托邪外出之效。

（二）滋阴填精法

外感温热之邪，久羁不解，深入下焦，必耗灼阴精。阳热炽盛，阴精愈竭，则邪热益甚，终呈一派阴虚阳亢燎原莫制之势。苦寒辛寒之品皆非所宜，必以甘寒咸寒之品养阴填精。俟阴精来复，水壮火制，阳亢燎原之势方可熄灭。此法虽大多用于温热病之后期，如温病之初期而见有阴精不足者，大可在疏解表邪之中伍以滋阴填精之品，使阴平阳秘，正固邪托。其常症有：发热微恶风寒，头身疼痛，咳嗽少痰，口干咽痛，目赤干涩，形体消瘦，腰酸梦遗，头昏耳鸣，舌红瘦多裂纹，苔薄白或微黄，脉浮虚细数等。治此疾时，如不采用滋阴填精与辛凉解表之标本兼顾法，必有顾此失彼之虑。临证时常以加减复脉汤合桑菊饮化裁，每获捷效。

外感疾病虽是四时常见的疾病，治疗时虽按六经、三焦、卫气营血辨证，其疗效往往并非满意，常有治疗半月甚或更长时间而不得痊愈者。因思此疾之发生大多为"两虚相得"所致，故除在积极祛除虚风贼邪外，同时若能调补已虚惫之脏腑，发挥其应有的生理功能，对抵御病邪、驱邪外出，缩短病程，提高疗效，必能起到一定的作用。

清透消逐治内伤发热

内伤发热为内科常见疾病之一，其热势虽不甚高，因病程冗长，机因复杂，罹此者无不耗气伤阴，故除身热温温、五心烦热、经久不已外，又都呈现一派形瘦神疲、面黄少华、头昏目眩、肢体倦怠、少气懒言等疲惫不堪之虚弱征象。调治之法虽有滋阴温阳，益气养血，及补益脏腑而瘥者，但由脏腑失调，饮食不节，情志怫郁，跌仆闪挫等，而致代谢产物蓄积，气血逆乱，病变为湿热内蕴，痰浊壅阻，积食熏蒸，气血阴阳郁遏，清阳被困之机制者亦复不少，若仅见气血虚损之症，不见病邪壅遏闭阻为害，滥投滋养温补之剂，致使虚者未补，实邪益甚，无异助纣为虐，殃及根本，诚犯"虚虚实实"之戒。现就清、透、消、逐法在内伤发热病证中之运用介绍如下。

一、湿热蕴蒸，清化奏捷

湿热之邪既可以外受，也可内生，内生之因多由饮食不节，偏嗜温养滋补药食，恣啖肥甘炙烤、酒醴辛热之物，致脾失健运，胃失和降，谷物不运，水湿不行，壅遏中阻，生湿化热，湿热不攘而郁蒸。症为低热缠绵，午后为甚，头身困倦，溲黄口黏等与外感湿温病证虽有近似之处，但彼有卫气营血之变，甚有神志朦胧，白㾦出血之症；此则在一经一腑不移，很少有险恶病证出现。且湿热中阻则兼脘痞纳差，口黏泛恶，或口舌糜烂，四肢倦怠，手足心灼热；上蕴肺金可见咳痰黄稠，胸膈不舒，咽痛口干，面颊潮红；蕴遏下焦，小便黄赤，或频急疼痛，大便或结或泄，或遗精白浊，女子则带下赤白，其味腥秽，腰膝酸痛；郁结肝胆，则有胁肋胀满疼痛，口苦咽干，目赤溲黄，乏力神疲等症。湿热壅蕴之内伤发热，非清化不为功。中阻脾胃者，可予泻黄散加左金丸、蒲公英，以苦辛通降，清泄胃热为主；上渍肺金者，可予新制清肺饮，或千金苇茎汤加黄芩、地骨皮、桑叶、桑白皮、知母等，以清化肺金之痰热；蕴遏下焦者，则予八正散化裁，或大黄牡丹皮汤合三妙散，或白头翁汤加味较佳；郁结肝胆者，可予温胆汤、大柴胡汤，或茵陈蒿汤增损为宜。余遇此证时，辄喜以三仁汤或甘露消毒丹为基本方而随症化裁，常收理想之效。

【案例1】戚某，女，38岁，低热1年，中西诊治罔效，身体困倦不支，纳差神疲，形瘦如削，肌肤足心灼热，夜寐两足裸露，头目昏眩，腰腹隐痛，溲黄便结，带下黄稠，舌红苔黄腻，根部尤重，脉濡滑，除妇检为宫颈轻度糜烂外，未查出其他病证，脉证合参，此乃湿热内蕴，流注下焦，郁蒸化热使然，拟甘露消毒丹增损：石菖蒲、木通、黄柏各6g，茵陈、苦参、败酱草各20g，连翘、滑石各15g，黄芩、川牛膝各10g，冬瓜仁30g。此方连服7剂，热退带清，腹痛亦减，后以三仁汤、六味地黄丸化裁，以清化与养阴善后。

二、阳郁火遏，宣透见功

阳为阴使，有卫外御邪之能，如阴阳各得其位，阴守阳使，则阴阳平秘，寒温适调。若阳失其位，或陷于阴中，或遏于寒内，虽曰生生之阳，也能郁而化火而生内伤发热之证。此证除四末清冷，洒淅恶寒，便溏纳差，神疲倦怠之症外，自觉头面烘灼，肌肤如同骨蒸，口干嚓嚓，但不欲饮，小便淡黄，舌淡苔薄白且润，脉虚数为其特征。如依形寒肢冷，舌淡脉虚，投以温阳益气之品，内郁之清阳非但不得外展，温热之药反有助热加温之弊。若据面热肌蒸，口干溲黄，施以滋阴清热之方，则内陷之清阳愈益遏郁更无外透之望。治此之法当从阴分透阳外出，宜"孙真人柴胡连梅散，盖以梅连摄柴胡入阴分而出其阳，其邪乃得去也"（《冷庐医话·热》）。如用四逆散加乌梅也佳。此证临床虽见之不多，但调治之法却别出心裁，依此法施方，确能收一剂知二剂已之效。

【案例2】家父曾治刘某，女，42岁。宿有胃疾，素体不健。三月来自觉身热蒸蒸，口干不欲饮，四肢不温，便溏，溲淡黄，带下频频，形瘦少神，舌淡红、苔薄白，脉弦细。因苦于内热不已，曾医治月余无效。示所服之方，有甘寒清热之剂，有甘温益气之法，诸方少效之理，盖未识得此恙为中虚气陷，清阳困于其中，寒邪外遏，阳不外达，郁而化热之机也，不透发清阳于阴寒之中，则四末不温，内热不退，其他诸症也无以向愈。遂于四逆散加乌梅，冀梅、芍引宣透之药入阴透阳，更少伍桂枝细辛，以辛散外遏寒邪，3剂果收热退肢温之功，后以六君子加干姜，健脾温中理气以疗不足脾土之宿恙。

再有情志怫郁，所欲不遂，气机阻痹，郁久化火，火困其中，外似清冷，内里燔灼，时日稍久，内热必逼蒸于外同理。症除郁郁寡欢，胸胁痞满，喜太息外，肌肤头面蒸蒸烘热，心烦懊恼，或脘胁热灼，得清凉则快，口干溲黄便结，舌淡红，苔薄白，脉细滑数为其特征。此证与清阳内陷虽有虚实之异，但调治之法仍宗宣透发越为宜，治当疏调气机，发越郁火。俾气机流畅，郁火得伸，久罹内伤发热之证便可迎刃而解。

【案例3】程某，男，24岁。因本人婚姻处理不当，加之失于体贴，心怀不畅，情志抑郁，胸胁苦满，面色黧黑，口干且苦，低热甚于午后，夜寐不安，纳差神疲，虽遍尝诸药不应。来诊时表情淡漠，形瘦寡言，以袒胸露腹为快，舌淡红苔薄黄，脉弦细略滑。细绎此证，殆属气机郁滞，火遏其中使然，法宗景岳"郁热之火宣而散之"，遂拟四逆散合升降散化裁，以升宣气机，疏畅郁滞。两诊6剂后胸脘火灼大减，纳谷稍增，后予丹栀逍遥散调治1周，并嘱怡情悦志而逐日向愈。

三、痰结食滞、消导为宜

饮食积滞所引起的内伤发热，以乳食不节的小儿，及胃肠失健的老人为多见，皆由饱餐爽口之物，恣啖甘美之品，"饮食自倍，肠胃乃伤"，受纳腐熟转输之中州遂升降失司，传导失职，食积壅滞，阻遏胃肠，气机不调，腑气不降，熏蒸而化热也。证除脘腹胀满，嗳腐吞酸外，体热蒸蒸为其常兼或以其为主之症，热势不扬或高达38℃者。小儿发热久稽，在查无头痛鼻塞之表证，兼见上述胃肠症状时，即应考虑有饮食积滞之可能，消食导滞以散积热，曲麦二陈汤加味甚宜，体虚者予枳术丸化裁，积甚者予调胃承气汤加减，可收桴鼓之应。

【案例4】汪某，女，4岁。发热厌食腹膨便次不爽1周。曾用退热消炎及感冒伤风制剂，均无效。既往身健，近未感寒，体温肛测38℃，细询后方知周前随母至外婆家，恣食肥甘荤腥之食甚多，返家后即感脘腹胀满，厌食，继则发热至今。舌淡红苔黄垢，口中秽气熏人，面颊潮红，肌肤灼热，此食积胃肠，痞阻上下，升降失司，郁蒸发热也，遂拟曲麦二陈加山楂、莱菔子、槟榔、胡黄连，2剂。外以大黄、芒硝等量研末外敷神阙，2日后泻下腐败未化之便数次，腹部舒泰，身热顿挫，后予王氏保赤丸调服即愈。

瘿瘤瘰疬多由痰火热毒郁结厥少经络所致，由此而致内伤发热，经久不已者临床屡见不鲜。此证少儿颇多，因发热日久不退，阳伤阴耗者在所难免，故形体大多衰弱不堪，神疲纳少，自汗盗汗，面颊艳红，热势午后为甚，酷似骨蒸痨热，但滋阴清热除蒸之方多不为功，若施消瘰散结化痰软坚之品，非但瘰瘤瘰疬可化为乌有，且由此而致之内伤发热亦得以清退。

【案例5】孙某，男，12岁。发热盗汗，形瘦神疲3月余，两项瘰疬连串，大如樱核，小如黄豆，面容憔悴，颧唇色红，纳少懒言，手足心灼热，大便或溏或结，小便淡黄，舌红苔薄黄，脉细滑，此痰火热毒郁结少阳之络，亟拟消结化痰，滋阴软坚为治本之法：夏枯草、连翘、海蜇、玄参、栝蒌根各12g，川贝、桔梗各6g，牡蛎15g，甘草3g，荸荠7枚。20剂后热退，瘰消体丰。继予上方去荸荠、海蜇，加芋艿干20g，5剂量为丸，缓缓调治以资巩固，随访5年未发。

四、饮停瘀阻，攻逐无忌

痰饮停阻，瘀血内蓄，脉道不通，营卫稽留，菀垄之物郁遏日久，势必化热为患，故《证治汇补》内伤发热十二型中，痰、瘀发热即为其二。痰饮为疾，变幻莫测，可与气结，可与血壅，可停心下，可着胁间，虽与肺脾肾三脏之通调转输开合失度有关，若一旦积蓄壅遏，郁久化热，变果为因，耗气伤阴，虚损脏腑者，不逐其停痰蓄饮，无以伏其所主，只恃健脾温肾养肺之剂，缓不济急，隔靴搔痒也。

【案例6】熊某，男，36岁。患结核性胸膜炎半年，经抗痨支持疗法后，症情虽有缓解，但右肋隐痛，午后低热一直不已，胸片提示右胸腔有少量积液。形体虚浮，面色萎黄，咳嗽盗汗，舌淡苔白滑，脉弦滑。此痰水互结，停着胸胁，失于清利，结成巢穴，壅而化热，遂拟苓桂术甘汤送服控涎丹2g，每日服2次。5日后热减痛缓，病势有挫，小其量继进，控涎丹改为 1.5g，每日 2 次，10 日后，痛、热全已，他症也减，继予香砂六君健脾和胃理气善后。

瘀血内蓄而郁久化热之症虽多见妇科之疾，然跌仆损伤，或久病入络之人也常有患疾，其发热之机诚如《灵枢·痈疽》曰"营卫稽留于经脉之中，则血泣而不行，不行则卫气从之而不通，壅遏不得行故热"，治不逐瘀，塞遏不行，热终难清。

【案例7】陈某，女，38 岁，宿患肺痨，2 年来咳嗽咯血反复不已，近月咳血虽止，但潮热骨蒸又起，肌肤灼热，燥如甲错，形瘦如削，弱衰不堪，口干咽燥，经期愆行，常二三月一至，量少色紫。舌淡暗无苔，边呈紫色，脉细数。一派阴虚火旺之象，迭经养阴润肺，清热退蒸之剂，收效甚微。在检视前期治咳止血方中，多为酸涩收敛之品，始悟发热之因殆过于收敛止涩为害，血止而络阻，失于疏导，致"营卫稽留……泣而不行……壅遏不得行故热"也，遂拟辛润消瘀之品为方：马鞭草 20g，丹皮、赤芍、当归尾、桃仁、酒炒丝瓜络各 10g，地鳖虫 6g，百合 15g，南沙参 30g，百部 12g。10 剂后热退经行。后予上方去地鳖虫、桃仁、当归尾，加川贝 6g，山药 20g，谷芽 30g，继服三月咳减纳增，肌肤丰润，经汛至期即潮。

湿热挟虚养阴补阳运用

湿温（热）病证为外感湿温病邪，或由脏腑功能失调而产生湿、热病理产物所致的多种病证的总称。因湿为阴邪，黏滞重着；热（温）为阳邪，亢奋炎上，两邪相合，热处湿中，湿蕴热外，必淹滞胶固，缠绵难解。且所涉范围甚广，变生诸疾亦顽难重笃，故历代医家对湿热病证的论治十分重视。针对湿温（热）二邪的致病之因，其疗治之法则不外乎清热祛湿，务使热清湿去为治疗之目的。根据感邪有内外之别，湿热有轻重之殊，受邪部位有上下之分，表现症状有缓急之异，又派生出轻宣透发，芳香化浊，燥湿清热，苦辛通降，淡渗利湿及不同脏腑之清泄等法。

鉴于目前湿热（温）病邪害人最广，无论由外袭入，或自内而生，远较他邪为多，故清热祛湿法为临床最常习用。上述诸法取效者固属甚多，但因未审阴阳偏虚之病体，少察病程中湿热之邪灼阴损阳之机制，及一味频投重施清热祛湿诸法，自觉或不自觉地导致阴耗阳伤，造成阴虚阳弱，正败邪恋，使病程迁延，病势转甚者也不少见。湿热之邪非但缠绕病体，淹滞病证，也束缚困惑医家之思路，常囿于"湿"病避养阴之品，"温"邪远助阳之味。致许多本应养阴温阳相佐之治废而不用，使向本淹滞缠绵之湿温（热）病证更无向愈之期。现将在湿热病证中极易产生耗阴伤阳之机制，及养阴助阳法在湿热病证中的应用，阐述如下。

一、湿温（热）病证耗阴之机制及养阴法的应用

素体阴虚，或产后，久病及老年阴精亏虚之人，是湿热病证中阴液不足的机因之一。，阴液本亏之体，阳热相对偏亢，无论外感内生之湿，皆易趋于热化。湿为热化，互结不攘，遂发湿热病证，临床所现之症与一般湿温（热）证无异，但其阴虚之体征、症状常隐匿病证之内，或显露四诊之中，它既是导致由湿化热而成湿热病证之机因，又是留恋病邪，无以速愈的关键。叶氏《临证指南》曰"若其人色苍而瘦，肌肉坚结者，其体属阳。外感湿邪，必易化热。若内生之湿，多因膏粱酒醴，必患湿热之证"。张路玉谓："湿热而挟阴虚者，在膏粱辈每多患此。"可见阴虚之体是较易罹染湿热病证的。

湿热之邪重着淹滞，黏腻胶固，一旦染身，常稽留日久，难以速解。无论湿热之邪，孰重孰轻，蕴蒸日久亦必化热化燥而伤阴耗液。张景岳曰："再有湿热之证，亦有忌利者，以湿热伤阴者也。"此阴伤液耗机因，与素体阴虚者有异，大多在湿热病证之中、晚期，以湿热稽久，湿亦化热故也。叶氏曰："热邪不燥胃津，必耗肾液。"此湿温（热）病证中易耗阴之又一因也。

再者湿热之邪客着人体，所施之法不外乎清热祛湿之品，祛湿之药多是芳化、苦温、淡渗之味，按此法所择之药，又多辛散、香燥、泄利之剂。若用之时久量重，或非其机而用其药，湿未去而阴先耗者，此乃人为药误所致，也常为湿热病证中耗阴劫液之一大机因也。诚如石顽老人在谓湿热而挟阴虚证中有"若用风药胜湿，则虚火易于僭上；若用淡渗利水，则阴津易于脱亡；专于燥湿，必致真阴耗竭"之告诫。

阴虚成因基于上述，故在湿热病证中如遇阴虚征象者，除

慎投香燥辛利耗阴劫液之药外，滋阴养液之品必不可少，因"阴气既伤而复利之，则邪热未清而精血已耗。如汗多而渴，热燥而烦，小水干赤，中气不足，溲便如膏之类，切勿利之，以致重损津液，害必甚矣"（《景岳全书》）。治必宗《会心录》"且内湿之证属阴虚者，因湿生热，则精血内耗而湿热反羁留不动……确知其为阴虚生湿也，须壮水补阴，则真水运行而邪湿必无所容。"然湿热之证投养阴滋液时，最难措手，总有顾此失彼之虑。用药不能恰到好处，即有助湿恋邪之弊。施治时务须详审阴虚之性质、程度、部位，或投以甘淡养津，或施以甘寒增液，或主以咸寒填精等不同的养阴法，务使润燥合宜，刚柔并济，俾滋养既有助固正托邪，又不碍热清湿利，方可缩短病程，提高疗效。

【案例1】李某，男，38岁，1982年12月18日初诊。伏暑四候，高热持续不退（39℃－40℃），神志朦胧，时清时昧，胸前白㾦晶莹，出之不透，面苍形瘦，两目深陷，纳差脘痞，口干苦且腻，饮而不甚，舌淡红、苔薄黄腻，脉濡滑。虽经清热利湿，宣透气分郁邪之法，但湿温之邪始终留恋气分，且有入营之势。窃思伏暑之疾实为暑温病毒之晚发也，迭进清热渗湿宣透气分郁邪之方，不无差错，何以收效不显？视其形瘦面苍，忽忆叶氏"面色苍者，须要顾其津液"之训，细察唇舌红艳多裂，口咽干燥而不甚引饮，脉虽濡滑但沉按颇觉细数，此营阴亏损之证。殆湿热久羁，津液暗灼，利湿之品又损阴耗液，亟拟原法佐以滋阴养液之品，宜避滋腻厚味。鲜竹叶10g，苡米20g，通草6g，鲜梨1枚（切碎），南沙参20g，生地15g，川贝6g，鲜芦根2尺，鲜糯稻根30g，石膏30g。4剂。嘱其煎汤代茶，两日服完，并以藕粉佐餐更佳。药后热势大减，白㾦晶莹饱满，成批外露，脘膈顿觉舒适，食纳亦增，脉舌同前。又予原方5剂，热退神清，唯感身倦神疲，后以清养胃肺之法又调理半月即瘳。

[按] 伏暑之疾初起与感冒甚似，三五日后即高热稽留，以午后晚间为甚。身困首蒙，纳差泛恶，白㾦约在半月左右始现，舌红苔黄腻，脉濡滑数等一派湿热蕴蒸，留恋气分之象暴露无遗。施以清泄气分湿热之法，冀其邪由气分外透，而达热清湿去之效，本属对证之法，岂知湿热久稽，热势肆张，湿热之邪无不伤阴，芳化宣透渗湿之品更耗阴液，营阴一亏，正气即弱，故邪非无外透之机，而有内陷入营之势。转诊余时，即去原方之茯苓、滑石、蔻仁、藿香、佩兰香燥渗利之品，复加生地、南沙参、芦根、糯稻根、鲜梨等甘寒甘淡养阴生津之品。因湿热之邪蕴遏气分，日久者无不伤阴劫液，加之燔灼之高热，芳渗之燥利，更耗其不足之阴。阴亏之极，形体无不衰败，正气岂能振作！正虚之体无力托邪，亏损之营易招邪入。欲拯救病患于重笃险恶之境，首应使医者从湿温"润之则病深不解"桎梏中解脱出来，有斯症即用斯药。然滋阴养液之法不是养阴药物之堆砌，应有津、液、血、精之区别，当适其所用，有的放矢，务使养阴之品能充其不足之阴，又无助湿恋邪者，方为良工。本案之验即无助湿冰遏之弊，而有滋养胃土，清润肺金之效。与他药合用，共奏养阴扶正、清泄湿热之热减㾦透，诸症缓解之验。

二、湿温（热）病证伤阳之机制及温阳法的应用

湿热之邪不但易感于阴虚之体，也为素本阳虚者常罹之疾。阳虚者易寒化，以寒湿居多。叶氏云："若其人色白而肥，肌肉柔软者，其体属阴，外感湿邪不易化热。若内生之湿多因茶汤生冷，必患寒湿之证。"临床所见并非尽然，阳虚而

罹湿热证者也为常见。因阳虚之体，正气不固，御邪抗病能力低下，外邪有入侵之机，湿温（热）病邪也乘虚而入。再若脾阳不足，水湿不化，郁久化热，由湿热内蕴而变生诸证，在内伤杂病中尤为多见，尽管湿热见证显而易见，然阳虚之体实为其本也。故所罹湿热病证，不管湿热并重，或湿重于热，阳虚见证常可隐匿于病症之中。然而，医者在寒湿病证中，责其阳虚者众，而在湿热病证中，知其阳虚者少矣。

湿热之证久蕴不解，或湿邪偏重时，常可因湿邪之阴柔，重着黏腻，或困遏中阳，或下损肾阳。中阳被困，脾失健运，湿热之邪无以运化而蕴遏不解；肾阳受累，膀胱气化失司，湿热之邪无以下泄而瘀蓄为患，无以运化下泄之湿热病邪又成为残损体阳之机因，如此因果，未伤之阳即伤，已伤之阳更残，故湿热病证中损阳之机不可不知也。

在湿热病证中，常因湿热交结不攘，充斥上中下三焦，病势弥漫，邪热燔灼，苦寒清热之品，虽能顿挫邪热之烈焰，但如久施重投，热势虽有挫伏之效，但湿邪适逢阴寒之助而暗中滋漫，且苦寒之味必伤中阳，如此中阳残伤，凉遏冰伏，皆为用药不当，苦寒过甚之弊，此乃湿热病证损伤体阳的一个重要因素。

因湿热病证不如温热病证那样纯系热邪为其致病之因，也非苦寒直折烈焰所能了事，故在湿温（热）病证的诊治时，除苦寒清热之剂避免久施重投外，时刻顾护或注意有损体阳，是疗治湿热病证之关键。叶氏《外感温热论》："且吾吴湿邪害人最广……若面色白者，须要顾其阳气。"《证治汇补》："湿胜化热者，不可以热治而用寒药，使湿愈重。"足见古贤名医在诊治湿热病证时早已考虑到这一点。

【案例2】姜某，男，26岁，1971年7月11日诊。湿温之邪已由卫入气，蒸蒸发热 38.5℃左右，午后为甚半月余，伴头身困重，胸脘痞满，泛恶食减，口甘腻乏味。虽汗出而热势不衰，被褥汗腥味颇重，便烂溲黄，虽用清宣气分湿热之三仁汤加减，但收效甚微。邀余会诊时，细察面色晦垢，神疲乏力，寡语懒言，面喜向里侧卧，口干不欲饮，苔虽黄腻但舌质淡润，脉濡细滑。此阳虚之体又感湿温病邪，久恋气分无以外达，中阳困遏失于运化，清宣湿热方中亟助温运中阳之品，冀其中阳有振，庶可与清宣湿热之剂共奏扶正达邪之效。川连 4g，枳壳 10g，郁金 12g，通草 6g，藿香 10g，蔻仁 6g，杏仁 10g，荷梗 2 尺，干姜 3g，苡米 20g，淡竹叶 10g。3 剂嘱其两日服完。二诊时热减汗敛，困倦之头身也感舒泰。疾有转机，始见温助中阳之法，大有建中醒脾、斡旋上下、转输湿热之能。又予原方 5 剂，热退病愈。

[按] 湿温之邪熏蒸气分，充斥上下，为时冗长，症情复杂。若素体阳虚或药物所误，以致中阳伤残后，湿温之邪更少运化宣达之机。本案先按常法择方而罔效之教训，促使反省辨证之不精。在细审详察后，方悟中阳失运，湿热之邪失脾阳之斡旋，无以下泄外达。遂在原法中辅以少量之干姜温阳建中，即获他医未收之效，可见助阳之法在阳虚之体的湿温病证中的切实效用。然而在治疗湿温病证时，虽无阳虚之证，也可在清泄湿热方中佐以少量辛温助阳之姜桂，以振奋体内之气阳，共奏湿化热清之验。

遗溺闭癃从肝立论

遗溺闭癃为常见病证之一。疗治此疾大都从三焦、膀胱及肾论治，奏效者固属不少，少效无效者也不乏其例。殊不知《灵枢·经脉》有“是主肝所生病者……遗溺，闭癃”之明言，然遗溺闭癃从肝立论疗治者罕为现今临床所及。《灵枢·经脉》又说足厥阴肝经“循股阴，入毛中，过阴器，抵少腹”，肝肾乙癸同源，子母之脏，肝之疏泄条达与否直接影响三焦水液运行及膀胱气化功能。诚如刘完素《素问玄机原病式》曰：“岂知热甚客于肾部，干于足厥阴之经，廷孔郁结极甚……而神无所用……而漩溺遗失，不能收禁也。”《证治汇补·癃闭》曰：“有肝经忿怒，气闭不通者。”故遗溺闭癃与肝体之盛衰，肝用之强弱有密切关系。

一、肝体不足，脬乏滋濡温煦

肝为乙木，虽有将军之称，但其体为阴，在体为筋，与肾藏之精实为一源，故有精血相生之说。若筹谋过度，所欲不遂，或热血久羁，阴血暗耗；或年迈体弱，久病伤阳之人，肝之阴血暗伤内夺，肝之气阳也不无衰微，肝经因之空虚，厥阴之络失于温煦，宗筋亦为之衰弱，膀胱少阴血之濡养，气阳之温煦，其化津濡窍之职能自当衰减，溲溺之约利失节，或遗溺，或癃闭之疾作矣。故《景岳全书·遗溺》篇曰：“肝肾阳气亏败则膀胱不藏，而水泉不止。”薛立斋在言遗溺证时曾有“窃谓肝主小便，若肝经血虚，用四物山栀”之说，足见古人对遗溺闭癃之疾早有责肝体不足之言。

【案例1】陈某女性患者，38岁。产后2月，小便失禁，淋漓自遗。前医曾从健脾益气、温肾固涩立论，方予补中益气合金匮肾气丸化裁治疗，半月罔效。患者形体瘦削，面色惨白，目眩头昏，终日形寒怯冷，纳差神疲，左耳蝉鸣，按之稍减，爪甲淡白，少腹冷痛，四末不时发麻，舌淡红瘦少苔，脉弦细弱。脉证合参，此乃产后失血过多，肝经空虚，经脉失养。肝之气阳亦由阴虚及阳而为不足，膀胱少肝血之濡养，气阳之温煦。遂拟滋养肝之阴血，温补厥阴之气阳，冀肝体得补，肝用有节，经脉有充，不约之州都将有缩泉之功。熟地30g，当归、炒白芍、阿胶各10g（另炖），女贞子15g，旱莲草20g，肉桂4g，枸杞子10g，黄芪15g。5剂。药后则遗溺有减，他症也渐转佳。因大便秘结，予上方加火麻仁20g，既可润肠通便，又能滋阴养血，再服7剂后，2月遗溺之证即愈。

二、肝气怫郁，疏泄不及州都

肝除疏泄胆汁，条达情志，疏理中土外，尚有调节气血流畅，及三焦水液运行作用，故膀胱气化除直接受肾控制外，与肝之疏达条畅亦不无关系。若所欲不遂，情志抑郁则肝气失条达之性，气机阻滞，水道通调受阻，疏泄不及膀胱，所蓄之水津则无以外出而致癃闭，或虽能排出但总淋漓不畅，时或失禁自遗，且闭癃遗溺之证常随情志之抑欢而进退。《余听鸿医案》曾从疏理肝气之法治愈一例因讼而郁怒伤肝致小便不通3日之媚妇，"某医进以五苓、导赤等法，俱无效，就余寓诊。余曰'此乃肝气郁结，气滞不化，厥阴之脉绕于阴器，系于廷孔，专于利水无益，疏肝理气自然可通'"，立方服后果效。

并深有感慨地说："所以治病先求法外之法，不利其水而水自通，专于利水而水不行，此中自有精义存焉，非浅学所能领略也。"临证时，遗溺闭癃凡属此机者，投以此法无不收立竿见影之效。

【案例2】丁某，女，45岁。5日前与人口角斗殴之后，情志怫郁，沉默少语，时或喜怒无常，口干且苦，终日捶胸太息，纳不甘味，夜不安眠。2日后忽小便涩痛淋漓而下，渐至点滴不通，小腹胀急，虽经消炎及通淋利尿中西药治疗，但乏效只得留置导尿管。余诊时诸症同前，询之于斗殴争执后发病，遂忆及余氏之验案，此为肝气郁滞，疏泄之机被遏，三焦决渎失调，州都气化不及，只宜疏调肝气是其唯一法则，方拟四逆散加味：柴胡12g，枳壳10g，炒白芍10g，甘草6g，佛手15g，沉香3g，香附、丹皮各10g，王不留行15g，金橘叶20g。2剂。服药当夜小便即如泉涌，胀急之苦顿除，予丹栀逍遥散5剂善后。

三、湿热蕴肝，膀胱气化遏闭

肝寄相火，其性刚烈，湿热痰火之邪壅蕴肝经，易激肝阳偏亢，相火内炽，邪热充斥上下。如膀胱受到肝经湿热痰火之邪下扰，约利受阻，所藏之津液无以气化而致闭癃。《景岳全书·癃闭》曰："凡气实者，气结于小肠膀胱之间而壅闭不通，多属肝强气逆之证，唯暴怒郁结者有之……至若气实而闭者，不过肝强气逆移碍膀胱。"是故闭癃因湿热痰火壅遏而致肝强气逆者屡见不鲜，从肝立论当收桴鼓之应。

【案例3】刘某，男，53岁。久食肥甘，嗜酒成癖，日前酗酒时争执不休，气结怀中，一觉醒后小便时自觉有物堵塞尿道，虽膀胱胀急，竟无涓滴能下，急诊入院。视其面色晦暗虚浮，形体腴丰，目赤唇暗，气粗口苦，喜饮水浆，大便秘结，舌绛苔黄腻，脉弦滑有力。此厥阴蕴遏湿热，影响膀胱气化功能，予龙胆泻肝加葛根、楮实子 2 剂，药后是夜小便淋下，翌日即如涌泉而出。

若肝用过强，疏泄无度而下扰州都，膀胱约摄之机有损而致溲溺自遗者，乃为肝强气泄过度，腑失约闭之力。

【案例 4】 张某，女，38 岁。小便淋漓，甚或自遗半年，虽迭进温摄脾肾，非但无效，且有增甚之势。右肋胀满，少腹时而隐痛，头昏目涩，口苦咽干，溲黄气臊，舌红多裂苔薄黄微腻，脉弦细滑数。此湿热久稽，肝阴亏损，加之温摄之品过服，肝强气泄过甚，下扰州都之腑，遂有溲遗淋漓之恙，亟拟一贯煎合温胆汤化裁：南沙参 30g，生地、川楝子、生白芍、女贞子、枳壳各 10g，茯苓 15g，茵陈 20g，栝蒌皮 30g，郁金 10g，五味子 3g。5 剂。药后淋漓渐除，自遗亦减，湿热之邪减其大半，后于上方去茵陈继服 5 剂遂愈。

四、寒滞厥阴，水道阴凝不化

水液之运行必得气阳之温煦方可循三焦而下入州都，膀胱才能气化津液，启闭有节，肾阳亏虚固然少其温化；厥阴寒滞，络脉闭阻，膀胱亦有不化之时，是故癃闭遗溺因寒凝肝经，肝用被遏，疏泄气化不及州都，膀胱阴凝，约利失度者，也为其机因之一，温散厥阴寒凝或可收理想之效。

【案例 5】 汪某，男，21 岁。小便不畅，先由淋涩渐至癃闭 5 日，伴尿道涩痛，少腹掣痛，龟头寒冷。曾进清热利水通淋，温肾活血化瘀药 3 剂罔效，见其面色阴黯，目光呆滞，四肢逆冷，舌淡润，脉沉弦细。窃思所现之症系阴寒凝滞厥阴肝经之络脉，罹恙之由未知从何而起，经再三询其起病之因，始知手淫后涉水感寒，恍悟精泄络虚，寒凝厥阴，为肝脉所主之疾也。治当温煦肝经阴寒，佐以气化膀胱之品为宜。拟当归四逆加味：桂枝 15g，当归 10g，细辛 6g，吴茱萸 10g，小茴香 15g，炒白芍 10g，肉桂 5g，乌药 10g，炙甘草 6g，生姜 20g，红枣 5 枚。药后少腹痛止，四末转温，溲溺小行。此厥阴寒凝渐释，膀胱气化有苏。温肾利水不见其效，温散厥阴寒凝而奏微功，诚为肝脉所主之疾也。原方再增枸杞子 10g，黄芪 15g 等温养之品，以冀能尽全功。5 剂药后尿畅通，龟头温，他疾也迎刃而解。原方去细辛，减生姜为 10g，5 剂收功。

　　本篇数案皆由肝经体用病变所致，治体治用，或补或泻，若能随机应变，效验必在意料之中。如仍按常法调治，只拘于三焦膀胱肾脏立论，实悖"必伏其所主，而先其所因"之旨。

便秘探析 以益寿林

大便秘结是老年人常见的病证之一，由于他们禀赋有异，生活习惯、饮食嗜好不同，加之宿恙各别，致使进入老年阶段后机体失调，脏腑乖逆，阴阳偏颇，气血精津衰少，痰浊瘀积，渐滋暗生。若大肠失气阳温煦，营阴滋养，或遭气机郁滞，湿浊困遏，或配腑邻脏恙患所及，皆可使大肠失传导变化之能事，俾节而有律之更衣难免失其常度。因畏便秘且结而频索泻剂者有之，减食限量者有之，苦于腹胀滞下，虚坐努责者也不少见，疾虽小恙，但痛苦异常，经久不已，带来后果往往不堪设想，为求治本之道，将老年临床最常见之证型论治如后。

一、增液温阳，匡扶传导变化之职

年迈之人阳气阴精无不衰少，除"筋骨解堕，天癸尽，发鬓白，身体重，行步不正而无子"之老年性一般表现外，于传导之官失传导之职者尤为突出。考传导之官之所以能节律有度地排送大便，必恃阴滋阳助也。若肠枯乏津，少营阴之濡润，似干涸之沟渠，无水以载舟而艰涩不行；失温煦之肠腑，乏气阳之推运，如少动力之车船驻而不运。如斯者虽纳谷未减，但魄门不开，糟粕壅结日甚，竟有周余旬日不便者，虽求泻药通利，只图快于一时，尔后仍便结如故。治此之疾当析肠枯与肠痹之异。肠枯者以阴精衰少，津不濡腑，多伴口干苦，夜眠差，头昏目眩，腰膝酸痛，舌红少苔，质多碎裂之纹，脉细数弦劲等症，治以生、制首乌各 30g，草决明 20g，煎水内服。或配以滋阴养血之品，炼蜜为丸，常取效于津回液增之中，制首乌为补益肝肾、滋养阴血之佳品，生用又为润肠通便之上乘，生制合用于肠枯便结之证，其效更宏。再伍以苦甘性凉，有清肝明目、润肠通便之草决明，非但对习惯性便秘有助，且尤宜于老年性疾病，因其尚具降脂降压之作用，实为津枯液少老年性便秘常服之良方。肠痹者多为体胖少动，气虚阳衰之老人易罹，肠失气阳之振奋，阴寒凝结，痹而不蠕，便结其中，无力推运，既无便意，也不矢气。常伴头昏乏力，少气懒言，纳差神疲，多寐体倦之症，舌淡苔薄，脉多沉迟无力。以附片 10g，细辛 6g，巴豆壳 6g 配方，冀辛温散寒振奋气阳，促进肠管之蠕动，辄收一剂知再剂已之效。取效后小其剂间服，或研末糊丸，以资巩固。本方妙在巴豆壳，其虽为巴豆的外壳，但无巴豆气烈刚猛泻下之性，然利结气，兴肠痹之功无出其右。伍辛热散寒之附辛，实融温阳与兴痹之品于一炉，相辅相成，其效更彰也。剂量之大小，用时之久暂，则应因人因证而宜，附子量大应独味先煎 30 分钟至一小时，巴豆壳研末服时，每次以 1～2g 为宜。

二、肃肺治中，以求配脏邻腑之助

肺与大肠相表里，大肠之传导与肺之肃降有着密切联系。考年迈之人，咳嗽痰喘又为其常患之恙，如痰浊在上，壅实华盖，或太阴不足，气阴两虚，肺失清宣肃降之令，腑气不行，传导失职，大便亦秘而不下也。诚如朱丹溪曰："盖肺气不降，则大便难传送。"故老年便秘，治肺之机尤多。治肺之法，虚则补之，如参芪姜草之温补气阳，麦味沙参之滋润肺阴；实者泻之，如二贝苓苈葶茎之清化痰热，桔杏杷叶紫菀之宣肃肺气，总以肺金清灵，肃降令行，表里相通，大肠传导之职可节而有律也。然肺者纯虚实者少，故单一或补或泻之方不常用，余常以重剂枇杷叶、紫菀为君，配以沙参、麦冬、太子参、五味子、栝蒌皮、冬瓜仁、苇茎、川贝母、杏仁组方，偏阳虚者去麦冬、川贝母，加干姜、炙甘草，肺阴虚甚者加玄参、百合；痰浊壅盛者去五味子、麦冬，加葶苈子；热甚者加黄芩、知母。考枇杷叶苦平入肺胃二经，有清肺和胃降气化痰之功，为肃降肺气最佳之品。紫菀辛而不燥，润而不寒，苦能降气，咳嗽上气痰喘，肺气壅实者皆可用之，实为化痰止咳、开润肃降太阴之良药，二味合用，其肃降肺气治节肠腑之效更著，再配以补气养阴，清化痰热虚实兼顾之品，于肺气不降之老年便秘尤为适宜。

大便之正常排泄与胃气之下行降浊，脾气之斡旋升清也不无关系。老年之体，中州失健者多，或胃燥气逆，或脾虚气弱，清不升而浊不降，停肠腑之积垢驻而不行，结之日久更碍中气之升降，故治中助传不失为老年便秘之一法也。属胃燥气逆而致者，以降润同步，代赭石、生地为首选之品，需重剂频投始克有济。因代赭石性寒质重，降胃下气之力最强，且不伤胃气；生地质重多液，为清润阳明理想之药，两味合用，推波助澜，便无不下之理。若脾虚土卑，中阳不振，津无以布，气无以生，而致肠腑传导失司者，白术之效最宏。考白术味甘苦性温，为补脾益胃之要药，又为运脾振阳生津不可缺少之品，仲景于"风湿相搏，身体疼烦，不能自转侧，不呕不渴，脉浮虚而涩"，主以桂枝附子汤时，云"若大便坚，小便自利者"，用本方去桂加白术汤，殆也此理。白术当以重剂浓煎始效，常用量为 30～60g，或独味单行，或伍以他药，收效皆著。

【案例1】1977年5月24日曾治张某，男，67岁。因便秘腹胀，时或便血年余，虽排除恶变，求诊遍隔收效甚微，滋阴养血无济于事，清泻外导仅取效当时。近月来便秘转甚，常五七日既无便意也不矢气，患者形体一般，但神疲倦怠，纳谷欠馨，脘腹痞满，溲清且频，隔日主动虚坐努责一次，冀能解些粪便，往往被弄得精疲力竭，额汗淋漓，粪便仍点滴不下，苦不堪言，舌淡，边多齿印，脉濡缓。此中气虚弱，脾阳不振，津液不布，清泻滋润之品断不可用也，遂拟生白术50g，党参10g，干姜6g，大枣10枚，炙甘草6g。2剂后便下甚畅，腹胀顿减，又继服7剂，每日大便一次，虚坐努责之象也未再现。

三、化湿行气，畅导黏滞郁闭之结

湿浊阻滞，气机郁闭也为老年便秘常见原因之一。盖湿为阴邪，性黏滞重浊，易伤阳结气，若黏滞肠腑，困遏气机，阻碍传导变化之职，大便即无下泻排出之机。常见脘痞满胀，时或微痛，便意虽有，如厕许久又无粪便排出；便质不坚，但排出艰难，虽竭尽全力，努责半时，也不过一点如稠糊状之稀便。解时不爽，便后反觉肛门酸楚，满腹不适，为此类老年患者必具之症状。治此者法当利湿化浊，冀湿浊之邪或淡渗于小便，或苦温芳化于肠中，俾肠腑之处无湿浊之困扰，传导变化复司，大便成形而排出畅利也。主以防风，配以厚朴、茯苓、苍白术、泽泻、莱菔子、木香等。防风为醒脾胜湿、健运中土之佳品，统朴苍以芳化燥湿，率苓术以醒脾运中，可谓一药两得其用。但全方应小剂轻投，务使湿浊渐化而气阴不伤。大便转常之后，间断服之可也。

【案例2】黄某，年迈花甲，1984年7月6日诊，患大便滞下8年，经治乏效，缺乏治疗信心。近年来常五六日无便意外，便时辄须半至一时之努责，方排出一点质稀之便，但人已精力不支，头昏目眩，甚则有虚脱之状。常感胸闷心悸，纳减失眠，多汗之症有增无减。余视其体态臃肿，面色黄晦，行动迟缓，舌淡润苔薄白，脉浮濡，此湿浊滞结肠腑，困顿传导之官也。遂拟防风10g，厚朴花12g，茯苓20g，泽泻15g，苍术8g，白术10g，干姜6g，莱菔子10g，木香6g。7剂后大便基本成形略畅，继则间断服药3月，诸症递减，便次正常。

尚有情怀抑郁，或失偶寡居，或违愿逆意之事缠绵左右之老者，使向本失于流畅之气机越益困遏，郁闭三焦，逆乱脘腹，影响肠腑内外，迫使传导失职，常见脘痞腹胀，且日以转甚，但按之不坚，鼓之如鼓，腹之左侧或可扪及如索状之结粪，便时艰涩不下，甚则如同难产，滋阴养血，清润泻下皆不为功，此郁遏结滞之气机，必集辛香行气之品于一炉，宣上畅中达下，活泼气机，舒展郁闭，可收他法难收之效，余常以枳壳、桔梗、金橘叶、大腹皮为主，配以木香、桂枝、厚朴花、香橼皮、青陈皮、香附、乌药、沉香、细辛、生地、当归等组方，以桔梗枳壳一升一降，既宣太阴之闭，又达肠腑之结，金橘叶大腹皮，既疏肝解郁，又宽中除胀；其他辛香之品以增行气解郁之效，生地当归之加，实为监制气药耗阴，增液润肠之用。本方之品量宜轻，煎勿久，取辛香之气，收轻可去实之用。症除便畅后，宜调配辛香行气与增液养血药品之比例，免致气结刚散，又转肠枯之弊。

小议"咳而遗溺"

咳嗽与遗溺实为两种不同的病证，然以咳而遗溺兼作者，临床也时有遇及。《素问·咳论》曰"膀胱咳状，咳而遗溺"，即为此证。由于该患机因不同，所涉脏腑有别，论治之法难于求一，兹就临床所及，将咳而遗溺证治初探如下：

一、风寒外袭，上闭华盖下遏州都

风寒外袭，肺金首当其冲，其宣肃被遏，咳嗽必作。藏津液，约制溲溺之膀胱为太阳经之腑，外邪袭表除可上侵华盖肺卫同病外，也能循经入腑扰其州都，致气化郁结，开合失度，溲溺失控，从而辄见咳而遗溺兼作矣。治当宣散太阴客邪，温开太阳寒水。方拟五苓散与麻黄汤化裁，若寒邪甚者，桂枝去芍药加麻黄附子细辛汤更为合拍。

【案例1】患者，女，48岁。发热恶寒，身疼无汗，咳嗽气急，连日来咳时小便自遗，痰清稀白，舌淡苔薄白，脉浮紧沉按无力。证属风寒袭表，内侵州都，治宜宣散太阴，温开太阳。处方：桂枝10g，麻黄6g，杏仁10g，附片3g，细辛3g，茯苓15g，桔梗6g，甘草6g，葱白7寸，生姜5片。3剂。药后咳减气平，已两天未遗溺。原方去细辛、茯苓、葱白，减桂枝为6g，加枇杷叶10g，枳壳10g。5剂后告愈。

二、太阴亏虚，气失所主水道不利

肺主气而司呼吸，为水之上源，又主通调水道。膀胱乃州都之官，约利小便，与肺金彼此相应，上制下调。若肺金亏虚，气阴不足，咳逆短气自不待言，然水源失制，遗溺失禁亦必兼见。如东垣谓："小便遗失，肺金虚也。"治当益气养阴。方拟生脉散与沙参麦冬汤增损，如兼痰热者，可合千金苇茎汤化裁。

【案例2】患者，女，51岁。素有肺痨之疾，虽已钙化，但常感少气懒言，乏力自汗。近日来外感风温之邪，发热恶寒，咳嗽频作，溲随咳下，舌淡苔薄白，脉浮弱略数。虽以疏风解表，宣肺止咳，寒热已退，但咳而遗溺依旧。处方：黄芪20g，太子参20g，五味子6g，南沙参25g，百合15g，麦冬10g，炙甘草6g，阿胶10g（另炖）。5剂。药后咳止遗溺量少，原方加川贝10g，再进7剂，诸症均平。

三、脾土不足，金失所养溲为之变

脾为后天之本，既可散精于上充养肺金，又能统摄于下约束水道。若脾土亏虚，上致肺金失养，下则膀胱少束而遗溺失禁，治当培补中土。方拟补中益气汤、参苓白术散，随证化裁，缓缓图治。

【案例3】患者，女，55岁。久患咳喘，半月来咳则小便外遗，面目虚浮，乏力少神，舌淡苔薄白，证属中气不足，湿浊留恋，治宜调治中土。处方：党参20g，黄芪15g，苍、白术各10g，陈皮10g，砂仁6g，干姜10g，防风6g，益智仁10g，藿香10g，桔梗6g，茯苓18g，建曲10g。5剂后咳而遗溺症均减轻其半，守原方再进10剂，诸症告愈。

四、肝经燥热，上刑肺金下扰膀胱

肺气冲和，肝体柔润，气血无郁滞之象，水液也流运无阻，其经脉绕阴器抵少腹，且疏泄之职也参与膀胱气化之用。

若肝失疏泄，郁而化火，升发无制，犯上谓之木火刑金而咳，犯下则扰袭州都，可见遗溺之疾，若同侵上下，"咳而遗溺"时可兼见。治当疏肝泻火，丹栀逍遥散合一贯煎化裁。

【案例4】患者，男，52岁。月前被人殴打，怨气满腹，情怀抑郁，太息不已，夜寐不安，渐发口苦咽干，咳嗽频作，痰中夹血，咳而遗溺。证属肝郁化火，上犯刑金，下侵扰脬。处方：生地20g，生白芍10g，鳖血炒柴胡6g，丹皮10g，龙胆草6g，佛手10g，潼、白蒺藜各12g，南沙参30g，麦冬10g，仙鹤草20g，旱莲草20g，甘草3g。5剂。药后咳血已止，咳而遗溺也减，又原方去仙鹤草、龙胆草，加女贞子20g，枸杞子10g以增养阴柔肝之用，诸症均瘥。

五、下元虚惫，金水不生气化不及

久病体虚，下元虚惫，气化不及，小便失约。金水不生，咳嗽痰喘每每可见。两者兼见，即《内经》所谓："膀胱咳状，咳而遗溺。"治当峻补下元，肾阴不足者，七味都气丸合生脉散为宜；肾阳虚者，阳和汤合拍，均加敛涩之品，以增敛咳涩溺之用。

【案例5】患者，男，64岁。咳嗽数年，时愈时犯，入冬以来咳喘未已，素有小便淋漓之症亦较前为甚，更增咳而溲溺外遗。形体瘦瘪，畏寒怕冷，腰膝酸软，舌淡苔薄白，脉沉细无力。证属下元虚惫，肾阳式微，寒凝肺金，治当温补下元，温散寒凝。处方：熟地30g，鹿角胶10g（另炖），麻黄6g，肉桂4g，枸杞子15g，怀牛膝10g，山萸肉10g，益智仁10g，五味子6g，桑螵蛸10g，煅龙牡各20g。7剂。药后诸症大减，再予原方10剂，咳而遗溺基本向愈，令常服桂附地黄丸善后。

印斑探治偶得

印斑是以目下耳前，鼻翼两旁为多见的对称性蝶状褐色斑块。轻者范围局限，色素轻浅；重者遍及颜面，甚及耳后颈项，色素深重，视之可见，扪不碍手。《医宗金鉴》曾曰："初起色如尘垢，日久黑似煤形，枯暗不泽，大小不一，小者如粟粒赤豆，大者似莲子、芡实，或长或斜或圆，皮肤相平。"对此病证之因也做了"由忧思抑郁，血弱不华，火燥结滞而生于面上，妇女多有之"的论述。印斑虽显露于外，属颜面皮肤疾患，根据"有诸内必形于诸外""十二经脉三百六十五络皆上走其面"的整体观来看，本证与机体的病理变化有着甚为密切的联系。如情志不遂，气机郁滞；阴阳乖逆，湿浊阻遏；气阴不足，精血亏虚；水火偏激，瘀血虫祟等，均为本证不可忽略之机因。鉴于此病机因各异，所现症状不尽相同，故调治之法也绝非一方一药所能适应，本文就临床所及，将印斑证治做一初探如下：

一、肝郁气滞

忧思抑郁久则气机阻滞，肝失疏泄，气血郁阻，陈积着而不去，泛溢颜面即发为黄褐印斑，患者大多表情淡漠，沉默寡语，胸胁苦满，喉如炙脔等症。妇人多兼经行逆乱，少腹胀满，乳房胀痛等。舌淡苔薄白，脉弦细。治当疏肝解郁畅达气机，方拟逍遥散化裁。理气解郁之品以轻清流畅、微辛上行为佳，俾肝气条达，气机畅运。药如苏叶、薄荷、玫瑰花、月季花、白蒺藜、金橘叶，兼寒加桂枝、细辛，挟热加丹皮、山栀。

【案例1】王某，女，20岁，1983年11月8日初诊。因高考落榜，情怀抑郁，饮食少思，形体日渐瘦弱，经行逆乱，腹痛，面颊渐有褐色沉着，且有逐月增深扩大之势。症见：面容憔悴，面颊有黄褐斑块。兼见胸胁胀满，经前乳房胀痛，夜寐不安，舌淡苔薄白，脉弦细。此情志怫郁，肝气不舒，气机阻滞。亟拟疏肝解郁，养血理气为法，药宜轻清流通，香而不燥为佳。白蒺藜、月季花、桑葚、桑叶各10g，炒白芍15g，佛手10g，金橘叶15g，甘草6g，合欢皮20g，柏子仁10g，生谷芽30g。7剂。药后夜眠转安，胸胁舒达。方合病机，毋须易弦，原方继进7剂后纳谷渐增，印斑有轻退，宗原方出入再服月余，症减大半，黄褐斑只遗隐约痕迹，继以逍遥丸、归脾丸交替服用以资巩固。

二、湿浊郁遏

外感风湿郁滞颜面肤络，失于宣散，或由脾虚失运，湿浊内生，随经上泛着色其面。诚如《张氏医通》"风邪入皮肤，痰饮积腑脏，则面黚黵"之论。此斑多位额颊之域，尚兼面色晦滞虚浮，身困重着，胸脘痞闷，口淡泛恶之湿邪阻遏之症。舌淡润、苔白微腻，脉浮濡。治当祛风化湿，宣通经络为宜，方拟宣痹汤化裁，增选清轻宣透肺气之品，以利郁滞肌表湿浊由玄府外泄，如桑叶、蝉衣、木贼草、桔梗等。若脾虚失运水湿浸渍，宣痹汤去山栀、滑石，加茯苓、苍术、生姜、羌活、白芷等健脾燥湿辛温宣透之品。

【案例2】沈某，男，28岁。1984年6月7日诊，近半年来左目外侧及两侧颧颊部生有黄褐印斑片片，虽屡用外擦剂罔效。症见：斑色黄褐，浮散不敛，面色萎黄，时感中脘痞满，水声漉漉，纳差乏力，头昏且重，舌淡润苔薄白，脉浮濡，此中虚失运，水湿不化，随经上泛郁遏颜面，着而不去，治当健脾化湿。苍、白术、党参各10g，茯苓30g，姜半夏、陈皮、厚朴各10g，泽泻12g，干姜、砂仁各6g。7剂。药后中脘舒泰，水湿得运，纳谷大增，印斑未见进退。上方去党参、白术、泽泻、厚朴、干姜，加桔梗6g，杏仁10g，麻黄6g，桑叶10g，白芷6g，木贼草15g，以加强清轻宣肺退斑功能。10剂后黄褐斑消退大半，后予原方加白术10g，再调治半月病愈。

三、瘀血内蓄

跌仆闪挫，症瘕积聚，久病入络，或血溢脉外，或瘀阻络中，蓄而不行，阻遏日久发为印斑者甚多。《医林改错》有瘀血而致"紫印脸""青记脸如墨"之记载。其印斑之色多黑褐深沉，尚伴有肢节疼而不移，胸胁疼如针刺，目眶黧黑，妇人经血涩少，色紫挟块，甚或经闭不行，舌多紫暗，脉多涩。此证之治有攻逐体内瘀结与消除颜面血阻之分，若内无积聚者，只宜通窍活血汤增损，适当选加香附、乌药、白芷、桂枝等理气上行之品，以增消散印斑之效。如内有宿症，必伍以大黄䗪虫丸或鳖甲煎丸之类消症逐瘀之品，缓中补虚，活血祛瘀。

【案例3】张某，女，32岁，1974年4月15日诊。头痛年余，经治未愈。半年来左目外侧及左颧上下出现黄褐印斑，色颇深沉，目眶暗黑，口干苦，不欲饮，经行量少，色紫挟块，舌淡暗，边有紫点，苔薄黄，脉弦细。此头痛日久，络脉瘀阻，久则延及颜面使然，治宜活血化瘀以逐脉络之瘀阻。拟通窍活血汤增损：当归尾10g，赤芍15g，红花6g，丹皮10g，白芷6g，地龙10g，川芎18g，桂枝6g，鲜桃花20g，益母草

30g，葱管 10 支。10 剂。药后头痛大减，经行紫块几无，印斑略有减退，原方又服 10 剂后，深沉黄褐印斑有渐褪松散之象。坚持此方化裁调治月余，非但印斑完全消退，经年不愈之头痛亦从此未发。

四、虫积作祟

虫邪内积，久居肠腑，则常引起肠胃失和，升清降浊功能失司，虫毒、湿浊随经上泛阳明之络，也可着而为黄褐斑。虫积不除，印斑难已，故虫积小儿，颜面多现虫斑。《证治准绳》在言虫证时说："心嘈腹痛，呕吐涎沫，面色萎黄，眼眶鼻下青黑。"其斑以目下面颊为多，额部也时有浮现。印斑深浅常随虫积多寡而增减，治法当以杀虫驱虫为主，和胃化湿为辅，俾虫积去，胃肠和顺，黄褐斑块可逐日消退。药如槟榔、使君子、乌梅、苦楝根皮、榧子、陈皮、半夏、茯苓、细辛、川连等，兼寒加干姜、桂枝，夹热加黄芩、黄柏，如寒热互结，气血不足用乌梅丸。

【案例4】赵某，女，16 岁，1979 年 10 月 16 日诊。诉近年来面颊鼻旁黄褐斑块由小渐大，由浅转深，面容少华，发亦不泽。余初诊其证，按气血亏虚，面少滋荣论治半月少效。再诊时，偶闻腹痛心嘈，夜寐磨牙，曾便蛔虫 2 次。始悟"面色萎黄，眼眶鼻下青黑"为虫积所致，查其下唇内侧有粞米状之品莹疱疹，白珠兰斑数片，此虫积无疑，遂予大剂杀虫驱虫之品，佐以健脾理气为治。槟榔 10g，使君子肉 15g，苦楝根皮 10g，乌梅 15g，细辛、川柏各 3g，白术 10g，木香 6g，榧子 15g，大黄 6g。5 剂。药后便蛔数条。后以槟榔 40g，榧子肉 60g，君子肉 100g，炒白术 30g，木香 16g，研末为丸，每服 10g，每日 2 次，半月后印斑消退若无，以归芍六君子汤健脾养血，理气和胃善后。

五、血弱精亏

久患失血之疾，或精血内夺，血虚气弱，阴精亏损，络脉不充，氤氲湿浊之邪久羁，浮浅黄褐印斑甚为常见。其见症为：面少滋荣，肤无华彩，形体消瘦，或虚浮，头昏目眩，心悸等。治当益气养血，滋补阴精，俾血丰络满，肌肤得荣，黄褐斑自退。

【案例5】夏某，女，32 岁，1974 年 10 月 15 日初诊。产时失血过多，晕厥，经抢救复苏，调治渐愈。月余后即见颜面浮起黄褐斑块，以两颊为甚，半年后有增深扩大之势。症见：形体虚浮，面部印斑浮散满布，目眩头昏，心悸不宁，经行量少色淡，舌淡苔白薄，脉虚浮。此血虚气弱，络脉空虚，氤氲之废物乘虚内充其间，非大补气血不足为功。黄芪 30g，归身 10g，白术 15g，党参 20g，酸枣仁 15g，阿胶 10g（另炖），杞子 10g，茯神、熟地各 15g，红花、木香各 3g，炙甘草 6g。一月后诸症大减，印斑渐退，嘱服人参养荣丸或十全大补丸善后，一年后获愈。

体会：上列五型虽为常见印斑之治法，但仍有挂漏之嫌。五型之中以肝郁气滞，湿浊郁遏为多见。肝郁气滞除选用轻清解郁，疏肝理气之品外，注意情志心理疗法亦十分重要。用药切忌辛燥伤阴耗血，免使肝失润养，少条达之性。湿浊上泛除健脾和胃利湿浊外，轻宣肺气，升降气机在治疗中亦起重要作用。肺主气，外合皮毛，郁表之湿浊随肺气之宣透，郁遏自畅，湿浊自行透发。活血化瘀是针对瘀血内蓄的治疗大法，但在遣方用药时，应择辛能温运、润可利络之品为佳，伍以理气上行之药，则更具血行络宣，瘀阻速除之效，但苦寒质重性沉之味尤当摒弃。虫积患者首予驱虫杀虫泻下之汤剂荡涤肠腑，驱虫外出，继以丸散制剂，彻底驱杀虫体，后以健脾和胃，治愈而不易复发。血弱精亏型虽不为临床多见，但调治之法颇感棘手，因此型患者多体弱病久，非旦夕建功，应嘱患者静心调治，以求本之治为主。

上述五型分类，临床并非截然分开，常多型互见，或相互转化。如肝郁气滞与湿浊郁遏可同现，血弱精亏也可与瘀血内蓄并存，气血不足有兼肝郁气滞，湿浊郁遏尚挟虫积作祟等。故调治之法，应详审细察，知常达变。

少见脱发证型治析

【案例1】江某，男，32岁，1979年9月23日初诊。脱发半年，几将落尽，虽鬓枕处尚存少许纤丝之黄发，但一触即掉。形瘦神疲，头皮干燥不泽，唇颧嫩艳，低热不退（体温38℃左右），五心烦热，纳少便溏，四肢倦怠，失眠；口干不甚引饮，溲淡黄。无遗精腰酸、耳鸣目涩之象，舌淡红少苔，脉虚细濡数。检视所服之方，非滋肾填精即养血益气或通窍活络之品。无效之理，非药不尽剂，也非阴无亏损，此乃脾土之营阴不足，中焦运化失司，气血化源告竭，营阴不能敷布，发乏滋沃，久必枯脱无疑。亟拟大补脾阴以运中州，滋沃燥土以润禾根之品为宜。

［处方］怀山药60g，生地60g，莲子16g，麦冬16g，生谷芽20g，生白术10g，干姜5g，甘草6g。5剂。

［二诊］低热退，大便实，口中和，食欲增，头皮已不甚干燥。此燥土得润，阴有回复之望。治予前方加黄精20g。7剂。

［三诊］连日来头皮微微作痒，并见稀疏之茸发新生，患者甚喜，精神大振。药合病机，守方再服。拟原方去谷芽，加百合15g，南沙参30g。7剂。再冀肺金得润，水津四布，有如甘霖之普降，枯禾备受润泽。

［四诊］继二诊之后，茸茸之发日益增多，病至如此，愈期可望矣，原方再进7剂。

［五诊］半年之脱发，现已基本新生，燥土得沃，新发重

生，天人同理，验之有征。前方去干姜，加太子参 15g，服 7
剂以资巩固善后。

【案例 2】费某，女，31 岁，1983 年 6 月 13 日初诊。3 月
前因纠纷争端，受人欺凌辱骂之后，气愤至极，遂沉默寡言，
脘腹痞闷，胸胁胀满，太息嗳气，饮食锐减；头顶微痛，失眠
多梦；两颊有浅褐色印斑，口干微苦，便结如珠。经行愆期，
量少色紫，随之一根根乌黑之发由头顶开始脱落。来诊时头顶
已光秃无发，且有向下发展趋势，舌淡暗苔薄白，脉弦细涩。
细想脱发之由，殆肝郁气滞，木失条达之性，气血失于流畅，
肝脉络巅，故头顶之发先落，治当疏肝解郁以达本性，并劝其
移情易性以畅胸怀。

［处方］白蒺藜 16g，玫瑰花 10g，月季花 10g，夏枯草
10g，制香附 6g，生麦芽 30g，合欢皮 30g，郁李仁 20g，川芎
10g，5 剂。

［二诊］巅痛消除，胸胁舒适，便畅食增，前方似无不
合，原方再进 7 剂。

［三诊］半月来，未脱之发已停脱落，巅顶先脱之处亦有
纤毛再生。患者心情开朗，数月怫郁之情亦渐开达，其他诸症
已愈大半。可见木郁一伸，气血冲和。原方加养血和营之品，
以助新生之资。

［处方］潼、白蒺藜各 10g，夏枯草 10g，制首乌 15g，当
归 10g，白芍 10g，桑葚 18g，枸杞 10g，玫瑰花 6g，火麻仁
10g，制香附 6g，10 剂。

［四诊］巅发出齐，色乌如旧。诸症冰释，患者喜出望
外，要求再服数剂以促全功，原方又取 10 剂。

【案例 3】刘某，女，14 岁，1982 年 11 月 16 日初诊。右
膝漫肿不红，疼痛异常，不能步履已历四十余日。同侧大小腿

已痿细肌松，面色黧黑，头发稀疏近秃，目眶下陷，终日洒淅恶寒，重被加盖，亦感寒冷。经消炎抗菌药物治疗 1 月，未见好转。来诊时也是大衣外裹，头扎围巾。右膝肿胀欠温，四肢厥冷，形瘦，神情极度疲乏。舌淡、苔薄白，脉沉迟细而无力。肾阳式微，元气大衰，阴寒久羁，筋脉失煦，此乃"鹤膝风"也。亟拟温肾回阳以复命门之真火，散寒利湿以撤经筋之冰伏。

[处方] 熟地 20g，鹿角胶 10g（另炖），制附片 10g（先煎），炮姜 6g，白芥子 6g，麻黄 3g，肉桂 4.5g，苍术 10g，怀牛膝 12g。3 剂。

[二诊] 药后膝痛大减，畏寒之象也无以前之甚。既效之方，毋庸更张，原方再进 7 剂。

[三诊] 右膝之肿痛消除殆尽，已能下榻步履数步，面色转华，四肢亦温。更奇怪的是，患儿脱落将尽的头发已有新生。细询之，方知得病二旬时，即见头发逐渐脱落，来诊时所剩无几，因求治膝病心切，未言脱发之苦衷。岂知一法而二病能愈，竟出乎意料，原方加生地 10g，服 10 剂。

[四诊] 膝痛已愈，新发逐日增多，上方去白芥子、麻黄、苍术，加当归 10g，黄芪 15g，服 10 剂善后。

【案例 4】陈某，男，40 岁，1983 年 8 月 18 日初诊。脱发八月，经治乏效。头皮秃亮虚浮微肿，头发稀疏可数，残丝一触即落，神疲倦怠，四肢无力微肿，面晦且垢，显露臃肿不灵之神态。脘腹胀满，饮食欠香，便溏溲清，舌淡润且胖，苔白滑，脉濡缓。脾虚水湿中阻，浸溢肌肤，上泛头面，发遭其累，法当健脾利湿佐以通络活血之品。

[处方] 茯苓 60g，白术 40g，泽泻 40g，藕节 20g。5 剂。

[二诊] 药后身感轻松，发落已止，头皮之虚浮微肿消

退，脘腹舒泰。原方再服 5 剂。

［三诊］细发渐生，面转红润，食增便实，前方小其量再服 10 剂。

识证体会：脱发之疾虽为无关生命的小恙，如失治误治，将成终身之遗憾。患此疾者，不仅影响美容，且给精神上带来莫大的痛苦，青年男女更是焦愁万分。余遇此疾甚多，运用滋阴养血，补肝益肾，通窍活血诸法，有效有不效者。面对脱发患者，余并未气馁，并清楚地认识到无效之例，并非不治之症，大多为辨证未精，方药错投。虽为小恙，也得勤求古训，穷究原委，或有可愈之望。通过上述四案的列举，我们清楚地看到，脱发之病除按一般的分型论治外，尚有一些少见的证型。如：

脾虚土燥型：脾为阴土，润则长养脏腑。脾阴不足，土失濡润，则四肢百骸，筋脉皮毛等均乏滋养，头发焉能无损？万物皆赖土润以生。故唐容川在《血证论·脏腑病机论》中说："土湿则滋生万物，脾润则长养脏腑……脾土以湿化气。"案例 1 之脱发即为土燥阴虚，津不敷布，如同久燥之赤地，禾无水湿之滋润，岂有不枯萎衰败之理。故宗唐氏之理，仿吴师朗之法，选用大剂滋补脾阴之品而奏效。方中辛热之干姜，乃反佐其间，既可防阴柔之药有阻遏脾阳之弊，又有协同养阴之品共起阳运阴布之用，故并行而不悖也。

水湿浸渍型："土湿则滋生万物"，是与土燥相对而言的。若水湿之邪久渍土地，万物岂有不衰而丧生者？案例 4 乃脾虚水湿久潴，浸溢肌肤，上泛头面，发失气血之荣养，独遭水湿之侵蚀，时暂为害不甚，日久不脱何待？正如久涝之禾苗，未有不亡者。岳美中在"一味茯苓饮治发秃案"条下说："发秃的形成多因水气上泛巅顶，侵蚀其根，使发根腐而枯落。"可见水湿浸渍型早已出现于临床，救治之理，当以健脾利水贯彻始终。配伍藕节乃借其逐瘀活血之力以疏通被水湿久渍之脉络。案例1、案例4虽同为脱发，又均是脾土病变，但一为土燥阴虚，一为脾虚水湿，机制截然不同，若互易方药，其误立见。

气血郁滞型：情志怫郁，肝失疏泄。气血郁滞之人，变生诸疾，令人莫测。正如朱丹溪尝谓："气血冲和，万病不生，一有怫郁，诸病生焉，故人身诸病多生于郁。"案例2情志怫郁为因，头发脱落是果，乃气血郁滞的又一变证，处方用药谨拟轻疏流通之品，使郁解木达，遂其条达之性，并辅劝慰患者移情易性之语，亦有助于郁解志悦之功，俟木郁一达，则气血冲和，郁久无荣之毛发顿获甘露之滋养，故未脱者停落，已脱者可生。

阴寒凝结型：案三之脱发虽为无意得效，但其阳虚阴凝之症昭然若揭。窃思阳虚阴凝，脉络闭阻，发失气血之温养，如同严寒残冬，生机冰伏，必待春回大地，东风解冻，万物方可生机盎然。此例非大剂温阳散寒的阳和汤加味必不为功。如若不加辨证，仍按常法投以滋阴养血，活血通络之品，效从何来？

老年痹证与填精养血

痹证为临床常见的疾病之一，老年罹此者也复不少。虽有轻重缓急之不同，但病邪内侵着而不去，精血亏虚络脉失养之机制则一’大多因疗效不佳而负疾延年艰度岁月，或索药缓痛以求苟安。考"年四十而阴气自半"，年迈之躯，"五脏皆衰，筋骨解堕，天癸尽"，为其生理之必然。外邪不但易侵，且多深踞经隧，与日益不足之精血主客相交，混为一体，闭阻脉络，凝滞骨骱而发此病。已发之痹虽随邪之偏甚，有行、痛、着、热之异，但又无不以精血枯槁，络脉空虚，为招邪侵袭，久羁难愈之因。故治此之恙非主辅填精养血，滋充经脉不为功。《医门法律》曰："凡治痹症不明其理，以风门通套药施之者，医之罪也。"于老年痹证尤然。张景岳曰："治痹之法，最宜峻补真阴，使血气流行，则寒邪随去，若过用风湿等药，再伤阴气，必反增其病矣。"《临证指南》"有血虚络涩，及营虚而为痹者，以养营、养血者为主"之论，皆不失为疗治老年痹证之大法，兹就填精养血法于老年痹证之运用所得简述之。

一、佐疏风通络治行痹

行痹乃以风气偏甚，侵袭肌体，窜扰络脉骨节，而致痛无定处，走注历节的病证。《医学心悟》曰："治行痹者，散风为主，而以除寒祛湿佐之，参以补血之剂。"诚为治疗行痹之大法。然于体虚精血衰少之老年行痹，则应颠倒程氏此主参之药，以填精养血为主，散风通络为辅耳。地黄力专效宏之品，但需重用。《本经》谓其："逐血痹，填骨髓，长肌肉。……除痹。"《本草正义》释之曰："逐血痹者，则血不足而痹着不行，补养充足，自然流动洋溢，而痹者行矣。"何首乌、鹿衔草补肝益肾养血祛风，归、芍、杞于滋阴养血，俾不足渐耗之精血得补，虚疏枯涩之经䐃滋充；再辅以既有散风通络，又无辛热燥烈之桑寄生、夜交藤、鸡血藤、伸筋草、海风藤等，共奏养血填精、柔筋润络、祛风止痛之效。随疼痛部位之差异，择引经报使者，则其效更彰。

【案例 1】张某，女，55 岁，1974 年 4 月 18 日诊。两臂游走疼痛，以左侧为甚半年余。左臂抬举不便，脱衣理发艰难，虽中西诸药罔效。患者形体清癯，面容憔悴，云感风冒寒则剧。舌淡苔白，脉浮。拟为风寒袭络，经予祛风散寒通络之方 3 剂。二诊时云药后痛甚，当晚彻夜未眠，两肩两臂皆痛。察其患处不红不肿，肌松骨突，温熨则舒，舌淡乏津，脉虽浮但按之细弱。始悟此半百之岁，精少血亏，络脉枯涩，肌少濡养，风邪久稽。君以滋阴养血，少佐通络疏风，使经濡络柔、气血流通，痹痛或有向愈之机，辛热燥烈之剂应避而远之。处方：

干地黄 40g，制首乌 24g，阿胶 10g（另烊），夜交藤 18g，当归身、炒白芍各 12g，桑枝 18g，鹿衔草 15g，天仙藤 10g，姜黄 6g。3 剂。

药后效彰，痛减近半。原方继服 10 剂，唯遗酸楚不适之感。后予上方去天仙藤、姜黄，加鸡血藤 18g，缓调 1 月遂瘥。

二、配辛热散寒治痛痹

痛痹为寒凝血滞，络脉痹阻，痛似针刺，固定不移，受凉冒冷更甚为其特征，辛热散寒蠲痹为治其大法。老年痛痹若单施此法，非但收效甚微，常有耗精灼液之弊。因寒凝肝虚肾衰之筋骨，络脉失精血之滋充温养，辛热之剂诚有劫精耗血、启腠开肌之害，其法用后，凝滞之寒邪虽可稍解一时，但六淫之寒邪便有随时乘虚入袭之机；如斯寒邪往复不减，精血日益亏耗，痹痛之证岂有向愈之望？治当温养精血，充填脉络，辅以辛热逐痹，则可使阴寒无踞容之地，并随辛散逐痹之品消匿于体外，庶可收络充痛止之效。温填滋充，宜择甘温质重味厚之鹿角胶、紫河车、熟地、肉苁蓉、当归、杜仲、怀牛膝等。鹿角胶甘咸温，入肝肾二经，功擅补血益精，《本草汇言》言其"壮元阳，补血气，生精髓，暖筋骨"，为治老年筋骨痹痛不可多得之药。紫河车性味与鹿角胶同，其补气养血益精之功甚宏，也为老年虚寒精衰血少常用之剂。合伍归、地、杜、膝之味，其补肝肾强筋骨之作用益著。散寒蠲痹之品宜择二三味则可，如乌、附、桂、辛等，量之多少应视寒之轻重而定。

【**案例2**】曹某，69岁，1972年12月7日诊。右腿由臀沿腘至外踝反复疼痛2年，劳累感寒则发，今岁入冬以来，痛无休止，入夜更甚，形寒肢冷，溲清淋漓，终日蜷卧床第。舌淡苔薄白，两脉沉迟。察其所服之方皆为羌、独、麻、桂、辛、附之品，由此配制之药酒仍在饮用。窃思辛热散寒蠲痹本为痛痹之效方，但老年精血枯竭，元阳式微不可不察，嘱其停服药酒，拟方试服。处方：

鹿角胶10g（另炖），熟地60g，紫河车6g（研末分吞），肉桂4.5g，怀牛膝、当归各15g，枸杞子18g，细辛3g，附片18g（先煎1小时）。5剂。

药后痛势稍缓，畏寒肢冷有减，能下地活动。久痹体虚之恙，难以速效，继予原方7剂煎服，并按上方5剂药量，研末蜜丸，每服 10g，每日 3 次。2 月后来诊，患者精神矍铄，步履轻便，痛减七八。再配药丸一料，随访 5 年未发。

三、辅化湿通利治着痹

着痹多为湿邪阻遏经隧脉络，气血失于流通，闭着之处微浮略肿，重痛绵绵，投渗湿通络之剂可愈。老年着痹虽也湿邪为祟，但精血不足络脉空虚为其本，因卑隘不足之地易为湿邪流渍，若一味通利渗湿，苦温芳化，辄有病邪去之无几，精血虚之更甚之虑。此乃老年着痹难愈之理也。治投填精充髓，卑隘之处渐有滋充，水湿之邪自无存容之地，所谓"不塞不流"也。故虽龟板、山药、紫河车、熟地质重味厚者，也无所顾忌，诚如《景岳全书》"阴虚者，只宜壮水，真水既行，则邪湿自无所容"之谓也。同方再辅以渗湿通利之味，则无阴血之耗伤，且湿邪利泄而无复稽之处，何患痹之不除？但填精充髓与通利渗湿之品，应视正邪虚实之程度而调配得宜，以恰到无使滋充有过而助湿，渗利量大而耗阴则佳。

【案例3】刘某，女，54 岁，1984 年 5 月 11 日诊。腰骶疼痛，时轻时重 3 年余，摄片诊为腰椎骶化，谓退行性变，治无显效，建议理疗以求暂安。经治 1 月，痛虽有减，但停治 3 日，则依然如故而转诊中医。见其形体虚浮，下肢略肿，纳差，溲少便溏，3 年来腰腿沉重酸痛，转侧不灵，直立稍久则腰部痛楚不适。舌淡胖，苔薄白，脉濡细。此湿邪流着为患，治以温药和之，淡渗利之，处以肾着丸加利湿通络药 5 剂。1 周后肿虽有减，但腰痛更甚，坐立皆感不适。询之经绝 1 年又崩漏淋漓 1 月不尽，经治虽止，但腰痛从此罢身，细察舌淡胖嫩，但有细小裂纹，脉按之濡细乏力。此崩漏之疾得之七七之后，使本已虚衰之肝肾更为之不足，内稽之湿邪遂有浸渍之机，着而不去，始有此疾之发也。初诊失误之因，即在审察不慎，淡渗温利之剂过甚，亟宜改弦更张，拟滋填与渗利同步。处方：

熟地、龟板、山药各 30g，旱莲草 18g，苡米 30g，海风藤 15g，怀牛膝 12g，防己 10g，豨莶草、桑寄生各 15g，狗脊 12g，枸杞子 10g。5 剂。

二诊时，痛无进退，但步履有轻便之感，云较上方服之舒适；守方再服 7 剂后，沉重之腰痛始减，溲次增多，大便成形，纳谷甚馨。继予原方出入调治 3 月，足肿全消，步履转侧自如，腰痛基本治愈，只过于劳累后尚有不适之感。

四、参清泄凉血治热痹

热痹为肢节红肿热痛，触之灼手，按之痛甚，喜凉喜裸，多为热毒之邪蕴遏袭扰经络肢节所致，清热凉血解毒祛湿辄效。年迈之躯，阴精亏耗，虚火内炎，虚谷之经骱又易为外邪之侵袭，于热痹尤然。不足之精血或虚于未病之前，或耗于已病之后，治如一味清泄解毒，而不知滋阴固正，非其效验不显，且更有损其不足之精血。因清热利泄之品多寒凉苦燥，大有耗阴伤络之弊，若于清泄通络同时参以滋阴填精之品，则无耗伤阴血之过。填精养血之品固多，此当以生地、旱莲草、女贞子、龟板、鳖甲、玄参滋清充填具备者为宜。地黄除痹前已论及，《本经》谓"生者尤良"，洵适热痹者也。龟板咸甘平，入肝肾二经，功擅滋阴补肾健骨，《日用本草》言其"治腰膝酸软，不能久立"，为老年精血不足而致腰腿酸痛常用之药。鳖甲滋阴养血之力也卓，又善走窜退热，老年热痹尤宜。诸如二至、玄参等也皆滋清一体，填润并用，堪为热痹兼阴虚者所必须。清热利湿凉血者以利络缓急之苡米、忍冬藤、海风藤、丹皮、赤芍、地龙、白茅根、桑枝等为佳，少用或慎用连、柏苦寒之味。

【**案例4**】周某，男，66岁，1985年12月15日诊。左踝微红略肿热痛，足心灼热，两足跟皆痛，着地尤甚三月余，时令虽冬，左脚却喜裸露被外，经治少效。诊见形体修长瘦削，左脚外露，夜间烦热难寐，头昏腰酸，舌红瘦，苔黄腻，脉沉细滑数。此热痹无疑，清热利湿，通络凉血本为对证之法，但虑其年迈，况脉证又显见肝肾亏虚，无滋填甘润之味配用，必有精伤液耗之过。处方：

生地45g，龟板20g，鳖甲15g，怀牛膝12g，海风藤18g，地龙12g，苡米30g，桑枝18g，白茅根20g，忍冬藤30g。5剂。

药后左踝热痛减半，红肿全消，足跟疼痛依然。原方又予5剂，踝热疼痛消失；继予原方减生地为30g，去鳖甲、忍冬藤、白茅根，加二至、杞子、山药出入调治1月，足跟疼痛大减，后嘱常服六味地黄丸以资巩固。

水湿亦乃填充

水湿之疾多系阳气衰弱，与脾肾运化开合失度有着十分密切的联系，素有"当以温药和之""治湿不利小便非其治也"之医训，凡遇水湿病症，多宗崇土益气燥湿、补肾温阳利水之法，所愈之例虽众，但乏效少验，甚而偾事者也不为少见。本人曾有前车之鉴，但目睹久治难瘥之水湿痼疾竟愈于填精充液之法后，始觉学有所偏，胶柱鼓瑟，多年来带着不敢问津之充液治水之法重新温故前贤论著，细心体察症情，在长期实践中，渐有所得，此将学习一得及运用此法之验案数例录于后。

一、水湿病证毋忘阴精失充之机

水湿病证虽责脾肾阳气失于转输气化，若脾肾之阴精无所奉，阳少阴助，则健运开合当必失司，"聚水而从其类"；且卑隘欠充之所又最易为水湿所浸渍，此即"邪之所凑，其气必虚"之理。若无视病机之所在，一味施以助阳益气之品强奋其用，则阴阳失衡，阴液愈耗；或徒予"开鬼门，洁净腑，去菀陈莝"之发汗渗利攻逐之剂，则水湿虽泄，但营阴随竭，最终导致阴竭阳亡而竟至不救之途。在差之毫厘、失之千里之阴虚水湿病证中，阴精失充之机不可不知。诸如肝阳失肝阴之滋涵，其疏泄条达之性失度；肺虚失阴精之润养，其治节失司，水道难调，阴精失布；心阴不足，心体失养，推血运行之力减弱，载血之水郁滞不畅，皆为水湿泛溢，导致肿、胀、泻、饮等疾之机因。故诊治水湿病证时，切毋遗忘阴精失充之机。

二、填精充液水湿自无容身之地

以水湿病证而显阴精亏损之机者，或先天禀赋不足，或后天调摄不节，有大病产后而致，有失治误治所成，虽有损于病前及伤于病后之分，但阴精亏虚则一，填精充液仍不失为其主要之治则。何以填精充液则水湿之邪能除？《会心录》云："且内湿之证属阴虚者，因湿生热则精血内耗，而湿热反羁留不动……确知其为阴虚生湿也，须补水补阴，则真水运行而邪湿必无所容……若泥于'治湿不利小便非其治'之旨，岂不犯虚虚之戒耶。"张景岳也谓："治湿之法……阴虚者只宜壮水，真水既行，则邪湿自无所容矣。"此即虚地当填，不塞不流之谓也。足见古代医家善于辨证，精于哲理，于水湿病证中，十分注重壮水滋阴一法。滋充不足之阴精，当视其亏损程度，或主或辅，或先或后，使日剥月削之阴精有所充。然若阴精之本虚既甚，水湿之标邪又重时，则应滋阴与温利同步，或滋阴于利水剂中，或养液于温化方内。利水温化之品多耗阴劫液，滋阴填精之剂易助水酿湿，处治时定要辨其标本主次，以滋阴不助湿，温利不伤阴为度。

三、知常达变探求阴损症结所在

水湿之疾由阴虚而致者虽不常见，但水湿之因毕竟有阴阳之分，病变之后机制也非一成不变，失治误治又更能促其变转。且久病之躯阴无所奉，阳虚之久无不损阴，故久罹水湿之疾，虽阴寒水湿之症现于表，但阴伤液耗之变却化于中。何以从水湿病证之中窥视阴精亏损之候？如肿胀之病溲少且赤，泻利之疾便滞腥臭，湿疹之变液稠痛痒兼作，痰饮咳嗽痰黄不爽，皆有阴虚之变。故景岳有"如汗多而渴，热燥而烦，小水干赤，中气不足，溲便如膏之类，切勿利之，以致重损津液，害必甚矣"之告诫。再如形体之清癯瘦削，肌肤之苍黄失润，头目晕眩，耳鸣失聪，发落无华，腰膝酸楚，遗泄失眠，口干咽燥，颧艳唇赤，手足心灼热，午后潮热或夜热早凉，盗汗多梦，舌红绛多裂少苔，脉细数滑疾等，无不为阴精亏损之症候，见二三症便可认定，故于常中求变方可探索阴损之症结。

四、验案举例

1. 水肿

【案例1】夏某，女，29 岁，1981 年 9 月 18 日诊。头身水肿，时轻时重，反复不已 4 年余，曾住院多次，均诊为慢性肾炎，常年服用激素。近月来水肿转甚，面色萎黄，两颧娇艳，发黄无华，且不断脱落，心下嘈杂，夜寐不安，多梦，腰膝酸痛，两足乏力，经行量少色紫，手足心灼热，便秘溲黄，舌红无苔，上有龟甲之裂纹，两脉细数略滑。此肾阴亏极，开合失度，心阴暗耗，神不守舍，水湿之邪失其推运排泄，聚而从其类也。亟当滋填阴精，交通心肾。

[处方] 生地 30g，阿胶 10g（另炖），鸡子黄一枚（冲），生白芍 15g，龟板 30g（先煎），川连 3g，黄芩 6g，麦冬 10g，丹皮 10g。7 剂。

[二诊] 药后溲频色清，肿势递减，他症也随之缓解，原方继服 7 剂。

[三诊] 半月来肿消殆尽，夜寐甚安，舌面已现薄白之苔，自停激素 1 周。此阴精来复，心肾交泰，"真水既行，邪湿自无所容矣。"守原方去黄芩，减川连为 1.5g，以防苦寒清热过甚，加肉桂 3g，以起阳生阴长之意，谨以此方出入调治

半年，至今一切正常，激素也一直未再服用。

2. 臌胀

【案例2】万某，男，38 岁，1976 年 10 月 18 日诊。腹胀纳差便泄二载，半年来腹大如鼓，右胁下隐痛，下肢肿胀，按之凹陷，溲少色黄，诊为肝硬化腹水，虽屡经利尿逐水之剂，旋消旋肿。形瘦色苍，面容憔悴，齿衄鼻血，纳谷不香，口干不欲饮，中脘胀满，腹膨，青筋暴露，大便泄秘交替，小便黄赤短少，舌暗红苔薄黄，脉弦细数。此系肝脾失和，水湿气血互结，屡经攻逐，营阴暗耗。正虚无以驱邪，当搜络消鼓理气渗湿方中佐以养阴和营始克有济。

[处方] 丝瓜络 15g，蜣螂虫 6g，郁金 10g，香橼皮 20g，通草 6g，冬瓜皮 30g，南沙参 30g，鳖甲 30g，生地 30g，生白芍 10g，旱莲草 20g，女贞子 30g，陈葫瓢 30g。3 剂。

[二诊] 药后腹胀虽无进退，自觉精神转佳，思谷便畅，药合病机，原方再服 10 剂。

[三诊] 尽剂后腹胀次第消减，足已不肿，纳香，二便已调，齿鼻之衄仅偶见而已，此营阴滋充，肝脾复健，气机舒畅，水湿流泻无容矣，予原方加生谷芽 30g 蜜丸，调治 1 年，诸症悉减，至今未复发。

3. 湿疹

【案例3】张某，男，48 岁，1984 年 9 月 11 日诊。两下肢瘙痒，抓破流液，结痂后继又破溃，反复不已，浸淫成片，上及臀腹 1 年余。赴沪某医院诊为"湿疹"，治愈半月，返回半月又发，曾屡服祛风止痒、苦温燥湿之中药罔效。视其下肢痂溃交错，黄色脂液，其味腥臭，寐食不甘，精神困顿，形体瘦削，口干欲饮，溲黄量少，舌红少津苔薄黄，脉细滑略数。此虽风湿之邪浸淫，但向本阴虚之体，加之渗湿祛风之品频投，阴耗液伤自不待言，营阴大亏，三阴卑监，风湿便留而不去，治当填精充液，稍佐疏风利湿为辅耳。

[处方] 生地 60g，玉竹 40g，龟板 30g，苡米 30g，潼、白蒺藜各 20g，豨莶草 30g，地龙 10g，茵陈 10g，桑叶 10g，白芍 15g，土茯苓 30g。7 剂。

[二诊] 药后湿疹有敛，痛痒已减二三，药已对证，毋庸更张，原方继服 10 剂。

[三诊] 湿疹逐日向愈，溢脂全无，痂脱未见再脱之象。营阴易损难复，疾虽向愈，仍宜滋充阴精之剂以杜风湿再侵之机，上方去地龙、茵陈，加当归 10g，山药 15g，怀牛膝 10g，10 剂，并嘱常服六味地黄丸以资巩固。

慢性腹泻之固肾泻浊法

慢性腹泻因其病程久远，机因复杂，少验罔效者甚多，殊为医患苦恼。窃思该患无不为肠腑伤损，受盛传导失职，其泌别清浊化物变化不能。考其伤损之因大多为热壅、寒凝、痰阻、血瘀、食滞等邪之客害所致，因实致虚，由虚而实，诚为慢性腹泻的复杂机因之一，故应积极慎重地泻浊祛邪，俾积邪早一日排泄，伤损之肠腑早一日免邪之克害，邪祛正安也。肾为胃关，又主二阴，守司于下。久泄之疾，体无不虚，正无不损，久病多虚，虚必及肾，肾气虚愈不固，腹泻又为其必然。李士材于泻痢门中尝谓"是知在脾者病浅，在肾者病深，肾为胃关，开窍于二阴，未有久痢而肾不损者。故治痢不知补肾，非其治也。"且肾为元阴元阳之所，诸精封藏调用之处，下元得固，肾气得充，非但五脏受益，二阴有司，伤损之肠腑也有养息修复之机，于慢性腹泻病证中补固肾虚之法尤为重要。是故本虚标实，虚实兼挟之慢性腹泻，即非一味分清泻浊与专事补虚固涩所能疗治，必须审证求因，权衡虚实，主辅固肾泻浊之法，或寓攻于补，或寓补于攻，务使肾虚补而能固，邪浊泻而殆尽，此恙即有逐日向愈之望。然痹积壅遏之邪各异，肾虚失固之因非一，绝非一方一药所能疗治，兹就临床所及，将慢性腹泻常用固肾泻浊法陈之于后。

一、温固命门，通导积滞

慢性腹泻由命门火衰，下元不固，积滞肠腑者，多由素秉肾阳亏虚之人，脾土失燠，运化不及，肠腑虚寒，水湿不化；或泻痢之疾，苦寒频投，伤及脾胃，积滞不行，衰其命火，关门失固等，遂有腹泻经年累月之苦。此泻多发五更，有便稀溏薄、形寒肢冷、腰膝酸软、舌淡脉沉等一派虚寒火衰之证，然四神频投乏效之理，即在肠腑有积滞痹阻，或寒湿凝结，碍其变化传导，若细察其证，辄伴腹痛且胀，泄后有减，或溏薄便中夹有不化之物，或兼有腐臭之味，或时有吞酸嗳腐之气，苔多薄黄黏腻，脉沉而多紧弦之象者，此命门火衰于下，积滞结于中，不温固下元不足以补虚固肾以止泻，不消导积滞也不足以祛邪理肠以安腑，非温固与消导并投不为功。温补命门，固涩胃关，四神丸颇佳，程郊倩谓之曰："四神丸温能暖肾气而使气蒸，辛能破滞而使气化。"若肠腑有饮食积滞者，与保和丸化裁；如为寒湿凝结者，与大黄附子汤增损。

【案例1】李某，女，48岁，1986年10月16日诊。腹痛便泄反复发作2年余，加重1月，虽频投中西药少验，形体清癯，面色晦滞，腹痛绵绵，每于凌晨必圊，质稀量少，常夹不化之物，纳谷锐减，嗳气口臭，畏寒怕冷，腰痛不已，带下淋漓，舌淡润苔薄白，脉沉细微弦，此肾虚命火式微，关门不固为本；肠腑积滞痹阻，碍其传导为标。治当温固与消导同步，方无顾此失彼之虑。

[处方] 补骨脂10g，吴茱萸6g，肉豆蔻6g，五味子6g，鸡内金6g，枳壳10g，莱菔子10g，木香6g，山楂10g，小茴香10g，神曲10g。5剂。

[二诊] 药后效显，便泄有减，纳谷亦昌，精神大作。继予原方7剂，便泄未犯，他症亦多改善，为善后巩固之计，并以上方为丸，连续服用3月，至今未见再发，且体丰神健，面有华彩。

二、滋敛肾阴，泻利湿热

慢性腹泻之由湿热内蕴，积滞中阻，失于清泻消导，或过早兜涩，致使邪结肠曲，阻遏传导变化者尤多。累月经年泄泻，阴津无不暗耗，或再频投分消走泄，冀利小便实大便之法，则阴津之伤损自不待言，穷必归肾，是故肾阴亏虚是慢性腹泻常见之证也。世人但知温肾固涩为久泻补肾之法，殊不知阴阳互根，水火既济，肾气才可充足，二便启闭方能有节。阳虚虽可失固，阴虚岂能独守，如《医述·泻》曰："元阴不足而泄者，名曰肾泻。"赵养葵曰："治阴虚而肾不能司禁固之权者，峻补其肾而愈。"故滋敛肾阴不失为久泻固肾之大法。如斯湿热积滞一日不去，则肠腑传导之职一日不复，亏耗肾阴一日不滋，则肾之关门固涩之职一日不司，徒清泻定耗不足之肾阴，只滋敛又助湿热之蕴遏，稍一疏忽，动手便错，无怪乎罹此之腹泻难愈也。此证便泄黏滞，污浊腐臭，腹痛阵作，按之更甚，肛门灼热，口干黏腻，不甚喜饮，或脘腹烦满，形瘦身热，唇颊艳红，手心灼热，头昏目眩，腰脊酸痛，小便短黄，舌红瘦多裂苔黄腻，脉细滑数。治此者当滋敛肾阴与泻利湿热并投，方宜六味地黄丸与葛根芩连汤小承气汤化裁颇为适宜。六味地黄丸之三补三泻，本具滋阴祛湿之功，方中山药甘平，滋益肾阴，固涩肠胃之功独擅，用于此证最宜。只湿热内蕴者与葛根芩连汤同投，若湿热积滞壅遏者与小承气汤兼施。

【案例2】王某，男，51岁，1982年8月12日诊。腹痛泄泻10年余，曾诊为"慢性结肠炎"，多方求治乏效，形瘦如削，头昏耳鸣，纳差脘痞，便泄日三四次，腹痛隐隐，按之痛甚，大便黏滞污浊，气味腐臭，肛周灼热，溲黄短少，舌红中裂乏津，苔黄腻且浊，两脉细滑数，此湿热久稽，营阴暗耗，非滋肾泻浊不为功。

[处方]怀山药30g，细生地10g，山茱萸10g，丹皮10g，茯苓10g，泽泻10g，葛根10g，川连6g，马齿苋20g，大黄4g，旱莲草20g，赤、白芍各10g。

5剂后来诊曰，大便前三日排之甚多，腹中顿觉舒适，现已一日一行，虽未成形，但少腐臭之气，纳谷亦增。药证相安，继予原方出入调治一月，诸症基本告愈，嘱其常服六味地黄丸以资巩固。

三、益肾温阳，逐痰化饮

饮痰之患多由阳虚之体，水湿内停，或素本湿盛，或恣食肥甘，久稽湿浊，失于温化，悉变饮痰，留滞肠腑，而发为泄泻者亦颇习见。然内停之饮痰，无不困遏伤耗气阳，阳虚且遏，又为饮痰提供了滋蔓的条件，彼此因果循环，饮痰稽留益甚，溏泄岂有愈日？阳虚不复无不及肾，肾虚岂能职守关门？若此虚实一体，非补虚泻实，无以标本同治，故逐痰化饮益肾温阳为慢性腹泻之又一法也。此证多为腹痛肠鸣，脐周冷凉，便泄溏薄，稀黏量多，或夹白黏冻液，滞下不畅，溲少不黄，纳谷不香，口淡乏味，四末不温，腰脊冷痛沉重，舌淡润苔白黏滑，脉沉弦且滑等症。肠曲稽留之饮痰非一般化痰利水之剂所能及，失守固涩之胃关又非益肾补阳之品不为功。控涎丹虽为治疗痰涎壅盛之喘咳病证，但考其大戟泻脏腑之水，甘遂行经隧之水，白芥子散皮里膜外之痰气，李时珍曰："痰之本，水也，湿也，得气与火则凝滞而为痰为饮，唯善用者，能收奇功。"可谓对本方功用之概括。三药为丸小量予服，有峻药缓投，无过猛伤正之弊，于痰饮久稽肠腑之慢性顽固泄泻尤宜。益肾温阳之方宜金匮肾气丸易凉血清热之丹皮为温阳补肾之骨碎补尤佳。《本草纲目》于骨碎补条下曰："盖肾主大小便，久泄属肾虚，不可专从脾胃也。"余常用之皆验。

【案例3】秦某，男，42 岁，1980 年 3 月 11 日诊。便泄半年经治乏效，转诊余时，腹痛阵阵，肠鸣不已，大便黏滞夹有白冻，如鼻涕之状，纳减，嗳气，腰痛沉重，畏寒怕冷，舌淡苔白滑，脉沉紧，先予健脾化湿乏效，继予温中导滞不验，后在反复窥察思索之中，忽悟肠鸣及黏滞夹白冻之便非痰饮稽留者莫属，腰痛畏寒舌淡脉沉者非肾阳亏虚者何为？

［处方］骨碎补 15g，怀山药 20g，附片 10g，肉桂 6g，茯苓 20g，泽泻 10g，山萸肉 10g，肉豆蔻 6g，控涎丹 3g（按 2 次分吞）。7 剂。

［二诊］药后效如桴鼓，泻痢十减七八，白冻已无，腹痛未作，鸣响锐减，此半年来未见之效果也，复于上方出入亦补亦泻继服半月遂已。

四、填精固肾，和营泄毒

经年不愈之腹泻，无不由虚脾伤肾耗精之逐步损正，此肾虚之最也；蓄积之邪又无不由气及血，由经入络之为害，此邪结之深也。张景岳曰："今人但见痢如脓垢者，皆谓之积，不知此非糟粕之属，而实附肠脏之脂膏，皆精血之属也。……凡患泻痢者，正以五内受伤，脂膏不固，故日剥而下。"泄痢久罹者无不为然，补之犹恐不及，岂堪再事攻伐。然及血入络之邪又无不化热积毒，腐灼肠曲，伤其营卫，有似疳痢之变，此非积滞、痰饮、湿热者可比，故非和营泄毒不为功。此证多泻痢赤白相兼，或黏滞不畅，日夜无度，皆脂膏肠垢积腐之物，气多腥臭，腹痛隐隐，有如伤痛之感，按之不减，形体虚羸，面容憔悴，神疲倦怠，纳少脘痞，口干黏腻，不欲饮水，浊气

颇重，唇色紫暗，舌淡红少津，苔薄黄或有腐浊之苔，脉虚细
滑数等。如斯积虚精损，热毒腐蚀之证，非填精固肾与和营泻
毒兼施不能疗。精不足者非血肉有情者不补，络之腐者非去腐
生肌者乏效，固肾泻热解毒之品也不可缺如。方宜黄连阿胶汤
加白头翁、大黄、鸦胆子、乌梅、三七、松香、乳香、没药等
出入。黄连阿胶汤虽为仲景疗治伤寒少阴热化虚烦不得眠之
方，但移治此证也甚合拍，考阿胶补血滋阴，鸡子黄养阴补
虚，具为血肉之品，前者又为"肠风下痢……调大肠圣药"，
后者"补阴血解热毒，治下痢甚验"（《本草纲目》），芍药敛
阴和营止痛，芩连解热毒有厚肠之功。乌梅酸涩有敛阴止泻功
能；白头翁凉血解毒，治热痢尤效；大黄苦寒入血，有消肿止
痛推陈致新之用，但量不可重。三七、松香、乳香、没药均有
和营活络、去腐生肌之能，宜研末吞服。鸦胆子止痢，能清肠
腑之积垢，去壳囫囵服用。集滋填敛阴固涩活络和营清热解毒
之品于一炉，缓缓调治可收良效。

【案例4】王某，男，38岁，于1987年8月17日来诊，
腹痛便泄反复不已3年余，曾诊断为"慢性非特异性溃疡性结
肠炎"，大便污浊如脓血状，黏滞腐臭，每日3~10次不等，
腹痛按之不减，形体消瘦，面色晦滞，发脱稀疏，夜寐不实，
头昏乏力，纳差脘痞，肌肤枯涩如甲错状，口干黏不喜饮，浊
气颇重，肛门坠胀灼热，舌淡暗苔黄腻，脉细数按之无力，前
后曾投健脾益气、清热利湿诸方罔效。窃思热毒久稽，肠曲腐
损，泄泻经年，精血暗耗，治此非滋填精血无以补虚，非和营
泄毒不能逐邪，且伤损之处也得去腐生肌。

［处方］阿胶10g（另炖），生白芍15g，乌梅20g，白头
翁30g，黄连6g，黄芩10g。10剂。另以三七10g，松香6g，
制乳香、没药各10g，煅牡蛎30g。共研细末，每次3g，每日

3次，饭前吞服；鸦胆子每次20粒去壳吞服，每日2次。半月后症状大减，纳谷也香，继予原方服用1月，临床诸症基本向愈。因多次肠镜检查已产生畏惧情绪，惜未再次检查以资对照，现迄近4载未发，殆属痊愈之例吧。

中篇 医案医话

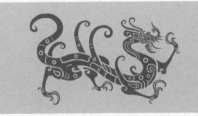

气火相因话损益

气火属阳，与属阴之血水，既对立而又统一地构成两对互根为用、平衡阴阳、协调脏腑的重要物质。然气火之间，也有着互相为用、互为消长的内在联系。若气火失去内在之相互协调，出现偏盛偏衰时，同样会产生病理，导致疾病。

气火相因之说前人虽无专题立论，但在古代医籍中曾有论及。如《素问·阴阳应象大论》曾反复阐述了两者之间的关系："壮火之气衰，少火之气壮，壮火食气，气食少火，壮火散气，少火生气。"充分揭示了气火之间在生理病理等方面有着密切联系的客观规律。后世医家结合这一理论，并对其机制又有进一步的充实与发挥，将气火相因之说灵活地运用于临床，并获得了一定疗效。如金元时期之李杲在《脾胃论》中说："火与元气不两立，一胜则一负。"视耗伤元气之火为贼火，并创补中益气以退阴火之大法。明代张景岳尝谓："阳和之火则生物，亢烈之火反害物，故火太过则气反衰，火和平则气乃壮。"后世医家在这一理论指导下，也创造了许多益火以补气、泻火以救气等方剂。

火之少壮直接导致气之壮衰，气之余缺能否致使火之衰盛呢？朱丹溪视气机郁结日久必化火焰为害，首先提出"气有余便是火"之说。景岳在《传忠录》中曰："气本属阳，阳实者固能热，阳虚者独不寒乎？"故元气不足之人，内失温煦，外乏御护，可常见形寒肢冷、舌淡脉虚迟等真火偏衰之症，故经曰："气实者热也，气虚者寒也……气不足便是寒。"是故气火相因之说，理论上不可偏废，实践中有其一定的指导意义，辨证时当审气之盛衰，火之少壮，论治时处以恰当方药，庶不致落人见火便清，见虚即补之俗套窠臼。兹就气火相因简列补泻四法如次。

一、益火生气

"血为气之母"，言气必赖血以生也。然有生之气还得恃少火助养方能壮而不衰。少火者真火也，乃生真元之阳气。《冯氏锦囊》曰："此火也，气也，为生身之至宝，是真阳之宗也，元气之本也，化生之源也，生长之基也。"若气失少火之温煦而衰而不足，脾则不能运，血则无以帅，诸气虚之证现矣。由乏少火之温养而致气虚之病证，专予补气益气之方药，无怪乎收效甚微也。

【案例1】1978年曾治吴某，男，28岁。因患血小板减少性紫癜，面色无华，唇甲惨淡，紫癜此消彼起，以四肢为甚，伴头昏目眩，倦怠乏力，少气懒言，舌淡苔薄白，两脉虚浮且大。此中气亏虚，脾失统摄之机昭然若揭，某医连进补中益气汤，归脾汤方两月，始终效而不显。转诊余时，视其证辨确然、方投无误，何以久治乏验？思忖细察之余，询其溲清肢冷，两脉沉按细弱，此下元亏虚，真阳式微，中气失恃，血失脾统，症结在少火匮乏。宗"气食少火，少火之气壮"之旨，遂拟保元汤加味：党参30g，黄芪20g，肉桂4g，炙甘草10g，鹿角胶10g（另炖），仙鹤草30g，红枣5枚。连服20剂后，诸症逐日缓解，紫癜次第减退，未见新起。后予保元汤合龟鹿二仙熬膏，连服5个月，非但精神较前健旺，面有华彩，而且血小板计数已近正常值。凡脾土虚败，中气亏极之证，专恃补气之方难收满意之效时，若再辅以少量益火之品，即可收气得火壮之验。

又如李某，女，36岁，气虚发热（37.5℃至38.5℃）1年余，虽服补中益气汤、丸半载，终因收效不显而转诊余处，诊视后认为此乃气虚明显之候，前医虽识证施方无误，收效之微即在未悟气生于少火之理，若予原方再加肉桂3g，附子2g，定收热退神健之验。5剂后果然如此。

二、泻火救气

壮实之火不论内生外客，除阴津灼伤外，元气之耗伤也在所难免，此即"壮火散气，壮火食气，壮火之气衰"之理也。若时日一久，邪热虽有减退，而变生以气虚为主之脉症时，只知一味益气补虚，非但虚体无以补，反有助火为虐之虑，此当审证求因，投以相应的清热泻火之方，则可收邪热一清，元气因之得救之效。是故中暑之人无不兼气虚之候，"火太过则气反衰"也。

【案例2】1976年秋，余治陈某，男，48岁，中暑愈后，头晕不已，四肢倦怠，纳少神疲，渐至两下肢软弱无力，步履艰难月余，虽经滋养肝肾，强筋壮骨之方频投而罔效。形体瘦削，少气懒言，两手抓握无力，手心灼热，口干欲饮，便结溲黄，舌红苔薄黄，脉虚细数。此暑热之邪耗损脾气，灼伤肺阴，一派亢盛之邪火未得清泄，致使"肺热叶焦"、中气虚馁，而痿躄之证生矣，清得一分邪热，即救得一分气阴，否则衰败之气阴仍在日剥时削之中。先投泻火清热之法：生石膏30g，枇杷叶10g，川贝母6g，桑叶10g，麦冬10g，玉竹15g，知母10g。黄芩6g，甘草6g。7剂。药后邪火渐退，精神稍振。两足虽弱而无力，但觉有虫蚁之行。原方又服7剂，两足于仰卧时已能自行挪动，手之握力亦增。三诊时去枇杷叶、黄芩、川贝母，加太子参 10g，北条参 30g，阿胶 10g（另炖），以滋益不足之气阴，10 剂后已能起床蹒跚行走。经曰"热伤气""壮火之气衰"，此暑热之邪常致之机也，故暑热实火伤气之疾，当以清暑泻火为主，以断衰气之源，俾伤残之元气得以存复，待热火清泄之后，再予培补，乃为其治也。本案经投清热泻火之法贯彻始终，俾瘫痪两月之人重新立行，实乃从"壮火食气"悟出"泻火救气"之理也。

三、破气降火

气之虚实，当从正邪论之。正气不足为虚，邪气有余曰实。气属阳，有余之邪气郁结不解，积蓄为热为火，变生炎热火逆之症多矣，此即朱丹溪氏"气有余便是火"之论也。诸如发热、恶热、口渴心烦、口苦咽干、目赤头痛、便结溲黄，甚则胸胁如火燔灼，五心烦乱，或手舞足蹈、狂言骂詈等，皆为邪火炽盛，阳热偏激所致。然其致病之由为气郁化火之故，若只事苦寒清泄，以冀直扑炎威，非但无效，反有使郁积之火越发肆虐无制之害。治此者当宗《证治汇补》"降有余之火在于破气"之旨。

【案例 3】江某，男，29 岁。失恋 3 个月，神志恍惚，不食少寐。半月来头痛如裂，口苦且干，目赤唇红，自觉胸膈有郁火一团燔灼不已，时而狂言骂詈，时而掷杯于地，舌红苔薄黄，脉弦数。此肝气郁结，久而化火为害耳。若投苦寒清泄之剂，未必奏效，拟破气散结、辛宣透发之方药，庶有向愈之望。

枳实 15g，柴胡 6g，厚朴 20g，升麻 6g，白芷 6g，白芍 10g，桔梗 6g，沉香 3g（后下），牡丹皮 10g，焦栀子 10g，甘草 3g。3 剂。岂知药后胸膈灼热之症若失，诸证也随之减轻，后予越鞠丸合温胆汤化裁调治半月即愈。

气机郁结，化热化火而变生之症，与阳热亢盛者虽无大异，但两者病机却有着根本的区别。彼为实热之邪为害，此为有余之气作祟，故施治之法也当悬殊。此例曾以苦寒之龙胆泻肝汤一周无效，终以"降有余之火在于破气"见功，此破气降火之一得也。

四、益气敛火

火热之疾虽多亢奋之症，但有虚实之分。虚火因有阴阳气血之殊。气虚发热之机实为中气不足，土失镇摄，内生之阴火浮越于外，僭逆于上使然。所现之症，如目赤面红，咽燥口糜，肤热心烦等。此治之法，苦寒、破气皆非所宜，只能补益元气，方可敛浮越逆僭之火。诚如《医学心悟·火字解》曰："劳役神疲，元气受伤，阴火乘其土位，经曰'劳者温之'，又曰'甘温能除大热'，如补中益气之类是也。"若见热便清，视火即泻，未免犯虚虚之戒。

【案例4】张某，女，46岁，1980年9月16日诊。咽喉燥痛，伴口舌糜烂，反复不已2年余。虽恣服清热养阴之剂，总以少效而丧失治疗信心。患者形体虚浮，面黄无华，头晕目眩，终日昏昏沉沉，身体倦怠，稍劳则甚。纳谷不佳，口干而不欲饮，溲淡黄，便不实，舌淡润少苔，脉虚浮无力。一派脾土亏虚、中气不足之象，何以咽喉燥痛，口赤糜烂？思忖良久，忽悟东垣阴火上僭之论，此乃元气不足之故也。养阴清热之品皆系苦寒阴柔之味，中气越伤而阴火越逆也，治当厚土益气以镇敛上浮之焰。

党参20g，白术15g，炮姜6g，五味子6g，茯苓10g，炙甘草10g，黄芪30g，灶心土50g。7剂后诸症有减，继予原方再 7 剂，咽喉燥痛悉除，口舌之疮疡减之七八。《证治汇补》曰："火之性不同……故虚火补之……浮火敛之。"然浮火之责肾者居多，求诸脾者甚少。脾虚上浮之火，非益气补中不为功，土厚气足则阴火自敛，此"一胜则一负"也。此案虽呈一派燥热火炎之症，但全系中气亏虚，土失镇摄之机，故经施甘温益气之品，便收热退火敛之效，此气火相因之又例证也。

厚土敛火法刍议

厚土敛火法为培补脾胃，敦厚中土，或"热因热用"之从治法，是针对脾土卑监、中气亏虚而虚火上炎、虚阳外越所引起的一种以"火""热"为主要症状的治疗原则。此法少为初涉医林者运用。此"火热"之证，若投温肾潜阳、导龙入宅之法，或施苦寒清热泻火伤土之剂，非但不效，由斯而致病证迁延不愈，或转增他疾者，诚屡见不鲜。

考脾居中焦，体阴而用阳，但必得营阴之滋充，气阳之温煦，方可敦阜而体健用强，其受纳腐熟运化转输自如，升清降浊有序。阴守中宫，厚奠其基；阳司其职，躬行健运，互滋互恋，岂有阳越外浮而化"火"变"热"之证？若素体中虚，脾胃不健，或调摄违度，或病后失养，或误治失治，致使脾胃亏虚，中土卑监，失恋不藏之虚阳遂有外浮上越之机，所现之症也变化莫测。厚土敛火之法虽昌盛于金元之后，但仲景于《金匮要略·血痹虚劳病脉证并治》篇中早有运用，如"虚劳里急，手足烦热，咽干口燥"之一派貌似火热阳盛，或阴虚火炎见症时，张师却予性温味甘之小建中汤奠厚中土，以敛降上亢外浮之虚火，而收烦热除干燥已之效验。及金元李氏东垣，更以"火与元气不两立，一胜则一负"立论，阐述了中虚气陷是导致阴火独盛之机因，认为"升胃气"可"降阴火"，创补益中气、甘温退热之法，所选方药皆参芪术草之味，实厚中土以敛虚火之意也。这一立论述理精辟，临证切用，对后世影响颇大。然中土有阴阳之别，其虚也有气阳营阴之异，故土卑失敛之虚火逆浮之机虽同，但厚土之法，遣选方药也当有异，不可执一法以统疗诸证。笔者就临证所及，择四端刍议如次。

一、营阴亏虚，气阳失恋

素禀阴虚之体，或热病之后失于滋养，或久罹泄利之恙，脾营暗耗，阴津失充，气阳失营阴之依恋，遂外浮上越而呈火热之证者不为少见，尤以孩童为甚。《冷庐医话·热》篇曰："阳浮于外者，乃表里俱虚，阳气不归元而浮于外也，以六神散入粳米煎，和胃气、阳气归内，身体自凉。"陆氏所言"表里俱虚"，从选用"六神散入粳米煎"之方，可测知其证为脾阴虚于内，虚阳浮于外也。经曰"脾者，仓廪之本，营之居也"，脾以营阴为体，此中阳失脾阴之滋恋而浮越于外，若舍滋养脾阴之厚土敛火法，殆别无良策。

【案例1】1982年秋曾治一男孩汪某，8岁。自仲夏至孟秋发热不退，体温常在37.8～38.5℃，历经中西诸法无效。形瘦骨立，神疲倦怠，遍体肌肤不润，纳谷不馨，口干欲饮，微咳，溲黄短少，大便时鹜溏，唇舌红艳乏津少苔，而脉虚细数，此脾阴大亏，失恋之中阳遂越浮于外，此即陆氏所言"表里俱虚"之机也。亟拟六神散加味：太子参10g，怀山药20g，南沙参15g，麦冬10g，五味子3g，白术8g，甘草6g，白扁豆花20朵，百合10g。5剂即热退身凉。继予原方出入调治半月，纳增神健，肤润体丰。再如常见口舌糜烂，溃疡碎痛，属脾阴不足，虚火上炎而致者，余辄投六神散加麦冬、生地、沙参、芦根等养阴厚土之味，常收土厚火敛，疮痛向愈之效。

二、中气不足，阴火独盛

饮食不节，劳倦过度，或年迈体弱，病后失养，中气戕伤陷而不举者，除感神疲体倦、头昏目眩、纳差、少气懒言等症外，辄有低热不退、咽干口燥、五心烦热之"阴火"内燔之证，正如东垣所谓之"元气不足，心火独炽"之病变也。甚则会出现《脾胃论·饮食劳倦所伤始为热中论》所描述的"气高而喘，身热而烦，脉洪大而头痛，或渴不止"等酷似阳明白虎汤证。但细察详审，便不难看出与阳明实热之亢盛脉症有迥然之别。如其神志清晰，身或无汗，口干或喜热饮，脉洪大但按之濡弱，无缘缘正赤之舌，无黄垢焦燥之苔。此皆"脾胃气虚，则下流于肾，阴火得以乘其土位"之变也，只有补益中气以培脾土，方可降敛独盛之阴火。

【案例2】许某，女，48岁，形体清癯，面白嫩，常感体倦乏力，头目昏眩，此气虚之体也。据云3年来，凡急行过劳，除全身乏力，气不接续外，遂即低热不已，休息数日方可好转，稍一不慎又易感冒风寒。近年常有身热面赤，心悸多汗，心烦懊恼，甚则欲脱衣求凉为快，月信欲绝未绝，西医诊为更年期综合征。来诊时正值发热两日，视其舌淡少苔，脉虚弱无力。中气不足之体，稍劳则气阳益惫而阴火独盛，此即东垣所言"火与元气不两立，一胜则一负"之机也。遂摒平肝潜阳养血清热之品，予大剂升陷汤加参，以峻补脾土，升举中气，7剂后土厚气补，阴火渐有降敛，并嘱其常服补中益气丸以资巩固，至今3载未发。

三、中宫虚寒，虚火升逆

恣食生冷，或寒邪直侵中宫，致使素虚之脾阳受损。中土本亏，阴寒内盛，虚阳无以内踞，循经上逆于口舌咽齿之处，也为咽喉灼痛，口舌疮疡，齿衄鼻血之一大机因也。虚阳升逆有中下之分，施治之法亦当有异，此时若投以温肾潜阳，导龙火人下元之方药，也非所宜，以其中宫虚寒，虚火升逆，不温中无以散寒，不厚土无以敛火也。《柳选四家医案·静香楼医案上卷》中即有尤氏治疗"中气虚寒，得冷则泻，而又火升齿衄"之案，经投"四君子汤加益智仁干姜"，即收"此当温补中气，俾土厚则火自敛"之效。如斯"火热"之证，若不审真谛，求之所因，而浪施滋阴清热，苦寒泻火之剂，愈虚中土，更甚阴寒，无异雪上加霜，由此变生之疾在所难免。

【案例3】张某，男，43岁，1976年冬，罹咽喉灼痛3月余，迭经清热润燥、清炎解毒之中西药，非但无效，反增脘痛纳减便泄之症，视其咽无肿红，扁桃体不大，只见后壁有滤泡累累。形寒肢冷，溲清便泄，口中和，舌淡边多齿印，苔白薄，脉细迟。此中土卑监，阴寒中侵，虚阳被逼循太阴脾经上逆之机昭然若揭，前医所进之药无利多弊也。亟拟温中散寒，厚土敛火为法，予附子理中汤加伏龙肝试服：附片10g，党参、炒白术各15g，炙甘草、炮姜各6g，伏龙肝100g（煎水澄清后，再以此液煎煮上药）。5剂。再诊时患者甚喜曰：二三月来从未服过如此效应之药，现咽喉清凉，如火之灼痛已减七八。可见厚土敛火之法有其一定的实用价值。

四、土卑水渍、阳失其位

脾虚卑监，水湿最宜中留，属阴之水湿又更伤残中阳，由此，水踞土位，水邪益甚，中阳益虚，致使中阳失位上浮，而呈"火热"之证者也不少见。如目赤多眵，肿痛畏光之疾，虽以风热肝火居多，但中土卑监，水湿浸渍，虚阳失位挟水邪上逆者也复有之。早年凡遇此证者，只知祛风清热，清肝泻火，不效之例也不深究其由，后阅陆渊雷《伤寒论今释》一书，发现日本医家以苓桂术甘汤疗治"眼痛生赤脉，不能开者"多收奇效，始悟目赤肿痛之疾并非皆由风热肝火所致。窃思脾虚水积所患目疾者，大多目胞肿胀，睑缘糜烂多眵为主；若"眼痛生赤脉"兼见者，查无风热肝火等实热脉症时，必为虚火挟饮邪同犯也。虚火产生之由，殆为土卑水渍，中阳失位，随饮邪上逆使然。考苓桂术甘汤以茯苓白术甘草健脾培土，桂枝通阳利水，实寓温运中焦、厚土敛火之意也。

【案例4】1977年夏，曾治李某患两目红肿疼痛，羞明畏光1月余。虽消炎清热疏风泻火之方药罔效，视其目胞微肿，白珠赤丝缕缕，时而心下筑筑悸动，口不干苦，脉只细弦，舌淡润苔薄白。查无风热肝火见症，踌躇之时，忽忆《伤寒论今释》载有日医予苓桂术甘汤所愈之目疾与此甚同，遂投大剂苓桂术甘合吴茱萸汤。茯苓30g，白术18g，桂枝10g，甘草6g，党参18g，吴茱萸8g，生姜5片，大枣7枚。3剂。意欲增健脾温中通阳之力，而收土厚水泄火敛之效，岂知果收1剂知2剂已之效验。

"壮火食气"浅识

"壮火食气",语出《素问·阴阳应象大论》。经文古奥,含义精深,前辈先哲对此曾有注释,如马莳、李念莪及近贤秦伯未等人,多以"亢烈之火则害物,火太过则气反衰"或"壮火是过甚之火,能使气分耗"为注脚。大凡火热之甚,均可害物耗气,此为常理。然致病之火,应有外感内伤之分,实火虚火之别,不得相混。临床所见,邪热实火最宜伤津涸血,而内伤虚火食气耗气为烈。所谓"亢烈过甚"之火,究属实火,抑或虚火?释文多随文敷义,未作深究。若以经文"食气"二字而论,所指"壮火"似应属内伤虚火为妥,若属虚火,它又是怎样产生的呢?这些需要弄清的问题,释文未能深涉。

唯金元李东垣先生,在《内外伤辨惑论》中,不仅将"壮火"的性质下了定义,且较详细地阐发了"壮火"产生的机制,并演化创立了"阴火"学说,借以说明气与火两者的关系,进而发展了甘温除热的理论。李氏在《内外伤辨惑论》中说:"气与火,势不两立,故《内经》曰'壮火食气,气食少火,少火生气,壮火散气'。"又说:"火与元气不两立,一胜则一负"和"元气不足,心火独盛,心火者,阴火也"。根据李氏的这些说法,所指"阴火",无疑是从《内经》"壮火食气"中颖悟脱化来的。他认为这种"壮火"的产生,是由于人体脏腑失调,元气不足而产生的"阴火",这就明白无误地为我们揭示了《内经》所说的"壮火",应是内伤而产生的虚火了。

"壮火"既已形成,势必会消耗人体的元气;反之,元气的大量消耗，更促使"壮火"的亢烈猖獗。李氏基于这一思想，认识到要消除这种亢烈之"壮火"，就必须大补元气，于是创立了甘温除热的治疗法则，补中益气汤便是这一治疗法则的代表方剂。虽然这种"壮火"，归属"阴火"虚火的范畴，但它仍具有火的属性，在火热亢盛的情况下，李氏并不忽略降火散火法的运用，如升阳散火汤的组方便基于此，同时李氏也注意到，无论属于何种性质的火，都必须要"食气"的，因此他在治疗邪热实火病时，也时刻顾及元气耗损的一面，如清暑益气汤的构思便是为此而设。

　　1977 年冬，余曾收治一新产妇，患发热不退，乳漏不禁，下血不止 50 余日，经仔细辨证，反复推求，窃思暗合经文"壮火食气"之旨，遂宗其意，演绎病机，指导论治，竟收桴鼓之效。今欲借题发挥，以本案阐发"壮火食气"之机制，如能发挥得当，亦是阐发经文之尝试。现将此案治疗经过如实记录如下。

　　【案例】夏某，女，29 岁，1977 年 11 月 28 日初诊。初产之后，发热不退。上有乳汁漏下不禁，下有鲜血淋漓不辍，历时 50 余日，经医治不效。观其面色淡白无华，精神疲惫，常觉气急心慌，动辄加剧，纳谷甚少，肢怠乏力，诊脉浮弱，舌质淡白。患者告称：产后 1 周内，身体仅觉虚弱，无大不适，后因婴儿夜啼不休，为抚慰褓褓，通宵操劳，渐觉疲惫发热，旋即出现乳漏下血等证。曾多次延医诊治，服药不效，迁延日久，体质愈差，病情日见加剧，迄今已 50 余日。

　　根据四诊所得，病属产后气血两虚，元气不足，复因彻夜操劳焦虑过度，内伤心脾，阴火萌生，亢烈为害所致。盖气虚不固，则上见乳汁外溢，下有漏血不止；阴火燔灼，则发热不退，壮火食气，故有神疲乏力、心悸气短、纳呆虚浮等一派元气亏耗之证。治以大补气血,潜火入阴,俟气血充,元气足,壮火自熄,诸证可愈。药用:黄芪 30g、党参 15g、山药 30g、当归 10g、五味子 6g、熟地黄 15g、旱莲草 15g、乌梅 9g、金樱子 20g、龙骨 20g、牡蛎 20g。3 剂。另以辰砂 3g,以清水调涂婴儿两手心,日涂 2 次,以治小儿夜啼。

12 月 2 日复诊。发热渐退。乳汁漏溢及阴道下血亦明显减少,脉象稍敛,神气转佳。前方合拍,效不更张,守原方再进 3 剂。

12 月 7 日三诊,热已退净,乳不再溢,漏已停止,饮食增加。面色稍现红润,小儿夜已不啼,睡寐安泰。唯有乏力心慌之证,壮火虽已敛熄,元气尚待恢复,再疏养荣汤 7 剂,以为善后。

大凡新产之妇,元气必虚,由于产后失血过多,相对会出现一个短暂时间的阴虚阳亢过程,如产后发热、郁冒、便燥等为常见之证。这一期间,如不受外邪的侵扰,调摄得当,多可自行恢复。今夏某新产,正值元气尚未恢复之际,又因小儿夜啼,彻夜难寐,集虑烦劳累于一身,必使元气更虚。"元气不足,心火独胜","壮火"亢烈为害。特别是患者彻夜不能寐,妨碍了心肾相交,水火既济的正常活动。《类证制裁》云:"不寐者,病在阳不交阴也。"阳入于阴则寐。入夜阳伏于阴,人故应寐,今强使不得寐,则阳不能入阴而外浮,动摇心志,君火不宁而妄动,相火辅之而肆虐,壮火由是而产生。这与东垣对阴火产生机制之阐述,何其相似。

元气者,精血气液之所化,生命活动之根本,元气不足,壮火萌生,壮火愈亢则元气愈虚,形成一组恶性循环。夏某病证的产生、变化便是"壮火食气"的结果。故治以大补元气,敛阳入阴之剂,可很快获得预期的效果。

半身不遂之刚柔通润调治

半身不遂是指半侧肢体不能随意运动，轻则麻木不仁，重则偏废不用，甚至终身残疾。现代医学认为，这类疾病大多是脑血管病的初起征象或后遗症所致，缺少满意的治疗方法。中医对本病的治疗也是各承门户，众说不一。从目前的各种报道资料来看，一般趋向于益气活血、消痰通络为常法，疗效尚称满意。据余之认识，本病大都是脏腑失调、气血逆乱、阴阳偏颇、经脉瘀滞的反映，它是一组虚实错杂、标本互见的疾病。上述治法固然是治疗此病的一个方面，但更重要的还须根据患者体质强弱、阴阳气血偏盛偏衰，以及病邪转化的各种条件，决定补虚泄实的孰轻孰重、权衡施治的手段，如果须用通经搜络的方法，还首先要为使用这种方法创造条件，否则不仅无效，且有流弊。

经云："气之与血并走于上则为大厥。"它揭示了造成卒中猝然昏厥，是由于肝阳化火，气火挟痰挟瘀奔迫于上，猛然冲激大脑，使脑内血管破裂而成。此时人体阴阳气血逆乱已极，难以驯制，幸而厥返获生者，必因奔涌之痰浊瘀血，流窜于幽隐深邃之经络或阻塞灵窍，而致半身不遂或失音语謇等后遗症。这时在治疗用药方面既要考虑到体虚邪实的一面，更要注意到药物的刚柔配合，通中借润的方法。可选择具有消痰化瘀、剔除陈莝之刚药，同时配合可以安抚内脏、调燮阴阳气血的柔剂，用柔药之缓以制刚剂之烈，使它们起到相辅相成、相互制约的作用。通经搜络是驱逐痰浊瘀血陈莝于经络之外，有利于机窍之灵动、功能的恢复。如一味猛用攻通之剂，殊不知痰瘀久踞深邃经络，胶着难解，不仅攻之不破，通之不畅，徒伤气血，有愈通愈塞之祸，所以通之不应，关键在此矣。譬犹螺钉入木既久，钉锈木质之内，欲启锈钉，必借油质滋润，使用通法旨在帮助推动经络中胶固之瘀痰浊物，如能在通药之中加以柔润之品，使其易于流动而被吸收或排出，可收事半功倍之效。余在治疗此病时恪守"刚中寓柔""通必借润"，刚、柔、通、润四字诀，并结合患者的具体情况选用方药。①消痰化瘀属"刚"；②安抚内脏属"柔"；③推陈致新属"通"；④润滑流动属"润"。如能将此四法巧妙糅合一体，则可收到良好效果。现举半身不遂治案一例：

【案例】患者于1979年5月上旬突然昏厥，一月之中昏厥五次，在该县未能查出病因而转至某部队医院治疗。住院期间出现头昏目糊，左手足麻木不仁，伴全身轻度水肿，该院确诊为脑血栓形成。住院治疗两个半月，未见效果，因床位紧张，动员其带药回家治疗。朱某在家治疗无效且上述症状加剧，于11月份求余医治。

左手足顽麻不仁，已成偏瘫。自称头昏重沉如棉絮缠裹，两目昏花，神情抑郁，反应呆滞。舌质嫩红少苔，六脉沉涩不扬，良由肾阴亏于下，肝阳挟痰瘀暴张于上，今风阳虽暂靖，然痰浊瘀血已窜入经脉灵窍，胶结锢着。治宜滋养肝肾以安抚内脏，调燮气血阴阳；消瘀化痰以拨动颓废之机窍。须知通必借润，此诚为通法之秘诀也。

[处方] 丹参20g，红花6g，胆星8g，黑芝麻20g，桑叶10g，鳖甲12g，地鳖虫7个，鸡血藤、海风藤各20g，丝瓜络10g。患者服上方15剂，偏瘫不仁、头昏目糊等症已大见好转，又以前方稍事变通，继续治疗1个月，基本恢复健康。

［按］本例治用丹参、红花活血化瘀，胆星祛痰镇静，三药性能偏刚；黑芝麻、桑叶柔养肝肾、润肠；鸡血藤、鳖甲活血通络、潜阳。合奏柔、润之功，使经络疏通，则血脉滋养得畅，麻木不仁逐步缓解。全方刚柔通润并用，药证投合，故获取佳效。

急症治验胆识辅成

一、再障型粒细胞缺乏症并发绿脓杆菌败血症

【案例1】陆某，女，40岁，1987年10月31日诊。患者因粒细胞缺乏而伴高热寒战，住省级某医院血液病区，三次骨穿均示：粒细胞缺乏（再障型），血、眼分泌物细菌培养皆为绿脓杆菌，经40余日的抗感染、补液、成分输血、对症治疗，高热持续不退。诊断为：①粒细胞缺乏症（再障型）；②急性化脓性扁桃体炎；③左眼蜂窝织炎；④坏死性齿龈炎；⑤绿脓杆菌败血病。四诊所见：面色紫黯，形瘦神疲，憔悴不安，高热（39.8℃），足凉，微恶风寒，神志恍惚，时或朦胧，头发脱落不已，鼻梁因中隔部分坏死而塌陷，左眼红肿，唇紫干裂，口干黏不甚欲饮，纳差，全身皮肤可见散在疹退后之色素斑，汗出溱溱，大便稀溏而色深褐，小便黄赤，扁桃体肿大，舌尖边红赤，上满布白腻微黄之厚浊苔，脉细濡滑数。此湿热挟秽毒之邪蕴结膜原，久恋气分，气阴大亏，正气溃败，虚极之体又遭热毒肆虐，岂堪久持？亟拟清化湿热、益气养阴、固护正气为法。厚朴15g，知母10g，黄芩9g，蔻仁6g，蚕沙20g，草果6g，茵陈12g，苍术10g，通草6g，杏仁10g，山栀10g，白茅根30g，槟榔10g。6剂。嘱其每日煎服2剂。另每日以西洋参10g，炖水，不时稍稍与饮之。

［二诊］药后热势稍挫，体温未超过38.5℃，精神有振，足也有温，诸症也稍缓解。溲时即解稀便，乃药力所为，经行

淋漓不净，实邪热作祟，口干黏欲饮，紫黯之面色已转萎黄，舌红，浊腻之苔稍薄，脉细滑。此交结蕴遏膜原之湿热秽毒始见清化，原方出入续进。厚朴 10g，知母 10g，草果 6g，槟榔 10g，黄芩 9g，茵陈 12g，苍术 10g，蚕沙 30g，川贝 6g，鲜白茅根 30g，鲜芦根 30g，蔻仁 6g，山栀 10g，鲜竹叶 30 片。4 剂。每日 1 剂。西洋参 10g，服法同前。

[三诊] 三日来热退神清，诸症日益缓解，经净。腹中鸣响，两耳失聪，头发未止脱落，稀溏色褐之大便仍每日三四次，但无不适之感，舌淡红有细裂，黏腻浊厚之苔退之将尽，脉虚软细数，此湿热秽毒之邪十去七八。

南沙参 30g，太子参 10g，百合 15g，川贝 6g，枇杷叶 10g，通草 6g，蚕沙 20g，茵陈 10g，苡米 20g，蔻仁 3g，鲜白茅根 30g，鲜芦根 30g，鲜竹叶 30 片。

[按] 本案湿热秽毒之邪缠绵气分，留恋膜原，熏灼上下，重伤气阴，故仿《时病论》雷氏之宣透膜原法化裁。用厚朴、槟榔、草果苦辛消积理气之品以透达郁遏已久之湿浊，加腥秽之蚕沙，既可同气相求引药直入病所，又能辟秽泄浊宣透伏遏之湿热，黄芩、山栀苦寒以清解湿浊郁遏之热毒，杏仁、贝母宣利肺气以开上，苍术、蔻仁芳香化浊以畅中，茵陈、通草清热利湿以利下。冀湿热秽毒之邪由膜原透达，上下分消。在大方重剂祛邪却病之时，另以西洋参不时少少呷服，以扶正托邪。3 日后热势大挫，后予益气养阴佐以清热化湿之品善后，随访至今，除偶有感冒服中药即愈，白细胞徘徊于 (2.2～3.5) ×10^9/L 上下外，别无其他不适。

二、急性上消化道出血

【案例 2】徐某，男，32 岁，1984 年 10 月 16 日诊，胃疾有年，时犯时愈，体羸不健，虽断续调治，因少效而缺乏治疗信心。近来腹痛隐隐，泛酸不已，1984 年 10 月 15 日晚帮同事搬运家具，辛劳一夜，遂觉头昏心悸，自以体虚，未予介意。今日凌晨，欲便如厕，晕厥厕间，如柏油之稀便满池，移时稍苏。询治于余。患者面色惨白，唇甲暗淡，心慌怔忡，四末清冷，全身酸软，口中和，舌淡苔白薄，脉虚细数。此中阳式微，脾气大虚，血失统摄。温摄中宫为急救之法：炮姜 10g，党参 30g，阿胶珠 15g，乌贼骨 10g，煅瓦楞 10g，三七粉 6g（2 次吞服），制附片 6g，炙甘草 6g，伏龙肝 60g 煎汤代水煎上药，2 剂。煎成凉后少少与饮之，并以藕粉、米饮充饥。

［二诊］药后血止阳回，精神有振，大便二日未解。原方去附片、伏龙肝，减炮姜为 6g，3 剂。

［三诊］纳佳，胃病未作，泛酸也止，已能下床散步，大便先黑后黄，成形，继予上方 7 剂，回家调养。

［按］考出血急症，虽以止血为第一急务，但止血之法当随病因病机之不同而异，《景岳全书·血症》曰："凡治血症，须知其要，而血动之由，唯血唯气耳。故察火者但察其有火无火，察气者但察其气虚气实，知此四者，而得其所以，则治血之法无余义矣。"本案在辨明"无火"之中阳虚寒，"气虚"之脾不摄血时，急以姜附回阳救逆以益中宫之火，参草益气补中以补脾土之气，为治本之道也。胶珠三七虽唯止血为己任，在益火补气之统领下，可收事半功倍之效，伍伏龙肝温中镇摄，乌贼瓦楞止酸护胃，均具止血之用。药后效著，血止阳回，可见阳虚气弱之血症，辛热温补之剂在所不忌。

三、哮喘

【案例3】闵某，女，26 岁，1976 年 7 月 21 日诊。宿有咳喘之疾，虽反复发作，但经治症减，两年来咳喘少发。婚后翌年七月产子，但未及1周，因感暑热，宿恙大作，急诊入某医院住院治疗，5日后发热头痛稍减，但喘咳之症有增无减。见其面晦目突，大汗如雨，发润衣湿，张口抬肩，鼻翼煽动，喘咳不已，既不能靠卧，也不能端坐，于病床上或辗转东西，或爬跌上下，无片刻安宁之时，日突气憋之状不忍睹视，身热口干，心慌怔忡，所咳之痰大多至胸中喉间复还，舌红苔黄腻，脉虚滑数。参合脉症，乃产后百脉亏虚，暑热乘虚内袭，耗伤气阴，灼津为痰，郁闭太阴，此"两虚相得"于华盖一脏，亟宜益气养阴以扶正托邪，清化暑热以消痰浊之壅闭，方拟：南沙参30g，麦冬10g，五味子6g，太子参15g，冬瓜仁30g，鲜芦根50g，桃仁10g，苡米30g，滑石20g，甘草6g，葶苈子15g。1剂，浓煎以代茶汤，不时饮服。入暮时分，药剂将尽，喘息稍平，汗少咳减，痰易咳出，胸憋大减，已无辗转爬跌之势，连夜又按原方续进1剂。翌日已能平卧，思食，言语自如，险岭逾越，已涉坦途，幸甚！继予六神汤合生脉散清养气阴善后，调治1周安愈。

[按] 患者产后感冒，向本不足之肺金必首当其冲，肺虚气无所主，宣降失司，灼津炼液悉化为痰，蕴闭肺窍，阻遏气机之出入，痰热不消气阴愈耗，太阴亏虚痰热愈恋，如斯虚者愈虚，实者愈实，虚实两极分化于肺脏，故喘咳不已而呈哮喘持续状态也。方予生脉散易人参为太子参，加南沙参平补气阴，以振肺金，助其宣肃之能事，且无滋腻阻隔之弊；千金苇茎汤加葶苈子，非但是清化肺金痰热之佳方，且无伤气耗阴之虞，葶苈子现代药理谓其有强心作用，对衰竭的心脏可增加输出量，降低静脉压，于此症尤利；六一散清解暑热，以除耗气伤阴之源，冶三方于一炉，补虚泻实，各得其所，相辅相成，

其效益彰，故收桴鼓之应也。

四、麻痹性肠梗阻

【案例 4】汪某，女，76 岁，1988 年 10 月 1 日诊。急性胃肠炎经治 1 周，症状稍瘥后，忽不大便 3 日，腹痛胀满，继之呕吐不已，且有粪渣，摄片可见 3 个液平面，外科会诊为"麻痹性肠梗阻"，建议保守治疗。遂采用禁食、输液、胃肠减压等治疗 5 日，因效果不显，症状反甚，患者因虑其年迈体虚，又苦于输液插管之艰难，坚持要求出院。9 月 28 日返家，至 30 日未予他治，腹痛梗阻依然，又 4 日未矢气，水谷不入，且呕吐不已，形削神疲，口干声嘶，气息奄奄。10 月 1 日，余黑夜抵榻，见其曲卧床笫，呻吟呼痛，两目深陷，目光暗淡，身形瘦削，与前判若两人，口干黏，舌红光剥无苔，五心烦热，双手循床沿抚摸取凉，语声低微颤抖，但神志清晰。大便 9 日未解，无矢气，小便短少，只夜间溺 2 次，两脉虚细略数。此气阴两亏，肠腔麻痹，结粪梗阻，腑气不通，胃气上逆，呕吐反复。应升不升，当降不降，出入之机殆废也。急处：生地 20g，玄参 10g，西洋参 10g，麦冬 10g。2 剂。煎汤少少与饮，益气养阴以固正。葛根 500g，枳壳 300g。1 剂，煮沸以 2 条毛巾轮换蘸药汁湿热熨敷腹部，以温熨理气缓急。大黄 6g，芒硝 20g，甘遂 6g，莱菔子 30g，1 剂，煎水灌肠。三法兼施治疗一夜，翌晨精神稍振，声音稍宏。灌肠之后无大便排泄，只有少许黏液与药液排出，仍无矢气，呕吐未止。

1988 年 10 月 2 日早晨至下午四时患者诸症依然，但喷嚏 2 次，余视精神转佳，借正气有振，肺气欲通之际，巴豆壳 6g，甘遂 6g，分研细末，首先各用 0.3g 入暮时分吞服，未及半时，呕吐大作，并谓胃中灼热，肛门有辣感，并又闻大声喷嚏一声。待其呕吐完毕，稍事恢复疲惫不堪之身躯后，继予上药装入胶囊，吞服 2 粒，约 0.6g。至午夜时，腹痛大作，翻滚床笫，呕吐频繁，呻吟不已，人有将绝之危，全家惊恐，余切其脉息正常，呼吸尚匀，告慰家人无惊。二时许稍定，并谓有大便之意，终因体虚气弱无力排出，入睡到天明。10 月 3 日下午，腹痛再作，大痛如绞，在全力努挣之下，解出如石之黑色粪便 4 枚，继之而下硬便甚多，腹痛至此不作，呕吐也止，后予西洋参加味调治 1 周遂愈。

[按] 本例治疗伊始总欲觅求一稳妥之王道，或不伤体魄之法消息之。经 2 日治疗，腑气未通，症状未解，既负举家厚望，又失我远道赴诊之心愿，自思前法缓不济急，在窥视精神稍振，正气也充，且肺气有宣肃之机时，速用兴肠痹利结气之巴豆壳，与长于攻逐经隧曲道结积之甘遂为末，以下气除满，推荡结滞，且寒温互用，互制其弊，在首次吞服呕吐之后，又予胶囊吞服，药末留肠作用持久，在兴肠痹推积滞的双重作用下，高位积粪可缓缓下行，无汤剂荡激之峻猛害体之弊。故于服药 16 小时后终将十余日之结粪推逐殆尽。患者转危为安，举村哗然，也显出我传统中医疗法之神威。虎狼之品性猛而力专，用之不当损人害体，用之得宜诚可起死回生，中医急症之治，岂可舍诸良药？

奇证治肝偶拾

肝是人体一个很重要的脏器，由于它的生理功能很复杂，故在疾病的表现方面也种种不一。今择其从肝论治罕见杂病奇证验案四则，整理如下。

一、闻鸡鸣则耳响头昏

【案例1】高某，女，29岁，农民，1977年9月29日初诊。患者体质素弱，有胃疼宿疾，时愈时发。近三年患一奇疾，震耳欲聋之雷声毫不畏惧，唯闻雄鸡高啼左耳旋即发出如惊涛万顷轰响之声，顿觉头昏胀不可忍，逾时乃止。平时白带多，面色蜡黄，脉弦劲，舌淡红苔白薄。病属脾虚肝旺，风木不能自守，时欲升动，外因触引，风阳陡升，顷发耳响头昏等症，治以镇肝熄风，培土和中以待消息。

[处方] 双勾15g（后下），生铁落30g，珍珠母30g，灵磁石30g，柴胡9g，牛膝10g，白芍12g，党参10g，茯苓12g，白术10g，香附9g，3剂。

[二诊] 10月4日，恐惧鸡鸣之症虽仍存在，然其势锐减，为时甚短。昨日又有轻微之胃痛，余症依然，再守前意，肝胃同治。

双勾12g（后下），生铁落30g，夏枯草12g，柴胡9g，白术10g，黄芪12g，白芍10g，甘草5g，木瓜9g，川楝子9g，炙刺猬皮9g，5剂。

约半年后，患者因他病求治，述及前病称：服完二诊之药后，不仅雄鸡高唱已无所畏惧，胃痛宿恙也至今未发。

[按] 肝为风木之脏。患者平素中土不足，脾虚则木气逞强，风木难以自守，雄鸡引颈高啼，呼动风气，引触内风，内外呼应，蠢动之肝风感动鼓舞，陡升于清窍。肝寄窍于耳，故耳内响声大作。方用镇肝熄风，调理肝胃而获奇效。前人有"闻木声而惊"，用清胆之法治愈的病案记载。盖胆为甲木，胆热易惊之病，古今医案不乏其例。本案"闻鸡鸣则耳响头昏"，可谓无独有偶矣，两者皆为同气相求招来之病，然亦因人而异，各有其发病特征，诚属罕奇之恙。

二、卧木床则口舌溃疡

【案例2】张某，男，32岁，干部，1976年6月8日初诊。患者曾于三年前罹肝炎，经治症状消失，近年常下乡工作，秋冬寒凉季节尚能适应，唯于夏季炎热之时，夜卧木板床榻，只要一宿，次日即出现舌下系带破碎，舌之边尖溃烂，疼痛碍于饮食，过五七日不医亦自愈。初时尚不识是睡木板床之故，后因屡卧必验，无一次幸免。平时夜寐多梦，小便时清时黄，稍劳易疲，观其外形尚可，舌质微绛少苔，舌边尖仍有未敛之溃疡。脉弦微数，证属肝经伏有郁火，外受木气触引而火升，上炎乘心，心火上焚，则口舌糜烂。拟泄木清心，导火下行。

[处方] 柴胡9g，山栀9g，板蓝根12g，生地15g，木通7.5g，甘草6g，淡竹叶10g，川连6g，辰砂3g（兑服）。5剂。

后据张某自述：自服此方后，再睡木板床口疮已不再发，余症亦相继消失。

[按] 相火上乘，心火上焚，口舌生疮之病，临床并不罕闻，本不足奇。奇者，平素口疮不发，一卧木床，口舌必定生

疮，诚属罕闻。探求病机，患者曾罹肝炎，治后症状虽已消失，然余热未清，相火内蕴，火热之势必伺机燔灼上炎。肝为木脏，木能生火，肝木相触，郁火乘机勃发，相火既升，上乘于心，心火上焚必致口舌溃烂，治以泄木疏肝，清心导火之常法，故效如桴鼓。

三、婴儿乳房红肿生核

【案例3】江某，男，8个月，1967年5月5日初诊。

患儿足月顺产，三月后右侧乳房红肿，日见增大。顷见大如馒头，红肿且硬，细扪内有硬核3枚，五月之久不消不溃，面色萎黄，时有低热，虽经西医多次治疗，不见效果，家长惊惧，求治于余。考乳房为厥阴阳明两经所辖，痰热互结，半阴半阳之候，权拟疏肝清胃，兼化痰热试投。

[处方] 橘核10g，柴胡6g，当归9g，连翘9g，川贝9g，忍冬藤20g，白芥子6g，香附9g，蒲公英12g，皂刺6g。4剂。

[二诊] 5月10日，红肿之势已消大半，低热已退，精神转佳，再宗前方增减续服。

赤芍6g，夏枯草12g，蒲公英12g，连翘9g，银花12g，川贝6g，橘核9g，甘草3g，昆布9g，白芥子6g。4剂。

二诊之方服完，乳肿已无形。

[按] 初生八月之婴儿，乳房红肿硬核，历时五月之久，不溃不散，既非阳性痈疡，亦非阴性恶疽。外见红肿很似痈疡，然安有五月之久不成脓破溃者？若是阴疽，既不会红肿灼热，亦不能仅服中药8剂便消散于无形。证属半阴半阳，痰热郁结肝胃之络所致。投以疏肝清胃，兼化痰热，软坚散结而收捷效。此孩未满周岁，患此奇症，实为罕见也，特志之。

四、筋脉惕动，四肢抽搐

【案例 4】贝某，女，40 岁，教师，1978 年 11 月初诊。偶因情志不遂，突发遍身筋脉跳动，四肢抽搐，间隔数十秒钟发作一次。发作时床为之颤动。神志清醒，伴有胸中窒闷。时在严寒隆冬，四肢汗出溱溱。得病已两昼夜，西医予以镇静针药不效，举家惶恐无措，请余往诊。

患者面色萎黄，精神疲惫，语声振颤低微，两脉沉涩，舌苔正常。此乃肝郁气滞，化热生风之候，拟解郁理气，育阴潜阳，平肝熄风。

[处方] 沉香 3g，乌药 9g，桂枝 9g，防风 9g，丹参 20g，全蝎 3g，僵蚕 9g，勾藤 20g（后下），鳖甲 15g，生牡蛎 30g。

此方嘱服 2 剂再议。2 日后其夫已陪同患者来诊并告曰：当日下午二时许，服完第一煎，约 3 小时后即停止抽搐，8 时前服完第二煎，是夜熟寐无恙。翌日续服第二剂，诸恙霍然。现唯觉心中偶有微悸身疼之感，肝郁已开，风阳潜熄，再拟一方，养心血濡筋脉善后。

[处方] 夜交藤 30g，红枣 10 个，小麦 30g，炙草 9g，当归 15g，桂枝 9g，白芍 12g，丹参 15g，僵蚕 9g，鸡血藤 20g。3 剂。

[按] 肝主疏泄，性喜条达恶抑郁。此案因情志不遂，肝气郁结。郁则化火生风。火热筋伤，风淫末疾，故突发筋脉惕动，四肢抽搐。王旭高谓：肝气、肝火、肝风三者同出异名，说明肝火、肝风都是以肝郁气滞为前提。陈良夫认为，郁则为肝气，发则为肝火，盛则为肝风。故治以四磨、防风理气解郁，桂枝、丹参和血调营，僵蚕、全蝎、勾藤平肝熄风，鳖甲、牡蛎柔肝潜阳、濡养筋脉以挫猖獗之势。后

以桂枝汤合甘麦大枣汤调和营卫，缓急舒筋，佐以当归、丹参、夜交藤、僵蚕养血安神，养肝体、熄肝风善后，方能中的，效果满意。

杂病治脾琐记

脾为后天之本，气血生化之源。人体中若脾阳（气）不足，或脾阴不充，或水湿困脾，致脾气运化失职，脾胃升降失调，则气血生化乏源，水湿转输失职，必将诸疾蜂起，百病丛生。故调治脾土一法为历代医家长期研究的课题，有些学者甚至提出"治脾可安五脏""补肾不如补脾"等论点。这些论点就整体看来，虽有偏颇之处，但在某种意义上来说，还是有其一定的实用价值。尤其在慢性杂病，内外上下皆有病痛，且症情复杂，难以论治时，当遵《内经》"上下交损，当取其中"之旨，从脾胃论治，往往可收到较好的疗效。

一、木舌

【案例1】程某，男，45岁，1983年9月18日初诊。主诉：舌强不灵，言语謇涩二月余。2个月前，因突然舌强语謇，经某医院中西药、针灸诸法施治乏效，渐增两侧颊车处有紧束感，口不能张，舌无法伸出口外，言语不清，饮食难进，神情异常紧张而来就诊。视其舌强硬不灵如木，勉强外伸只能抵至门齿，两侧颊车肌肉紫黯僵硬，张口艰难，口涎外溢，身汗颇多，舌质淡暗，苔白滑且腻，两脉弦滑有力，证属风痰挟脾经之湿浊上窜太阴之脉，痹阻舌本。治当清涤脾经之痰浊，佐以祛风通络之品。处方：茯苓16g，竹茹20g，石菖蒲、丝瓜络、连翘、秦艽各10g，僵蚕、钩藤各15g，栝蒌皮30g，全蝎5g，胆星6g，防风8g，芒硝3g（冲服）。5剂。

[二诊] 上方服后，舌体稍灵，汗出止。原方加桑枝 15g 以增通络之力。5 剂。

[三诊] 舌体伸缩转动灵活，言语流利，饮食复常。唯颊车部仍欠舒展。守原方去钩藤、芒硝、防风、连翘，加太子参、陈皮各 10g，苡仁米 30g 以健脾益气，化痰缓急。续服 5 剂，诸症消失。

二、酒渣鼻

【案例 2】汪某，男，38 岁，1982 年 9 月 6 日初诊。主诉：鼻端肿痛流脂反复发作 1 年余。患者素体脾气虚弱，于 1981 年 5 月间因酒后酩酊大醉，翌日即感鼻尖微痛，并有粟粒样皮疹数枚，未予介意。数日后皮疹破溃溢脂且向鼻翼漫延。嗣后鼻端肿大，微赤微痒。经西药外搽，内服，初有小效，稍久则失效。如此者一载有余，乃转诊中医。某医虽用清热解毒、凉血活血、清泄肺热及去腐生肌等方药调治，终以乏效而感棘手。后经友人介绍来诊，见其形体矮胖，面容虚浮萎黄，鼻尖高耸微赤，流脂，鼻翼糜烂，肠鸣时作，饮食一般，二便尚调，舌质淡润边多齿印，苔白滑，脉濡，窃思鼻虽为肺窍，但与中央脾土有关。况且按鼻之五脏分候，鼻端亦属脾土。脉证合参，殆酗酒之后，脾土受伤，运化失司，湿浊酒毒内蕴，上渍鼻端使然。故清热解毒、清泄肺热及凉血活血等药乏效，而且更伤中气。今拟健脾化湿佐以解除酒毒之品消息之。

[处方] 炒白术、茯苓、薏苡仁各 30g，葛根 25g，茵陈、泽泻各 18g，藿香 10g，蔻仁、干姜各 6g。5 剂。

[二诊] 药后肿消大半，流脂消失，如此佳效出余意外，患者亦甚喜，脉舌同前，守原方去藿香加陈皮 10g，续服

5 剂。

[三诊] 诸症日益消退，面转红润，神采奕奕。与二诊方去蔻仁、茵陈，加党参 15g，服 10 剂善后。

三、眼睑下垂

【案例 3】张某，男，35 岁，1975 年 4 月 16 日初诊。主诉：两眼上睑下垂，无力睁开一月余。患者 1 个月前即感遍身乏力，少气懒言，渐至两眼上睑下垂，无力睁开，视物时需抬首观望或用手推开上睑。清晨症状较轻，午后至夜间则加重，神疲，面色淡白无华，舌淡苔薄，脉虚弱。此乃脾气虚陷，清阳不升之证。治宜健脾益气，升举清阳，拟大剂升陷汤加减：黄芪 50g，党参 20g，炒白术 18g，防风、桔梗、炙甘草各 6g。10 剂。

[二诊] 药后，眼睑下垂之症十去七八，精神大振，因云服汤药不便，改投补中益气丸善后。

四、口疮

【案例 4】李某，女，28 岁，1973 年 7 月 18 日初诊。主诉：唇舌溃疡反复发作，疼痛不已半年余，患者下唇内侧及舌边共有黄豆大小之溃疡六处，疼痛不已，常反复交替发作，妨碍饮食。经期超前量多，经后口内溃疡疼痛加剧。经中药清热降火、养阴解毒内服外敷，及口服西药维生素 B_2 等治疗半年未愈。伴有纳差倦怠，神疲头昏，口干不欲饮，面色少华，两颧娇艳，大便时溏时结，小便色黄，舌质淡红少苔，脉细濡虚数。此为脾阴久亏，湿热乘虚内蕴，虚不胜邪之证。治以养脾阴为主，兼利脾经之湿热。处方：怀山药、鲜茅根、薏苡仁各30g，太子参 15g，百合、鲜生地、滑石各 18g，麦冬 10g，甘草 3g，通草 6g，荷叶一角。6 剂。

[二诊] 服上方后，口内疼痛大减，溃疡变小变浅。守原方继进 5 剂。

[三诊] 适值经期，但经量已不多，饮食稍增，溃疡基本愈合。当甚之期而不甚，说明用药合症，守原方去滑石，减薏苡仁为 10g，加炒白芍 10g，再进 10 剂。告愈。

体会与探讨：

（一）培土补脾，当分阴虚与阳虚

脾虽为阴土，但实有阴阳之分，不可因其恶湿喜燥，便认为脾脏只有气阳之不足，而无营阴之亏虚。脾阳不足向为人们所重视，脾阴亏损则常被人们所忽略。心、肝、肺、肾皆阴阳互用，脾脏何独能例外。如案例 4 口疮案，即是脾阴先亏，继则湿热内蕴之例；案例 3 之眼睑下垂，其病机系脾气下陷，清阳不升，用张锡纯氏之升陷汤加减后，其效显著，可证。故在培补脾土时，定要分清是气阳不足，抑或营阴亏损，否则动手便错。

（二）复运脾土，应辨本虚标实之先后程序

健脾时要弄清是本先虚而后标实，抑或标先实而后本虚。如案例 2 酒渣鼻案，为素体脾虚湿重，酗酒之后，脾气更伤，水湿之邪难以运化。以脾虚为本为因，水湿内渍上泛为标为果，治当以大剂培补脾土之白术为君；淡渗利湿之茯苓、泽泻、薏苡仁为臣；佐藿香、蔻仁之芳香醒脾化浊；更以苦寒之茵陈以清泄久蕴之湿热；辛热之干姜温补不足之脾阳；葛根解酒毒，且能升脾土之清气。诸药合用，故收速效。又如案例 1则为脾经素伏湿浊，复因挟风痰上审太阴之络，阻痹舌本所致之舌强语謇，为标实之邪困遏脾土，脾失化湿泄浊之力，故首以清泄脾经之湿浊，兼逐风痰，以解脱脾土之困遏。二诊时邪去大半，脾有复运之机，湿浊有消退之望，故继增健脾益气之品以加强运化湿浊之力。两案虽均属脾为水湿所困，失转输运化之职，但案例 2 为本虚致实，案例 1 为标实致虚。故一以补虚为主，一以祛邪为先，不可不辨也。

（三）脾胃用药，宜倡轻灵与活泼

脾居中州，职司运化，以阴阳协调，升清降浊为顺。选方用药要轻灵活泼，补不可滋腻壅滞，泄不可峻猛克伐，应使脾得"运"为贵。如案例 3 之重剂参、芪、术、草，虽有甘温致满之嫌，但佐以流动升提之防风、桔梗，不但能载药上行，还能使补药无滞中碍膈之弊。案例 4 在选用滋养脾阴药时，皆以滋而不腻、养而能润之品为宜，在清利湿热时又要考虑脾阴不足的一面，故应清不可苦寒，利不可峻猛，以脾阴得滋、湿热能去为度。

郁证论治刍议

所谓郁证，是指五志过激，七情所伤，气机逆滞所引起的病证。气为无形之体，无处不至，何处郁滞，则何处经络壅遏，旋即出现病证。故此类患者，述证多奇异寡闻，表现罕见多变，常使医者困惑失措，无从下手。或求治于西医，借用现代设备检查，又多无异常发现，或告以无病，或冠以神经官能性疾病。然病苦缠身，欲罢不能，于是频繁更医，效难满意。疑虑丛生，失于主见，辗转延误，终成不治。陈修园曰"诸病起于郁者难医"不无道理。如能合理调气疏肝，思想疏导，怡情悦志，再结合五脏调补之整体疗治，许多难治重笃之郁证也有治愈之望。

一、郁证调气，调气必须疏肝

肝为木脏主疏泄，性喜畅达，最恶抑郁。木郁则生机委顿，肝郁则失于疏泄。凡情志不遂，肝者最易郁滞，则疏泄不及，气逆厥阴经络。患者除表现心境郁闷，意志消沉外，常可出现以胀为主的病证。如胁肋支满，小腹胀痛，女子月经不调等。如横犯脾胃，则可见中脘痞满，纳谷不馨，嗳气频频，大便不畅等。治应疏肝理气，解郁和中。方选逍遥散之类，加香附、郁金、佛手、橘叶等。香附为调气之圣药，郁金乃解郁之佳品，方中不可缺如。

二、郁证要治"心"，重视思想疏导

《灵枢·本神》篇："所以任物者谓之心，心有所忆谓之意，意之所存谓之志，因志而存变谓之思，因思而远慕谓之虑，因虑而处物谓之智。"说明人的意、志、思、虑等都来源于心，俗有"药难治心病""心病还须心药医"之说。即指心有难言之隐，意有难遂之愿等思想情志方面的病。譬如夫妻不睦、家事纠葛、意外变故等，都易使人气机郁滞而产生疾病。对这类疾病若不重视思想疏导、精神劝慰和药物治疗，往往事倍功半，甚至徒劳。医者若能暗示诱导，耐心询问，摸清伤害情志原委，开诚相劝，耐心疏导，务使患者摒弃长期被忧愤积压之重负，重振颓废之精神，胸襟豁达，则郁结自开，再结合辨证予以调治，则可收事半功倍之效。曾治一女患者，年甫三旬，患胃病多年迭治不效。余候其脉证，断为情志所伤，肝气怫郁，克伐脾胃。投以疏肝解郁、养血健脾之剂，服药近30剂，效不满意，药虽对证，奈何"心"病难医。患者心情怫郁有难言之隐。经反复疏导，郁结顿开，再疏前方胃病痊愈。说明医者必须重视心理治疗思想疏导，方能收到满意的效果。然确有少数伤感过甚，所失难得。如老年丧子，中年丧妻，加之禀性孤僻固执难化者，纵苦心劝慰，重负难释，预后自可想见。

三、郁证要注意调补五脏，消化致病物质

气为五脏所生，身为五脏所用，脏腑的生理功能须赖气去完成人体的物质转化；新陈代谢，乃至生命活动，又必须依赖脏腑的气化作用去推动。情志为病，气机长期郁结，便影响正常的脏腑功能，于是物质的转化，血液之运行，水液的代谢，必然会出现紊乱。如心气受损，则血运不畅，易成气滞血瘀；脾气受伤，则精微不化，聚液为痰为饮；肺气被戕，则宣肃无权，既可影响宗气之运转，又可使水道不畅；肝气受挫，则疏

泄不畅，既可影响脾胃之升降，又可直接影响藏血的职能；肾气受损，则藏精不固，蒸化失常，易使水聚。人体赖以生存的各种物质不能输灌濡养全身，反成为致病于人的有害物质；脏腑得不到物质的营养，脏气无以补充，功能日渐衰败，致病物质也将愈积愈多，郁结的气机何以得解，如此形成了互为因果的恶性循环。故郁证病久在临床既可表现出气机郁结的症状，也可见到气滞血瘀、痰水停聚的病邪存在，呈现出一派脏腑不足、正气亏虚的羸弱表现。因此在治疗时，除要调理气机、解郁行滞外，也要重视调补五脏，更不能忽视消除血、痰、水等物质的瘀结。只有这样，才能达到消化病邪，使脏腑得到营养的补充，促进脏气的生化，加速郁滞的通畅，疾病始可向愈。如解郁调气，要柔养肝体，以恢复正常的疏泄；活血化瘀，须补益心气，以推动血液的流动；消痰化饮，应健脾和中，以促进精微的运化；祛逐积水，当调补肺气，使宣肃有序，温养肾气，以化气利水。故解郁理气、调补五脏、祛逐瘀结病邪，是治疗郁证必须兼顾的三个环节。

【案例1】一50岁男患者，两年来常突发心悸喘息，发作时周身瘫软，须静卧床榻，若稍有惊动则心跳更剧，喘息难续。曾诊为冠心病、更年期综合征、癔病等，经治2年仍频繁发作，终至卧床不起。延余往诊时，正值发病急剧之际，反复观察，呼吸尚平，诊脉沉细而弦，未见明显喘促心悸指征，颇觉费解。询问其妻，获知2年来心中郁愤，精神苦闷。嗣后又受惊吓，出现心慌气喘症状。医生告称是心脏病，并语以耸听之言，嘱其自慎，以防不测。此后病情逐渐加剧，患者精神紧张，只要涉及"心脏病"三字者，立即发病。如工作不遂意，家庭有纠纷，也易发病。观其面色虚浮晦暗，精神委顿，畏寒怕冷，小便不多，纳少便软，舌质淡胖苔白润。病属思虑伤脾，脾气郁结，水谷不化，精血难生，心失奉养而虚悸；肺气不足故息微，宣肃失令水道不行。惊恐伤肾，肾气不足，失于温化，水气内停，一遇刺激则气失和顺，水气上逆而凌心，故心悸殊甚；肺气郁结，故自觉喘息；肾气不化，则小便不多，脾气不运故纳少痞满；胆气郁阻则易惊。急宜温阳益气，降逆安神，行气利水。方用薏苡附子散、栝蒌瞿麦丸合方，去山药，加黄芪、白术、沉香、苏梗、辰砂、琥珀等出入为方，服30 余剂症状控制，后制丸常服。随访 5 年旧病未发，身体健康。

通过此案的治疗，可以看出，七情致病初期多表现为气郁逆乱，久则损伤脏器，继又出现痰水停聚作祟，病情复杂多变。治疗中须多方兼顾，辨证要准，理法得当，分清主次，有所侧重缓缓调治，才能应手奏效。

肝胆病治脾调胃四法

肝胆疾患为常见的病证之一，因囿于肝为将军之官，其性刚暴，胆寄相火，以通为补，及肝病传脾之说。凡遇肝胆之疾，动辄喜投平肝、泻肝、清胆、利胆等克伐之剂，冀肝胆之疾消解于清泻克伐方中，故无效偾事者多矣。因肝木应时于春，为气化发生之始，若植物之萌芽，岂可随意克伐？且根植地下，土为其母，木之荣茂全赖脾土之滋沃，肝之疏条亦需脾胃之补养。张景岳"木非土不生"，赵献可有"木借土生"之说，张锡纯曰："欲治肝者，原当升脾降胃，培养中宫，俾中宫气化敦厚，以听肝木之自理。"然施治之法绝非一方所能统疗，因中土有阴阳寒热之异，肝胆有虚实气血之别，治能求其所主而施伏其所因之法，则有异曲同工之妙。

一、温中煦木法

【案例1】李某，女，53岁，1974年8月12日诊。发作性右胁疼痛3年余，伴厌食油荤、嗳气泛恶、神疲力乏等症。经胆囊造影确诊为"慢性胆囊炎"。虽经消炎解痉，利胆理气之中西诸药，收效甚微。来诊时正值胁痛又起，形体虚浮，精神困顿，面色淡白，巩膜黄染；终日洒淅恶寒，肢冷不温，纳差脘痞；喜唾清涎，大便溏薄，日二三次，舌淡润边有齿痕，苔薄白，脉沉弦。此中阳亏虚，脾土失运，阴寒凝滞，木少温煦，胆腑失疏条通达之能。亟拟温中运土以煦甲木之寒凝。拟附子理中合吴茱萸汤化裁，以期土暖木煦。附子6g，党参

15g，吴茱萸6g，干姜9g，桂枝10g，炒白术15g，炙甘草6g，红枣4枚。3剂后形寒止，胁痛减，纳谷大增。又予原方5剂，诸症暂安。因其中阳素虚，嘱其常服附子理中丸，以造就一个阳春中土。据云胁痛稍作时，服丸二日即效，可知温中之法，俾甲木禀少阳之性，"中清之腑"温而清净，疏利有节，胆汁不滞矣。

二、润土濡木法

【案例2】丁某，男，45岁，1976年4月17日诊，胆石症手术后，右胁疼痛依然。某医当即予益胆丸并书疏肝利胆排石之剂，嘱其长服，谓有利泥沙结石之继续排泄，岂知半年来仍一日数发，轻则隐隐作痛，重则翻转床笫。此次大痛又发三日。患者形瘦如削，痛苦面容，捧腹侧身而行，呻吟不已。右胁绞痛向肩背放射，食少频哕，口干欲饮，小便短赤，大便秘结常三五日一次，舌红少苔乏津，脉弦细数。此阳明阴亏，戊土燥灼，甲木失濡，柔体板结，气机郁滞，胆腑失降，胆汁不通也。疏肝理气愈耗气伤阴，排石利胆更败伤脾胃。亟予大剂清润滋沃中土之品，俾胆得濡软，疏泄条达有节，痛有向愈之望。

方拟沙参麦冬汤加减：生地30g，南沙参30g，麦冬15g，玉竹30g，石斛15g，潼、白蒺藜各15g，生白芍15g，甘草6g，天花粉20g，栝蒌仁30g，生谷芽30g。5剂。二诊时，痛止纳馨，二便自调。又予原方继服半月，诸症霍然。每隔年余虽有再发，但服上方数剂即安。如此数剂润土濡木之方，换来年余之舒适，不亦快事？

此与案例1虽皆为胆病治中之法，但彼为温中煦木，此为润土濡木。一温一清，一燥一润，同中有异，寒热判别也。设若两法易投，非雪上加霜，即火中添油也，辨治时尤当审慎。

三、疏土达木法

【案例3】李某，男，42岁，1984年6月11日诊。嗜酒之体，湿热壅盛可知，近来又罹乙肝病毒，遂感身困乏力，四肢倦怠，中脘右胁支撑胀满，目黄面晦，苔黄脉滑数等肝经湿热壅滞症状。曾投苦寒清解肝经热毒之剂两月，疾无进退，反增食欲锐减，神疲嗜卧之症。来诊时身重如裹，口黏无味，大便时溏时结，舌红苔黄腻，脉濡滑。此湿热壅中，郁闭气机，肝气无以宣达，胆腑为之壅遏，与土之壅结，木气无以伸展同理。治当疏导中土以达木郁。黄连4g，干姜2g，藿梗10g，法半夏10g，枳实10g，蚕沙10g，苍术6g，川朴10g，大腹皮20g，槟榔10g，荷梗二尺，草果6g，建曲20g。7剂。药后虽大便日解二三次，反觉中脘舒松，胁肋宽适，予前方去草果再服7剂。1周后身轻神健，脘胁泰然，纳谷馨香，目黄已退，乙肝表面抗原显然下降。因湿热久羁，脾阴暗耗，后拟六神散合三仁汤化裁，以养脾阴与化湿热同步，冀脾健肝荣也。

四、培土荣木法

【案例4】张某，男，38岁，1973年9月18日诊。慢肝三载，虽屡进清热利湿，疏肝理气及保肝西药，其效不显。半年来肝脏肿大，肋缘下二横指，质中、腹部膨隆，腹水征（＋），可叩及移动性浊音。肝功能异常，A/G倒置，患者形容憔悴，面晦少华，神情倦怠，四肢消瘦，少气懒言，纳谷不甘，溲少便稀，舌淡，脉虚细弦。久服逐水理气消瘀之品，以期肿消症除，殊不知不足之中气愈益伤残，水湿无以化，精微不能生，借土而生之木从何华荣？如不改弦易辙，再事苦寒攻伐，将有土败木谢之危。亟拟健脾益气，和胃渗湿为法，缓缓培运中州，以荣失养之肝本。

黄芪 50g，党参 15g，白术 15g，山药 20g，扁豆 10g，苡米 30g，茯苓 20g，炙甘草 6g，藿香 10g，干姜 3g，防风 6g，陈皮 10g，鸡内金 6g。

1月后纳谷增，二便调，腹水消退，精力充沛。后予原方为散，每服 10g，每日 2 次，坚持半年后，诸症悉减，肝功能正常，肝大回缩，体力恢复。

肝病治脾虽为常法，因证有虚实，故治有消培也，案例 3 为土壅木郁之机，案例 4 呈土虚木衰之理，故一以疏导消滞以达木，一则培益填补以荣木。总宜肝体得充而肝用复常，其生发疏泄条达有节，水湿、热毒、气滞、血瘀诸郁遏之邪自可逐日消减。消补迥异，故虚实应详辨，勿犯虚虚实实之戒。

口臭治验

一、脾胃虚寒，阴湿垢留

【案例1】赵某，女，34 岁，1982 年 11 月 18 日诊。

两月来口臭殊甚，如腐馊之气外溢，终日不解。自虑齿疾使然，经口腔科疗治未效，遂转内科诊治。患者形癯，面白少华，声息低微，手足不温，中脘胀满微痛，嗳气频频，纳谷不香，便如鹜溏，溲清且长，舌淡润苔薄白，脉虚细弱，言语之间，口中臭气熏人，一派中州虚寒之象。何以口出臭气？窃思良久，不得其故，缘患者求治心切，只得舍口臭之症辨析。拟温运中州之法试服，焦白术、焦山楂各 15g，党参、莱菔子各 10g，干姜、附片、鸡内金、炙甘草各 6g，神曲 16g，炒谷芽20g。5 剂。

［二诊］岂知药后口臭竟减其半，余症也有好转，前方既效，毋庸更张。原方再进：炒白术 12g，党参、姜半夏各 10g，附片、肉桂各 3g，干姜 4g，鸡内金、炙甘草各 6g，炒谷芽20g，大枣 3 枚。7 剂。尽剂非但口臭已，且脘腹舒适，精神复振，纳谷增，便溏止。

［按］考"脾开窍于口"，脾与胃互为表里，同居中州，故脾胃与口皆有密切之联系。中州阴寒虚冷，失运而积滞之谷物，无以化生精微气血，悉瘀阻沤腐为馊败之物，随上逆之胃气而泛溢于口，故口臭乃其一症也。诚如《景岳全书》曰："口臭虽由胃火，而亦有非火之异。……若无火证、火脉，而

臭如馊腐酸败，及吞酸嗳滞等证，亦犹阴湿留垢之臭，自与热臭不同。……不得谓臭必皆由于热也。"景岳之论，犹幽室一灯，益信"有者求之，无者求之，盛者责之，虚者责之"，为辨证求因不可偏废之举也。

二、血结络瘀，壅遏腐变

【案例2】罗某，女，24岁，1983年4月29日诊。近年来自觉口味秽浊，且有腥臭之气喷出，诊治数月罔效，来诊时张口即有秽臭之味，检视所服之方，非清热泄火，即通腑导滞之品，漱口洁齿之剂也频不绝口，均以无效而懊恼增忧。询其纳谷二便尚调，睡眠亦佳，只云胸脘憋闷不适，经行淋漓、腹痛，且量少色紫夹血块，口干不欲饮，舌淡暗边呈紫色，脉弦数。此瘀血内阻，络脉失运之证显然，何以口臭之症也参伍其间？忽忆王清任通窍活血汤有主治"出臭气"之症目。遂拟活血通络、凉血理气之品以消息之：当归尾16g，赤芍12g，生山楂、泽兰叶各20g，红花、丹皮各6g，枳壳、郁金各10g，檀香、酒大黄各3g。5剂。

［二诊］经汛适至，腹痛大减，紫块也少，且口臭之症也愈其半。继予原方增损再进：当归、赤芍、川牛膝、郁金、细生地各10g，丹皮6g，泽兰叶、生山楂各15g。5剂后口臭即已，至此而后月经亦调。

［按］口臭由血瘀所致者，前贤论述不多，王清任于《医林改错》载于通窍活血汤所治症目下，曰"血府血瘀，血管血必瘀，气管与血管相连，出气安得不臭，即风从花里过来香之义。……无论何病，闻出臭气，照此法治。"其说理虽欠妥帖，但效验确然，有一定的实用价值。考血瘀口臭，与中州之变也不无联系。脾胃因故络阻，气结血瘀，壅遏不行，蕴久化

腐秽浊之气随经上行出其所开之窍，故径予通逐中州瘀血之品，佐以凉血理气之味，果收药应病机之验。本案之药虽宗王氏之法，但未用其方，所施之品皆宗脾胃络脉瘀阻及蕴久而生郁热之机制取舍。

口疮两例辨治

【案例1】王某，男，38岁，1981年1月患口腔溃疡，疼痛难忍，此起彼伏，反复发作，破溃难愈。1982年7月到上海某医院诊断为"顽固性口腔溃疡"，曾服维生素、泼尼松等西药无效，于同年8月4日来我处治疗。检查：口腔两侧、舌根、舌尖及上下内唇里黄豆大椭圆形溃疡面六处，痛楚不堪，咀嚼不便。其人身体虽瘦，但精神爽朗。大便燥，小便黄，脉实，舌质红，苔淡黄。诊断：口疮，心胃火热型。

［处方］紫雪丹4瓶，内服外敷同时并用。内服每日3次，每次3g，外敷每日5次，每次将药粉少许点在溃疡面上，嘱半小时内不能饮水，以免药粉迅速消失。5日后，溃疡面逐渐减小，疼痛缓解。再按前法使用2瓶痊愈。

［按］紫雪丹为疗治温病邪入心胞而现高热神昏谵语抽搐的有效方剂，有较强的清心热、解热毒、开窍醒神之功。今借用本方内服、外用并投，俾心热得清，胃热得泄，疮毒可解，因此可以促使溃疡面加速愈合。

【案例2】张某，女，40岁，1978年起患口腔溃疡，曾去南京、上海等地治疗，效果不佳，于1981年10月来我院诊治。检查：口腔溃疡面有5处，大者如蚕豆，边缘外翻，呈白色腐肉状，不痛，时流口涎。体瘦，面色淡白，四肢不温，小便清长，大便溏，腰部时感酸痛，口淡乏味。脉缓无力，舌质淡。诊断：口疮，阴寒内盛，营血亏虚型。

［处方］阳和汤加减，熟地15g，鹿角胶10g，炮姜、甘草

各 4g，细辛 3g，党参 30g，黄芪 25g，肉桂、麻黄各 2g。上方
10 剂后，病情明显好转，溃疡面大大减少，精神转佳，仍按
上方 5 剂痊愈。随访至今未发。

[按] 本例属阴寒内盛，营血亏虚，血不上行，铸成口
患，经久难愈。治当温补精血，助阳散寒。熟地、鹿角胶入肝
归肾，补肾填精，充血生肌；炮姜、黄芪、党参、甘草祛中寒
而培脾土，增强生血之源，去腐生新；麻黄与肉桂合用，上下
兼顾，下助元阳，上透口毒；细辛一味，直达病所。黄宫绣
曰："细辛味辛而厚，气温而烈，为足少阴肾经主药，凡风寒
邪入至阴，而见本经头痛，腰脊俱强，口疮喉痹，鼻渊齿䘌，
水停心下，口吐涎沫……并宜用此调治。"

杂病治肺十法

肺主气，司相傅之治节，辅君主以运行血脉而奉养周身；体轻虚，居上焦之位，为脏腑之华盖而朝百脉，上系喉咙开窍于鼻以司呼吸，外合皮毛启闭腠理主一身之表。散脾气上输之精，洒陈脏腑润泽肢骸，有"如雾露之溉"之说；兼主水气运行，通调水道，四布水精，有"水之上源"之称。肃降之令行，浊阴能降，大肠传导变化有节，胃腑和降通顺；宣发之职司，清阳可升，逐御外邪之侵客，血运流畅无滞。肾水得其滋荫，阴精充沛；肝木受其制约，无横逆之变，是故肺金轻虚，气阴充沛，则治节有权，宣肃有节，朝百脉而气血运行活泼，荫脏腑而生养制克有节，体健而无恙也。无怪乎肺痨之人肾阴不足，久喘之疾累及君主，肺虚则卫外不固而遭外邪，肺闭则水道不调，溲行不利……因于肺金之疾而变生之恙临床不为少见。故调补肺金并复其治节之能事，诚有俾气血运行，升降出入有节；脏腑和谐，表里安详无乖。实为治疗内伤杂病不可忽视的一个脏器，现就临床所得，将杂病从肺论治简介如下：

一、宣肺消肿减肥法

水肿之病，机因繁多。因于肺气郁闭，水失通调，而泛为水肿者不为少见。吴鹤皋云："肺热则失其下降之令，以致水溢高原，淫于皮肤而为肿。医罕明乎此，实脾导水皆不能愈。"古之"开鬼门"之法，实寓清宣肺金，通调水道之用。

故喻嘉言尝有"水道不利而成肿满,以清肺为急"之训。近年来余用清宣肺气之法移治因内分泌失调及皮质醇增多而引起的体肥身肿之症,常获肿消肥减之效。

【案例1】孔姓,女,34岁,月经不调,量少,常二三月一至。身体逐渐肥胖,两年来体重由55kg增至79kg,肢体沉重,终日头昏乏力,胸膈憋闷,稍动则更甚,溲少便秘,下肢水肿,按之凹陷,舌淡苔薄白。虽经健脾益气,温肾利水诸法治疗半年罔效。此乃水气互结,流溢肌肤之证。因思肺主气,为水之上源,清轻宣肺之法,辄有行气利水之效。遂拟:杏仁、薄荷、马兜铃、连翘、桑叶、桑白皮各10g,木贼草12g,桔梗、蝉衣、通草、麻黄各6g,白茅根20g。5剂后溲多便畅,肿消过半,体重轻减,再予原方出入,一月后体重减至60kg。

二、启上决闭法

癃闭之疾多为危急重笃之候,其致病之因并非一端。然属肺气闭塞,上窍不通者亦复有之。仲景有"卫气行,则小便宜通"之说,丹溪对癃闭之证喻之曰"譬如滴水之器,上窍闭则下窍无以自通"。故清金宣闭,乃开上通下治疗癃闭之一大门径。

【案例2】张姓,男,45岁。发热咳喘1周,忽小便点滴不下1日而急诊入院。4日来只以导尿之法救治,转请中医诊治时,见其发热虽退,但胸闷咳喘未已。口干,舌尖红、苔黄腻,脉浮滑数。此乃痰热蕴肺,肺气闭遏,肺失清肃通调之令,水道不通而发为此疾。亟宜清宣肺金,启上窍之壅塞。栝蒌皮、冬瓜仁、石膏各30g,鲜芦根60g,麻黄8g,苡米20g,桔梗6g,桑皮、杏仁各10g。2剂。外用葱管取嚏而直开上窍。1日后溲行咳减,胸闷口干亦除。

三、宣透化湿法

湿为阴邪，与主湿之脾土常内外相召。致湿之因大多为脾土卑监，运化乏力使然。故崇土健脾，利其小便为治湿大法。然湿之为患涉及范围甚广，内而脏腑，外而肌肤，经络经隧无处不至，变生之疾令人莫测，绝非崇土利溲之法所能胜任。但宣透肺气却能收化湿之效。因肺主气，具宣发畅流之性，脾之运化亦赖肺气之宣透肃降。若肺气郁闭，气机不利，湿浊之邪氤氲蕴遏，难以分化，虽"治湿不利小便，非其治也"，然治湿不宣透肺气，其效也不彰。

【案例3】曾治一湿邪阻滞中脘之李姓患者，纳差脘痞，溲少便溏，身困无力，舌淡苔白腻。虽迭进健脾燥湿，淡渗利尿之法，收效不显。后在胃苓汤中加桔梗、麻黄各6g，苦杏仁10g，宣透肺气之剂后，湿邪困中之证顿减大半，而收宣肺化湿之效。再如印斑之属于湿浊之邪郁遏肌表者颇多，徒活血理气，祛风化湿者少数。余宗《临证指南》"湿阻上焦者用开肺气"之旨，予轻清宣透肺气之法，畅达气机，常收明显效验。药如：桑叶、蝉衣、杏仁、木贼草、桔梗、麻黄、薄荷、白芷、苏叶等。俾湿浊郁遏之印斑有渐渐消解之机，此皆借宣透肺气以达化湿之用。

四、开降解郁法

郁之为病，多因所欲不遂，情志怫郁，而致肝气失疏，气机郁滞，表现为心情抑郁，胁肋胀满，嗳气频频，或喜怒无常，咽中有如炙脔之状。治此者当宗"郁者达之"之意，旨在肝气一疏，气机条达，则诸郁可解。然临床所见专恃疏理肝气之法并非皆效，因"所谓郁者，清气不升，浊气不降也。

然清浊升降皆出于肺，使太阴失治节之令，不唯生气不升，收气亦不降，上下不交而郁成矣"（《医述·郁》）。故经有"太阴不收，肺气焦满""诸气膹郁，皆属于肺"之旨。如《临证指南》治郁有"开降肺气"之法。

【案例4】陈姓，女，42岁。因与他人争执受挫后，而致沉默寡语，终日闭户不出，哭笑无常，胸胁苦满，善太息，渐至咽中如有炙脔梗死之状，神情淡漠，纳少不眠，舌淡红苔薄白，脉弦细数。经治1月未效。所服之方非疏肝理气，即重镇安神。窃思怫郁之证虽每结肝气，然气机郁滞，与太阴肺金不无联系。疏肝不应，当从肺治。遂宗叶氏"开降肺气"一法，俾清升浊降，气机一旦流畅，则郁结之证或可向愈。且肝受肺之制节，也复疏泄条达之性，遂予清燥救肺汤加减：枇杷叶10g，桑叶15g，石膏20g，杏仁、麦冬各10g，栝蒌皮20g，南沙参30g，百合15g，川贝母、生地各10g。3剂药尽，果咽中无阻，胸胁泰然，后予上方出入调治即愈。常见解郁理气之方，每多辛香燥烈之味，殊不知服之日久，必伤阴耗气，非但肝之疏条之性受戕，治节之肺金也遭受其害。

五、治肺理腑法

大肠为肺之配腑，其变化传导之职亦赖肺之肃降，如肺遭客邪之侵，肺气郁闭，清肃之令不行，肠腑传导失职，大便非结秘即泄泻，治肠不应者，当思治疗其肺。

【案例5】花姓患儿，麻疹后余热未退，泄痢之疾日夜无度，赤白相兼，腹痛阵作，他医径予白头翁汤、芍药汤加减罔效，患儿麻疹半月，气阴伤损，又泄痢2周，现已形瘦如削，气息奄奄，此麻后三大逆证之一也。吾邑已故老中医查子明先生谓此曰："麻毒发于肺金，肺与大肠互为表里，此痢乃肺之气阴虚极，热毒下移大肠之故，亟拟敛润肺之气阴，清泄肺金热毒"。药用：百合20g，沙参6g，川贝母8g，麦冬9g，五味子3g，野菊花10g，银花10g，甘草3g。3剂而热退痢止，可谓匠心慧眼，高人一筹也。便秘之证择清肃肺气法已为医家所习用，古今论之甚多。如《临证指南》在便秘案中尝曰："若湿热伤气，阻遏肠腑者，则理肺气以开降之。"朱丹溪曰"古方通大便，皆用降气之剂。盖肺气不降，则大便难于传送，用杏仁、枳壳、沉香等是也"。故清肃肺气实为调理肠腑之要法也。

六、肃肺和胃法

胃为水谷之海，主受纳腐熟之职，其气以下行为顺。然胃气之和降，除与本腑无恙、肝之疏条外，与上焦之肺金也不无关系。肺居华盖之位，具清肃之令，其气亦为下行为顺。故肺气之肃降可使胃气无逆上之变，下趋之物畅行无阻，如遇恶心呕吐等胃气上逆之证，在和胃降逆方中，再佐以肃降肺气之品，必收事半功倍之效。

【案例6】陆某，男，35岁。呃逆频作，经治少效，一月来更医数人，皆予和胃降逆，理气通幽之旋覆、代赭石、沉香、半夏、厚朴、大黄之类。转余诊时，询知胸膺痞闷，呃逆中伴有咳呛之声，忽悟此肺气郁闭，肃降之令不行，取肃降肺气以降胃气之法。枇杷叶30g，南沙参20g，全栝蒌30g，鲜芦根60g，川贝母10g，竹茹10g，代赭石30g。只两诊7剂即收全功。

七、清金制木法

肝性刚直，素有将军之称，稍有勃怒则横逆莫制，犯上乱中，肆无忌惮。镇肝、泻肝、清肝等克伐之剂应运而生，苦寒重镇之药也纷乱杂投，体实者尚能受任，体虚之人岂堪频施。且肝阳上逆有强制不驯之例，而越发奔迫无羁，更应改弦易辙。如予清肃肺金之法，俾肺行金令，肝得金制，犹如脱缰之马，重套羁绊，烈性顿息，不治肝而肝得制也。

【案例7】秦某，男，48岁。素禀刚烈之性，一日酗酒后，与人争执不休，当夜头痛如裂，面赤气粗，目红且痛，口苦且干，便秘溲黄，舌红苔黄腻，脉弦劲滑数，一派肝火横逆莫制之势昭然若揭。投龙胆泻肝不应，复加当归龙荟丸亦少效。因思肝木横逆必得金制，方能平熄。遂于龙胆泻肝汤中重加南沙参45g，川贝母10g，枇杷叶、海蛤壳各30g。3剂竟诸症霍然。一贯煎是一张主治肝阴不足、肝气不舒而致胁肋胀痛之名方，具有养阴柔肝、理气止痛之功。细释方中沙参、麦冬，虽有清热养阴之效，但更具润肺清金以驯制肝木之意。余于胁肋胀满、中脘疼痛之因于肝阴不足、肝气横逆者，每予一贯煎再配伍川贝、百合，加强清金肃肺以制肝之力，辄收良效。

八、理肺治心法

心肺虽分主气血，但同居膈上，心血之运行有赖肺气之推运，肺气之治节也恃心血之濡养，故气病及血、肺病累心者常有之。如胸痹之因肺气郁闭、脉络瘀阻者，只行活血化瘀之法，常不及开提肺气奏效。若确系心脉瘀阻，在活血通络方中再辅以清肃开提肺气之品，可收气行血活之验。

【案例8】张某，男，48岁。患冠心病多年，胸痹常发。活血通络化痰理气之法，虽效而不显。余诊时，见其舌苔薄黄，除不时胸痛外，常感胸膈憋闷，口干，脉浮滑。此痰热内蕴肺金，气机郁闭，心络瘀阻，心失所养也。予千金苇茎合活络效灵丹，再加大贝、栝蒌皮、枇杷叶、海浮石等理肺与治心同法，而收气行血运之捷效。肺心病患者皆有反复不愈之咳喘病史；肺病不已、久必累心者，皆由肺金为痰浊壅遏，治节无权，运血之力不足，而少心血之濡养；心血失肺气推运，脉络阻滞，水湿不化，故心疾日益转甚，如此因果循环，疾无向愈之望矣。若愈心疾，必调肺金，俾治节之令行，升降之职司，血脉之瘀阻，水湿之停滞，可逐日消解，心疾诸症亦随之好转。

【案例9】李姓，男，58岁。久罹咳嗽、痰喘，稍动则心慌气急，此由肺累心也。1978年冬，外邪客肺，诸症蜂起，1周后目突腿肿，气急息粗，喉间痰声辘辘，终日心悸怔忡，舌淡红苔黄腻，脉虚细滑数。此乃肺气久亏，痰热蕴结，肺失宣肃，心脉瘀阻，脉道不利，水湿不行，治从清肃肺金入手。南沙参、丹参各30g，大贝、莱菔子各15g，葶苈子30g，桃仁、杏仁各10g，枇杷叶15g，大黄10g，苡米、冬瓜仁各30g，竹茹20g，桑叶、桑白皮、赤芍各10g。5剂后咳喘减，痰易咯出，便泄溲畅，肿消二三。再予原方减大黄为6g，又服5剂诸症缓解。

九、补肺荫肾法

金水相生，肺为肾母，故肺为肾之生化之源。若肺阴不足，必殃肾精；肾气亏虚，必盗母气，所以滋补肺阴辄有裨益肾精之用。

【案例10】患者文姓，年仅三旬，头发斑白过半，面容憔悴，头昏目眩，视物模糊且干涩无津，遗精早泄，腰膝酸软，舌红少苔，脉虚细数，精力极度疲乏，已不能胜任日常工作一年有余。此乃先天不足、肾精虚极之候，虽屡进大剂补肾填精之品而少效。患者焦急痛苦，医者束手少策。余思此肾虚之证显于四诊，少效之理非补肾填精之法悖谬，实未虑先天之精既赖后天水谷精微不断滋充，更纳五脏之精而藏之也。肺乃转输脾气上承之精而洒陈脏腑，又为肾之化源，与肾精之滋生关系甚为密切。如能滋益水之上源，俾源沛流充，对肾精不足之证不无裨益。遂在补肾填精之大补元煎方中，重加麦冬、北条参、阿胶、冬虫草以资助肾精之化源，半月果收效益。后予原方蜜丸，两月后证愈七八，半年诸症向愈。金水相生之理，并非虚言臆度也。

十、益肺固表法

肺主皮毛，司腠理之开合，主一身之表，有御邪入侵，逐邪外出之能，故肺金之虚实与肌表之固疏关系十分密切。如肺气不足，玄府不固，肌腠常疏，恶风自汗之症辄缠绵不已。然表虚变生之疾颇多，其调治之法也随证之不同而异。如甘草干姜之温煦肺阳，沙参麦冬之滋益肺阴，党参黄芪之补养肺气。

【案例 11】杨某，女，28 岁。反复风疹伴鼻塞流涕 2 年。虽屡进养血疏风，活血通窍均罔效，再诊时见其面色惨白，肌肤白嫩，腠理不坚，头昏，乏力少气，极易感冒，舌淡，脉虚软无力。此殆肺气亏虚，肌腠不固，风邪乘虚袭表犯窍，留滞不去，郁滞经络，阻闭清窍，故风疹不已，鼻塞流涕不解也。遂拟益气补肺，以坚肌固表，利窍祛邪为法。生、炙黄芪各20g，党参 10g，防风、炙甘草各 6g，炒白术 10g，白芷 3g，五味子 2g，红枣 3 枚，生姜 3 片。半月后诸症消减过半，匝月即愈。后予原方为散，坚服两月，至今未见再发。

肾炎验案拾零

肾炎致病因素多，发病机制复杂，故治疗时颇感棘手。现将部分治愈病例摘录数则述之于后，并谈点体会。

一、风热袭肺，治节少权

【案例1】倪某，男，14岁，1974年2月28日初诊，两周前患风热感冒。经治稍瘥，继而全身漫肿，小便短赤，口干目赤，仍微咳，其声不扬，纳少便结，舌尖红苔薄黄，脉滑数。尿常规：蛋白（+++），红细胞（+++），白细胞（++），管型（1-3），此乃风热邪毒结于肺系，肺失清肃治节之权。拟疏风清热解毒为治：蝉衣、射干、杏仁、木贼草各10g，紫背浮萍30g，桔梗8g，白茅根60g，石膏、冬瓜皮各20g，银花18g。

服药3剂，小便量多，肿势有减，6剂时肿消殆尽，纳增便畅，咳已，舌淡红苔薄白，脉浮缓。小便常规：蛋白（±），红细胞（-），白细胞（0-1）。此风平热清，原方小其剂继服3剂后，诸症皆已，尿常规正常。上方去膏、萍、银、杏，加茯苓10g，苡米15g善后。

[按] 此例发病急，病程短，肿势甚大，属风水重症，故选用蝉衣、木贼以疏风解表，桔梗、杏仁以开提肺气，俾风邪得疏，肺气宣畅，则治节有权，水无风激，病势可定。更以二花、射干、石膏、茅根以清热解毒，配以浮萍、冬瓜皮通利小便，则肿势可平。方似平淡，但收效迅速。

二、疮毒逼营，湿热壅盛

【案例2】胡某，男，18岁，1983年8月26日初诊。时值炎夏，洪涝月余，暑湿交蒸，水毒侵淫，遍体脓疱，以手足为甚。经内服外搽药物十多日后，脓疱疮渐愈。可是未几日面足微肿，因饮食如常，未予介意。2日后，小便短少，水肿加剧，按之没指，身体重着，目胞肿甚难睁。大便结，溲短赤。口干，舌绛苔黄腻，脉滑数有力。尿常规：蛋白（+++），红细胞（++++），白细胞（++），管型（0-3）。此湿热水毒逼营伤肾，肾之开合不利，聚水为肿。急予凉血解毒、清热祛湿为治：生地、蚤休各12g，丹皮、赤芍、大黄各10g，白花蛇舌草、紫花地丁、车前草各30g，白茅根60g，商陆6g。

服药3剂，溲多便通，肿势稍减，舌已转红，原方加川牛膝15g，又服5剂，肿消大半，便稀且溏，舌红苔薄白。尿常规：蛋白、红白细胞均为（+）。前方去大黄、商陆，加野菊花18g，共服药13剂，肿消神奕，大便实，一日一行，小便化验均转阴。

［按］脓胞疮毒引发肾炎甚多，前贤对此也有论述，如《沈氏尊生》即有"血热生疮，复为水肿病"的记载。本例选用大剂清热解毒，凉营养阴，通利二便之品，务使致病之湿热水毒速解，已伤之营阴得复，从而肾复司其开阖封藏之职，故水肿消退而病痊愈矣。

三、土卑气虚，水泛失制

【案例3】程某，女，35岁，1971年5月16日初诊。慢性肾炎3年，反复发作。近月宿恙又剧，遍身水肿，下肢为甚，按之凹陷，溲少便溏，纳差，神疲乏力，面色惨白，少气懒言，终日洒淅恶寒。舌淡润苔薄白，脉濡缓。尿常规：蛋白（＋＋＋＋），红白细胞均为（＋）。此脾虚失运，土不制水，水湿泛溢肌肤；气虚不固，营卫失和，易受风邪侵袭。治当健脾益气，调营卫利水湿为法，参苓白术散合苓桂术甘汤化裁：党参、黄芪各20g，白术、桂枝、泽泻各10g，茯苓30g，甘草、干姜、附片各6g。服药5剂，肿势依然，脉舌如前。患者焦虑，余也甚踌躇。忽忆《千金方》有鲤鱼消肿之法，不妨拟方一试：黄芪、白术各30g，防风10g，鲤鱼一尾斤许。不放盐清水炖煮，不时温服。

前方服2剂后，小便昼夜竟达十余次之多，肿消殆尽。纳谷馨香，大便也实。尿常规：蛋白（±），红白细胞转阴。原方嘱其隔3日一剂。2剂之后以《冷庐医话》黄芪糯米粥长期服用，至今未发。

[按] 此例经西医诊断为"慢性肾炎肾病型"。中医辨属脾肺气虚，水失肺之通调、脾之转输，故漫肿无制，肆溢肌肤。治此当以脾肺两调，则水有所制，精微得化且可敷布脏腑。肾得两太阴转输敷布之精微，肾气可充实，开阖秘藏复司，精微封固，水浊外泄，水肿日消矣。本例以黄芪大补脾肺之气，白术崇土健脾而制水，防风斡旋其间以辅芪术之用，更以温补利水之鲤鱼浓煎为汤以填补久泄之精微，故一旦脾肺各司其职，精微气血复得滋充，何患肿之不清、疾之不愈哉。

四、肾督两亏，开阖失节

【案例4】汪某，男，41岁，1968年11月2日初诊。腰痛绵绵数载，虽经温肾养阴，强腰壮肾，祛风利湿通络蠲痹诸治，终少疗效。某医院诊为"慢性肾炎"，治疗半年也无效。近来除腰痛外，脊膝也酸痛不已；终日畏寒，下肢水肿，形体清癯，面容憔悴，少寐滑精，目光少神，纳谷不馨，大便不实，小便短少；舌淡红少苔，两脉沉细无力。尿常规：蛋白（++），红细胞（1-5），白细胞（0-5），管型（0-1）。此肾督亏损，精血内夺，肾失封藏开阖之本。当温养滋填为治：熟地 20g，山萸肉、丹皮、龟板胶（另炖）、鹿角胶（另炖）、枸杞子、菟丝子、杜仲、怀牛膝各 10g，茯苓 12g，党参 5g，怀山药 30g，肉桂 3g，仙灵脾 18g。

服药 5 剂，腰痛大减，精神亦振，余证依然。原方三倍量，再加鹿茸 10g，研末炼蜜为丸，每服 10g，每日 2 次。一个月后，诸证大减，尿常规全部正常。为巩固疗效，仍按原方为丸，再服月余。

[按] 余早年遇此类肾炎数例，开始总按肾气不足、阴阳两损，投以温滋利水之剂，效终不显。曾按此法诊治一例，因无效而辞我去江苏求某老中医诊治，两月后竟获痊愈返乡。检其所服之方，均为温养滋填肾督之品，少利尿逐水之药，查方为《和剂局方》之大菟丝子丸加减而成，这一治验对我启迪颇大，后遇此疾仿此辄效。

《素问·骨空论》云督脉"贯脊属肾"，肾病日久，必累及督。督脉主一身之阳，督脉虚损，故肾失温煦。精血内夺之人，更应遵"精不足者，补之以味"之旨。此例因虚致肿，乃肾督亏虚，非血肉有情之品不效。遂仿某老中医之法拟济生肾气丸合龟鹿二仙丹意，炼蜜为丸，缓缓图治取效。

五、湿热伤阴，虚实错杂

【案例5】沈某，男，38 岁，1978 年 9 月 18 日初诊。2 年前患慢性肾炎，虽经中西医治疗效不显，水肿反复发作。尿常规：蛋白（+++），红白细胞均（+），不易改善。血压 150/

100mmHg，形体虚浮，颜面潮红，腰膝酸软，头昏目眩，五心烦热，尿少色黄，纳差，失眠梦遗，舌红苔黄腻，脉弦细滑数。此肾阴久亏，肝阳偏亢，湿热内蕴下焦，肾失开阖秘泄之能。治当滋补阴精，清泄湿热，佐以平肝潜阳之法：生地、旱莲草、怀山药各20g，桑叶12g，薏苡仁、石决明（先煎）、白茅根各30g，女贞子、滑石各18g，丹皮、通草、猪苓、菊花、潼蒺藜、白蒺藜各10g。

服药20剂诸证缓解，水肿消退。尿常规：蛋白（±），红白细胞皆转阴。舌淡红苔薄黄，脉细数。今拟滋肾养肝之六味地黄丸、桑麻丸各500g，每丸各服6g，每日2次，用白茅根、草决明各30g，菊花10g，以平肝利水之药煎水送下。

2个月后来诊，水肿未再出现，腰痛头昏均已，其他诸证也继续改善。尿常规正常，血压为118/78mmHg，再拟前二成药善后。

［按］本虚标实，虚实兼杂之证，治疗时最难措手。本例肝肾阴虚，肝阳偏亢，法当滋水涵木；湿热蕴结，壅滞不解，又当清热利湿。但滋阴有助湿之嫌，利湿有耗阴之虑，故选用既滋阴又俱泄浊之六味地黄丸为基本方；二至、桑麻虽为养阴柔肝之品，皆滋而不腻；苡、滑、通、茅等均为利湿清热王道之味，无峻猛克伐之性；菊花、草决明、石决明、潼蒺藜、白蒺藜配合二至、桑麻以养肝阴而平镇上逆之肝阳，久服无碍，与病咸宜，且丸药缓图，久而自可见功。

六、体会

肾炎之病，西医有急性、慢性之分，中医有阴水、阳水之殊。因其致病因素繁多，发病机制复杂，故治疗之法绝非一方一药所能承担，更不可见肿则逐水，视虚则温补。应针对具体症情，辨证施治。案例 1 为风热袭肺，案例 2 为疮毒逼营，皆为阳水之重证实证，治本张子和"病之一物，非人身素有之也，或自外而人，或由内而生，皆邪气也。邪气加诸身，速攻之可也，速去之可也"之旨，乘其正气尚盛，对致病之邪可一鼓作气而攻之，应剂大量足，祛邪务尽，不可姑息，邪祛则正安矣。案例 3 为脾虚水泛，案例 4 为肾督亏损，皆为阴水之重证虚证，治疗虽以补为主，但应分清是"温之以气"抑或"补之以味"。必待正气来复，虚损得补，脾之运化、肾之开阖各司其职，不利水而肿自消。然虚难速效，肿消后仍应缓缓调治。案例 5 为本虚标实、虚实夹杂之症，用药必须分清虚实之侧重，明晓补泄之所宜。此类患者病程较长，证候繁多，病理十分复杂，要慎择方药，以恰到好处为善。

偏头痛证治举隅

偏头痛是一种颇为常见的头部疾患，因其多发生于头之一侧，故得名。且其发病暴急，疼痛剧烈，作止无恒，间歇期宛如常人，患侧耳目齿辄受其累，病变虽在少阳厥阴经脉之循行部位，但其病因不一，治法亦殊。兹就临床所及，将偏头痛之常见证型辨治举隅如下：

一、少阳痰热郁蒸

嗜酒恣饮，喜食肥甘美味之人，痰浊之邪日潜滋生。若浸渍肝胆，郁久蕴蒸变热化火，痰浊之邪随郁逆之火，循少阳之络而上犯清窍，充斥壅遏其间，清灵之府遂变云雾之乡，故偏头痛之证作矣。常见或左或右之头额闷热胀痛，似物充塞之感，时或目眩头晕，泛泛欲吐，目眵偏多。患侧耳鸣失聪，以长夏暑湿之令为甚，郁怒饮酒则疼痛加剧，常伴纳减口黏、胸胁胀满、便结溲黄等症，舌红苔黄腻厚浊，脉弦滑数。治宜清肝利胆，清化痰热，《温热经纬》之黄连温胆汤加味甚为合拍。如热甚者加山栀、黄芩，湿重者加苍术、制南星，气火冲逆甚者加代赭石、龙胆草，病后阴血亏虚者加旱莲草、桑葚子等。

【案例1】金某，男，36岁，1972年6月26日诊。右侧偏前额头痛，时止时犯3年余，春夏剧，秋冬瘥，饮酒或恼怒后加重，医治乏效，只恃止痛镇静剂以求暂安，因久服胃脘不适，故又不敢续用。今夏在一次争执之后，偏头痛大作，一连

7 日不止，右额胀痛烘热，呕恶频作，右耳鸣响失聪，夜寐不安，噩梦纷纭，胁肋胀满，纳差脘痛，精力疲惫，口干黏不欲饮，便结溲黄，舌红苔黄腻，脉弦劲滑数，此肝胆素蕴之痰热，随郁怒之气火循经上逆而充斥厥少之脉，予泻降肝胆气火，清化久蕴之痰热，以期腑洁络净，清窍宁谧：龙胆草10g，代赭石20g，川连6g，枳壳15g，竹茹15g，大黄6g，法半夏10g，木通10g，山栀10g，胆南星6g。3 剂。

[二诊] 头痛减半，诸症缓解，黄腻之苔已转薄黄但欠润，口干苦欲饮。仍宗原方去苦寒清泄之龙胆草，减大黄、木通之量，加生地16g，赤芍10g，地龙6g，丝瓜络12g，并以此方出入。共服30 余剂后，痰热清，络脉通，营阴复，头痛逐日向愈。

二、厥阴风阳上扰

足厥阴为风木之脏，内寄相火，体阴而用阳，若素秉木火之体，或纵欲酗酒之人，或气火偏亢之躯，肾水不足，肝失涵养，易亢之肝阳常。随极易浮动之相火循经上逆而干扰清宁之所，此为偏头痛之又一因也。其证多为如火似灼之一侧头痛，常连及巅顶，午后为甚，入夜稍减，喜凉恶热，目赤耳鸣，额筋怒张，性急情躁，易怒烦乱，口苦咽干，或胁胀脘痛，大便或秘或溏，溲黄赤短少，舌红少津，苔薄黄，脉弦细数。一派肝阳肝风偏亢升浮莫制之势，非大剂养阴潜阳、平肝熄风之剂不为功，羚羊钩藤汤加减甚宜。方中羚羊角物稀价昂，可代以重剂之石决明同效。如肝阴亏虚者加桑葚、女贞子，肾水偏虚者加玄参、龟板，风阳偏旺者加牡蛎、天麻。

【案例2】滕某，男，52 岁，1968 年 4 月 17 日诊。禀性刚暴，纵欲嗜酒，肝阳偏亢由来已久。两年中，右侧头痛频发，半月来症状有增无减，面颊绯红，太阳穴处青筋暴露，目赤羞明，心烦嘈杂，两耳轰鸣，失眠多梦，腰脊酸痛，食减，口干苦喜凉饮，便如羊矢，溲黄涩痛，舌红多裂乏津，苔薄黄，脉弦劲细数。此偏亢之肝阳下汲肾水，风阳上扰清窍，亟拟滋水涵木平肝熄风法：石决明30g（先煎），珍珠母20g（先煎），钩藤20g（后下），天麻10g，川贝10g，玄参20g，菊花12g，桑叶10g，生地30g，生白芍12g，夜交藤30g。5剂。

［二诊］药后风阳有熄，头痛锐减，他症亦见好转，守方继服一月，后予六味地黄丸常服以资巩固。头痛虽也有作，但时短症轻，一年偶犯一二次矣。

三、风热郁闭内灼

外感风热之邪，或风寒客久化火郁闭内灼少阳头目之络，而证发偏侧头痛者也不少见，诚如《临证指南》于头痛门中有"偏者主乎少阳，而风温火郁为多"之说。因其为外邪郁遏，客居少阳，治非清泄和解无效，若仅以苦寒清热，抑或滋阴潜降之法，郁遏之邪定无外透之机。其痛势颇剧，如火之燎灼，甚则目赤齿痛龈肿，侧耳轰鸣，喜冷恶热，口干引饮，舌尖红赤，苔多薄白或薄黄，脉浮弦数；症与厥阴风阳有相似之处，但彼以内风上扰，多肝肾营阴不足。此为风热郁闭，以清窍受害为主，治当以疏解少阳、清轻宣泄为法，宜四逆散合桑菊饮化裁。白芷、蔓荆子、山栀、荷叶、川芎等均可随症选入。

【案例3】陈某，女，22岁，1977年8月11日诊。阵发性偏右头痛，时也左侧不适3月余，经治无效。近1周来疼痛加剧，又增右侧目赤齿痛之苦，寐食俱废，外以冷湿毛巾敷之则头痛稍减，虽止痛镇静剂能缓解片刻，但移时仍疼痛如故。余接诊时，患者形容憔悴，疲惫不堪，仍以湿巾外敷，呻吟不止，视其舌红苔薄白，脉浮滑数，询之四月前曾冒雨感寒，发热恶寒，头身疼痛，2日后寒热罢但头痛未已，服去痛片即可缓解，未予介意，延至半月即萌右侧头痛至今未愈。始悟此乃感寒失表，风寒之邪郁遏少阳而化风热内灼使然。亟投：柴胡6g，枳壳10g，赤芍10g，桑叶10g，菊花10g，荷叶边一圈，生石膏15g，细辛8g，川芎12g，甘草6g。3剂。

[二诊] 服上方一剂头痛减半，目赤齿痛亦消，尽剂遂愈。继予原方去石膏、细辛、川芎，加丹皮6g，潼蒺藜、白蒺藜各10g，生地12g，5剂善后，至今未见再发。

四、血虚络脉失养

足少阳胆经"起于目内眦，上抵头角……其支者从耳后入耳中，出走耳前，至目锐眦后"。且肝胆互为表里，肝脉又"属肝络胆"，故肝胆之疾常互为影响。非但肝胆实热可致偏头痛，肝胆不足也能致之。如肝胆不足，营阴亏虚，厥少之络失其滋养，表现在头部者则为头昏目眩，一侧之头痛更为多见。痛势绵绵，似有空感，喜帛裹首，面黄少华，目涩耳鸣，纳少神疲，时或有形寒肢冷之症，妇人则经少色淡。舌淡红少苔，脉虚细无力。此为失荣之痛也，治当补血养肝以荣其失濡之经脉，所谓"欲荣其上必溉其下"也。方拟补肝汤合桑麻丸，再益制首乌、枸杞子、阿胶、黄芪、肉桂等温养厥阴气血之品更佳。

【案例4】黄某，女，46岁，1972年11月19日诊。生育过多，操持又重，罹左侧偏头痛已十数年未愈。虽病势不剧，但十余载中时作时止之缠绵头痛，使深受其苦，其间歇期甚短，感风冒寒或劳累稍甚则疼痛加重，两目干涩，视物不清，左耳蝉鸣失聪，终日重帛裹首，纵炎夏也以薄巾缠绕为快，神疲纳少，大便常秘，舌淡苔白薄，脉虚细无力。此肝血不足，营阴亏虚，厥少两经失其滋养，宜滋补肝血，佐以益气温阳之品，俾肝之血补气运，失荣之病或有向愈之望。虚无速补之法，只宜缓缓调治：熟地 15g，炒白芍 10g，当归 12g，酸枣仁 10g，制首乌 12g，枸杞子 10g，黑芝麻 12g，炙甘草 6g。10 剂。

[二诊] 药后痛势虽有减轻，但收效不显。年近半百之妇，加之积虚日久，不足之气血一时难以骤补，嘱其耐心调治，拟膏丸制剂徐图，遂予上方出入，为膏、丸各二剂，历时半年，证减七八，并劝其不时购服六味、桑麻、二至之类丸药以资巩固。

五、寒凝血痹络阻

寒邪或由外侵，或自内生，若侵踞少阳之位，肝胆不温，经脉失煦，阴凝日久则络脉闭阻，气滞血瘀；而发偏头痛者多疼如针刺，畏寒怕冷，得热稍缓，面色青晦，口不渴；或中脘冷痛，纳谷欠馨，喜唾清涎，大便或结或泄，溲清，手足逆冷，舌淡暗苔白润，脉弦紧或沉迟。治以温散厥阴阴凝，生发少阳阳气，佐逐瘀通络之品为法。拟当归四逆汤合通窍活血汤增损。若络闭锢结，非借虫蚁搜剔不为功，如全蝎、蜈蚣、僵蚕等也可选入。

【案例5】杨某，女，26 岁，1984 年 12 月 22 日诊。头痛偏右，掣如针刺，作止无恒，常连及同侧项背不适 2 年余。感寒遇冷则甚，得温则减，曾服川芎茶调散罔效。形寒肢冷，手足厥逆，常泛恶喜唾，纳差不饮，中脘冷痛，月经愆期，少腹刺痛不温，经色紫红夹块，白带清稀。其舌淡黯边有瘀斑，苔白，脉弦紧。此阴寒凝结肝胆之经，气血闭阻，络脉不畅，宜温化辛散兼以通络逐瘀为法：桂枝15g，细辛6g，吴茱萸10g，当归15g，川芎30g，全蝎6g，蜈蚣3条，红花6g，赤芍10g，葱管10枚，白芷10g，生姜5片。5剂。

〔二诊〕药后头痛有减，手足转温，前方既效，再进7剂。

〔三诊〕月信适时来潮，少腹不冷不痛，紫瘀之血块频下，但人无不适之感，药证合拍，效验彰显，前方去全蝎、蜈蚣、细辛、葱管，减半桂枝、吴茱萸、川芎之量，加肉桂4g，阿胶10g以温养厥阴，10剂。2个月后随访，非但偏头痛已止，而且诸症皆愈，患者欣悦之至。

虫积变证治疗

由虫积而变生的各种病证，临床中误诊失治，甚或经年不愈者每每有之。现将部分验案录之于后，谨供同道参考。

一、夜啼

【案例1】李某，男，2岁，1963年9月16日初诊。连日来夜啼不安，甚则彻夜难眠，曾以清心安神，消积和胃论治而乏效。其父母颇为焦虑，特抱家父处求诊。患儿面色萎黄，白珠淡蓝少神，乳食二便尚调，细察之，外无发热咳嗽之表证，内无食滞腹泻之里证，忆及早岁常遇此疾之患儿，因蛲虫所扰者，只驱虫即可奏效，遂嘱其父母于当夜察患儿肛门处有无蛲虫。翌晨其父告曰："昨夜在小孩肛周发现许多如白线状之蠕动小虫。"此夜啼不眠之证全系此虫作祟，遂拟方为：槟榔6g，百部、炒白术各10g，大蒜、大黄各3g（后下）。煎成后加白糖少许以调味，3剂。嘱其少与饮之，以一日尽一剂为度。另用百部30g煎水，于临卧或醒后熏洗肛门。

[二诊] 患儿夜啼十愈七八，再拟原方增健脾和胃之品以尽全功。太子参、百部各10g，槟榔、姜半夏各6g，陈皮4.5g，木香、大蒜、大黄各3g（后下）。3剂遂愈。

[按] 小儿夜啼较为常见，以心经浮热或胃肠积滞论治颇多，因虫积而致者也复不少，但常易被忽略。在外无感证、内无里证之时，便虑其是否蛲虫作祟，一经证实之后，施以驱虫之剂即效。

二、咳嗽

【案例2】陈某，女，16 岁，学生。1976 年 11 月 12 日初诊。咳嗽月余，反复不已，虽迭进镇咳化痰之中西药而罔效。形瘦神疲，四肢倦怠，纳差，胸胁因久咳而疼痛不已，声音嘶哑，痰少色白，口干咽痛，舌淡红，苔薄白，脉弦数。综合脉证属风热袭肺，肺失清肃，肝气失制上干肺系，但细察时发现两颊有隐约可见之白斑数块，并谓近来鼻孔痒甚，搔之不减，此皆虫积外露之征迹，始悟古有"虫咳"之训，故予清热化痰、养阴润肺中重用驱虫杀虫之品：雷丸、桑皮、桑叶、川贝各 10g，榧子、君子肉、南沙参各 20g，枇杷叶 15g。5 剂。

［二诊］药后咳除大半，鼻孔痒减，原方再进 3 剂后痊愈。

［按］"虫咳"之证，虽有古训，临床时却很少为医家重视。咳嗽一证致病之因颇多，但由虫而致咳者是其一因也，且临床并不少见，治之之法，当以驱虫杀虫之剂为主，诚如《类证治裁·咳嗽》篇曰："视上唇有白点如粞者，此虫啮其肺，下其虫自愈。"

三、嗜盐

【案例3】冯某，女，36 岁，农民，1965 年 6 月 18 日初诊。3 个月来食盐粒竟觉味甘，自思久食非善，然诸医束手。来诊时囊中尚盛盐粒，形瘦面黄，饮食尚可，二便自调，肢体不肿，舌淡苔薄白，脉弦细。此罕见之证，机因不解，患者求治心切，先按肾气大亏，求咸自补立论，投肾气丸化裁 5 剂。

［二诊］药后无效，嗜盐如故。患者焦虑，家父揣度良久，忽被林佩琴"虫积嗜生米泥炭等物"之语所启迪，遂拟：

君子肉、槟榔片、炒白术各 30g，榧子肉 100g，大黄 10g。研末，每服 10g，每日 2~3 次温开水送下。

［三诊］10 日来食盐之欲逐日减轻，也无甘甜之味，疾已向愈，治当以调理脾胃为主，方拟香砂六君子加榧子、君子肉研末善后。

［按］虫积嗜食生米泥类等物颇为多见，然嗜食盐粒而觉甘味实属少闻。故虫积之常证易识，变证难察，需细心体察方可洞悉症结。

四、印斑

【案例 4】邱某，女，18 岁，1976 年 8 月 16 日初诊。半年来，目眶四周、两颧及鼻翼两侧起深褐色之印斑片片，屡治少效。神色萎靡，表情淡漠，经行愆期，常两月一至，色淡；腰微痛，食欲不振，舌淡、苔薄白，脉虚细弦；察之许久未得其故。忽思《张氏医通·虫》篇有"人患虫积……面色萎黄，眼眶鼻下有黑"之说，对其论虽将信将疑，但仍勉拟一方试服：槟榔、雷丸、鹤虱、桂枝、当归、川芎各 10g，君子肉 20g，红花 3g，白芷 6g。5 剂。

［二诊］疾无进退，遂予原方再进 7 剂。

［三诊］半月后欣喜来诊，颜面之印斑色退大半，面有华彩，经潮对月，益信张氏之言不我欺也。上方去槟榔、红花、桂枝，加炙黄芪 12g，党参 10g，肉桂 3g。7 剂。

［按］印斑一证因虫积而致者确易被疏忽，此例之效验可证古人之论诚经验之谈，若不施驱虫之剂，终难获如此之效应。

五、虚劳

【案例 5】潘某，女，36 岁，农民，1967 年 9 月 15 日初诊：全身萎黄虚浮，唇甲惨淡，头昏目眩，心悸怔忡，稍劳则慌乱怦跳不已，4月来经行稀少色淡，渐至3月未潮。纳差脘痞，便溏腰酸，舌边有齿痕，色淡润，苔薄白，脉虚略数。此显系精血内夺，阴阳俱损之证也。虽屡进气血两补、精血滋充之剂，非但罔效，反增食减脘胀之弊；易医又予茵陈术附以温脾退黄，也不见功，以致全身软瘫，终日躺卧床笫，此虚劳之重证也。在细询病史时，患者偶述4月前因常拌施灰粪，手指足背丘疹水疱，奇痒难忍，余始悟即钩虫之丝状蚴入侵皮肤时之征象。虚劳之因乃虫积为祟，不驱其虫而徒予滋补，无异缘木求鱼，亟拟驱虫健脾燥湿为法：槟榔12g，榧子、君子肉各20g，苍术、白术、厚朴、陈皮、茯苓各10g，干姜6g。5剂。

［二诊］肿消便实，脘腹舒泰，纳增，久病虚极之体，拟丸药缓投为宜：针砂50g，槟榔、鹤虱、雷丸、苍术、党参各30g，厚朴15g，木香15g，当归、川芎各20g，干姜16g。研末为丸，每服10g，每日2次，忌茶。

［三诊］药后经行，身轻力增，面有华色，后以归脾丸、补中益气丸交替服用善后。

［按］此证农村颇多，常一村或一家多人感染，因全身无力，萎黄虚浮，体力全伤，无法从事耕耘，故又有"萎黄""脱力黄"之称。其与黄疸之鉴别全在目之黄否，此病身肤皆黄，但双目绝无黄染。驱虫与健脾燥湿之品一经投下，向愈之日屈指可待。

六、体会

虫积为病，临床并不少见，常见的腹痛吐蛔之显症易被医患所察，由虫积而变生之诸疾则难为医者辨识。故张景岳尝曰："虫之为病，人多有之，由于化生，诚为莫测。"家父曾云："余涉猎医林凡五十余载，遇虫积变生罕见之证，首诊亦常莫辨，但诊暇之余辄反复回味追思，或查阅资料，于病因不明，八纲无类时，常转念一'虫'字。"结合患者生活起居，追溯病史，细察兼症等以求印证，从中探索症结所在；一经确诊虫积为害，就施以大剂驱虫杀虫之剂，以达驱虫务尽。

驱虫之剂汤散咸宜，每以散剂为习用，谓散末留肠时久，作用较长，驱虫功效持续，较一掠而过，虫触之则麻痹，过后复苏之汤剂为优。且配泻下之药，冀虫体速速离去，槟榔禀驱杀之长，对蛔、蛲、绦诸虫皆验，均以为主药。

虫积之证，"终是脏气之弱，行化之退"而致，故罹其证者大多脾胃虚弱，中州失运。驱虫之后，亟当调补脾胃，使中气得复，健运有常，纳谷馨香，精微能化，气血渐生，虚体得补，脏气强盛，"随食随化，虫自难存"，虫积变生之疾，不复再现矣。

喉痹证治八法

喉痹相当于现代医学之慢性咽喉炎，因其病程长，疗效差殊为医患所困惑。《内经》尝有"一阴一阳结，谓之喉痹"之论，虽开喉痹病因病机之先河，但只言少阳、厥阴两经之病变，未能概其致病之全貌。咽喉虽为弹丸之地，但既是气体出纳之门户，又是水谷必经之通道，与整体诚有"推原十二经，唯足太阳别下项，其余皆凑咽喉"之联系（《临证指南》），如斯外涉天地，内关脏腑之要塞，其致病因由之繁多，变化机制之复杂就不言而喻了。故不可以为小恙而等闲视之，诊治时既要知其常，更应达其变也。若能辨证细致入微，析理层次分明，方药精练轻灵，于证治中自可获理想之效。就喉痹之证治，归纳八法如后，也难免有挂漏之嫌。

一、失表凉遏，治在辛散

喉为肺系，"以纳气而通于天"，风邪外袭，常肺卫同病，故外感初起，辄有咽喉不利之症，若一经疏解，风邪外透，咽喉之症也随之而去。如失于表散，抑或苦寒凉遏过甚，致太阴宣肃不利，太阳寒水不化，郁遏不解之风邪，与不布之肺津，合化风痰为祟，郁闭气体出入之门户，咽喉遂有痹阻之感。时日稍久，感证虽已，咽喉之恙独遗。或咽喉不利，或微痛略干，或痰涎滋生吐之不已，不适之感终日缠绵。治此者切忌阴柔清润之品，只宜疏风辛散，宣肺化痰之剂，旨在辛散利肺透邪也，可予仲景半夏散合桔梗汤化裁。方中以"桂枝解肌由经脉而肌表悉从太阳开发""半夏开结化痰，可无燥津涸液之患"（《临证指南》），更配以甘草桔梗以开提肺气，复其宣肃布津之能事，郁遏之风痰一旦透解，喉痹之证即当悉除。如蝉衣、杏仁、荆芥、苏叶均可加入。寒遏甚者，对细辛、麻黄也无所顾忌。

【案例1】张某，男，36岁，1982年5月15日初诊。咽喉微痛，言语稍久则声音嘶哑3月余，症状加重1周。用消炎润喉制剂罔效。舌淡苔白滑，脉浮滑，咽部不红不肿，清稀黏液颇多。询之春节后感寒，发热咽痛，未予诊治，1周后寒热自已，咽痛未减，后服消炎润喉之品虽能暂缓其痛，但总不彻底，至今已3月余矣。脉症合参，此乃外感风寒未予疏解，又服清润苦寒之剂，致使肺气失宣、肺津不布而化为痰涎，与风寒之邪阻痹咽喉也，法宜疏风宣肺，散寒化痰。桂枝、麻黄、桔梗各6g，苏叶、杏仁、橘红、法半夏各10g，细辛、甘草各3g，3剂即愈。

二、以口代鼻，责诸肺窍

"鼻者肺之窍也，为气体呼吸出纳之门户"，鼻腔通利，气息均匀，干湿自调。若鼻腔有阻，或涕浊着留，或气机郁闭，或络脉瘀阻，或息肉内居，气体出纳之职遂转嫁于口。口主纳谷饮水，非司气体出入之主道，代之短暂尚可，甚或彻夜皆然，时日稍久，口咽之津液耗损自不待言。咽干喉燥，甚有撕裂之干痛；声音嘶哑，言语不利等症随之而起。纵清润泻火壮水消焰之味也无济于事。治此之证当责诸肺窍，审证求因，以期鼻腔通利，复气体出纳之职，喉痹之证当随之而愈。

【案例2】刘某，男，42岁，1973年10月18日初诊。咽喉燥痛三载，经治罔效。形瘦神疲，纳谷不馨，半年来夜间喉中焦灼，津液全无，索水频饮也不解其燥，甚则彻夜难眠。舌淡红、苔薄且微黄，脉浮滑数。思忖良久，未得症结所在，但闻患者语音重浊，不时擤出浊涕，并云头额昏痛，鼻塞不通或交替堵塞。忽悟此咽喉不利之症殆为鼻塞所致，不求诸肺窍，但治咽喉，无异缘木求鱼也。据此脉症，断为风热挟胆热上灼肺窍。方拟：藿香 10g，胆南星 6g，丹皮 10g，焦山栀 10g，密蒙花 18g，二花 12g，辛夷 6g，苍耳子 10g，水牛角 30g，龙胆草 6g，升麻 6g。上方化裁调治三月，鼻窍通利，浊涕全无，咽喉燥痛之证未见再作。

三、郁火灼扰，法当宣透

所欲不遂，情志怫郁，或忿怒忧思，而致气机阻滞者，既失怡情悦志之宽慰，又乏疏条宣透之诊治，郁遏日久之气，多有化火内燔之变。"火曰炎上"，上燔之火又无不熏灼其处。咽喉燥痛，乏津声嘶常见，且伴胸胁胀满、郁郁寡欢、头昏目赤、口苦且干、失眠纳差等症。治宗"火郁发之"之旨，法拟辛散宣透之剂为佳。苦寒清热，养阴滋润之品非但无以清灭火焰，反有阻遏郁火之透发，不可滥投。法予仲景越婢汤或东垣火郁汤化裁，俾郁火得散，气机条顺，咽喉燥痛不适之症辄可迎刃而解。

【案例3】秦某，女，42 岁，1967 年 10 月 18 日诊。半年前因家事纠纷，委屈受气后情志不遂，终日寡欢，胸胁胀满，咽喉不利，理气利咽之剂效而不彰。两月来渐以咽干灼痛、口苦之症为显。音低不扬，表情淡漠，面色苍黄，经行错乱，色紫量多，舌淡红、苔薄白，脉弦细数，此殆情志不遂，气机郁滞，久而化火，上灼咽喉也。治当宣透发散郁火，喉痹之证庶有向愈之机，药宜轻清辛散为佳。方拟：升麻 3g，柴胡 6g，甘草 3g，鲜荷叶一圈，薄荷 6g，桔梗 6g，干葛 10g，木蝴蝶 3g。3 剂。药后灼痛之咽喉似有清凉之感，此郁火有宣散消退之机。遂于上方加玄参 10g，以滋润被郁火灼伤之阴津，7 剂即愈。

四、痰热交蒸，旨在清化

久嗜辛热肥甘之品，或恣服甘温滋补之剂，使向本湿痰内盛之体，更增痰火之变，阻碍中宫，交蒸肺胃，上蚀喉咽。或脾本失运，水湿不化，居久蕴变湿热，也上蒸咽喉，故咽喉处常感灼热疼痛，黏液缠扰，有如物紧贴阻痹等症，咳痰黄稠，脘胸痞满，口舌糜烂，便结溲黄也为其常伴之症。治此之证旨在清化痰热，消肿软坚，药如王孟英之雪羹汤合仲景之小陷胸汤化裁甚为合拍，再辅以润燥软坚化痰散结之生牡蛎、贝母、月石、昆布、海藻、海浮石等更为理想。

【案例 4】何某，男，48 岁，1979 年 9 月 12 日诊。嗜酒吸烟 20 余年，并有咳嗽咯痰之恙。2 年来又罹咽喉热痛不适之疾，经检为"慢性咽喉炎"，今秋咽喉干痛有增无减，伴有紧束感，畏惧恶变，曾赴沪宁等地复查，诊断同上。形体丰硕，面色晦滞，胸膺胀闷，咳痰黄稠，喉间燥灼干痛不已，舌红、苔黄腻、脉滑数。此肺胃素蕴之痰热，加之辛辣烟酒之刺激，不清化痰热无以治其本，不戒其烟酒难以断其根。地栗 10 枚（拍碎），海蜇皮 20g，生牡蛎 30g，川贝 10g，栝蒌皮 30g，川连 6g，牛子 10g，连翘 15g，月石 3g，昆布 15g，马勃 6g，鲜芦根 60g。7 剂。药后干灼之症轻减，咳也愈半。原方稍事增损，连服 40 余剂，基本痊愈。

五、龙火内燔，治宜温潜

足少阴之脉循喉咙挟舌本，咽喉病变与肾甚为密切也。如素本阳虚之体，或阴寒内甚，或过服苦寒清泄之剂，致使肾阳亏虚，龙火不潜，而循经上燔咽喉者，不可孟浪投施清润苦寒之剂，诚如龚延贤于《万病回春》中曰："喉痹者，火分虚实也。"如斯不潜之龙火只宜温补下元，导龙入海方克有济。腰脊酸软，怯寒畏冷，溲清且频，舌淡润、苔白薄，脉沉细虚迟为其常兼之脉症，治宜金匮肾气丸之属加减。外用吴茱萸、附片、熟地同捣贴敷涌泉穴，也有引火下行之用。

【案例5】蔡某，男，44岁，1967年12月11日诊。诉咽疼声嘶二载有余，多家医院皆诊为"慢性咽峡炎"，经治乏效。患者面白少华，形体清癯，畏寒肢冷，小便清长，腰膝冷痛，纳谷不馨，虽咽疼且干，但不欲饮水，舌淡润、苔白薄，脉浮大按之无力。此命门火衰，虚阳失潜，龙火循足少阴之脉而燎灼咽喉，苦寒清润不可妄投。治应温肾潜阳，引火归元。熟地20g，附片6g，肉桂4g，怀牛膝15g，山萸肉10g，龙骨30g，五味子6g。10剂。外用吴茱萸7g，附片10g，熟地30g，捣泥外敷两足涌泉穴，24小时一换。半月后咽喉之症大减，后予金匮肾气丸连服3月，体健而症平。

六、水饮中阻，唯独温化

脾阳亏虚，转输乏权，水饮失中阳之温化而停隔中州，脾气不能散津上归于肺，如同釜底无薪，釜中之水无以气化而上腾者同理。考足太阴之脉挟咽，连舌本散舌下，今脾阳被水饮中阻，脾津既无以上承肺金，也不能循经脉以润咽舌，故咽喉之处常有干痛欠润，燥而不欲饮水之症。故《素问·阴阳类论》有"喉咽干燥，病在土脾"之论。滋阴之剂助水中阻，苦寒之味更伤中阳，均为禁忌之方。当宗"温药和之"，兼利水饮之法，苓桂术甘汤加味，或真武汤化裁最宜。俾不足之脾阳复运，中隔之水邪得泻，气化之津液蒸腾而上承，干燥灼痛喉痹之证自可逐日向愈。

【**案例6**】姜某，男，52岁，1972年10月28日诊。夙有中脘隐痛、嗳气纳差之胃疾，近月来又增咽喉燥痛，吞咽不利之症，经检诊为"慢性咽炎"，治之少效。患者背脊畏冷处有如掌心之大小，大便鹜溏一日二三次，四末不温。饮水非但不能解除咽喉之燥痛，反增脘胀食减之弊。胃中常闻漉漉振水之声，舌淡、苔白润，脉弦细。中阳不足，脾失健运，水饮中阻，咽喉乏气化之津上承也。亟拟温中健脾、通阳利水之法：茯苓30g，泽泻20g，桂枝10g，白术20g，附片6g，生姜5片。3剂。药后溲频量多，中脘舒适，咽喉燥痛减半，再予原方小其剂，继进15剂始安。

七、阴虚火炎，壮水消焰

喉为肺系，又为肾脉所循，脾经所挟。素本阴虚之体，或热病久病之后，或嗜食辛辣炙烤之品，肺津被灼，胃液有损，甚或肾精耗伤。由阴虚而致偏亢之火焰循经上灼咽喉者，临床并不少见。故罹此恙者，咽喉终日如焰火之燎炙，灼燥干痛，声嘶音低，言语费力。口鼻乏津少液，唇赤、舌红少苔，干咳、盗汗，手足心灼热，脉细数等也为其常兼之脉症。一派阴虚火炎上亢之势，非壮水之主无以制其阳光。方拟大剂养阴清肺汤加减。偏胃阴亏虚者，以沙参麦冬汤增损；肾阴虚损者，以大补阴丸合六味地黄丸、二至丸化裁。

【**案例7**】宗某，男，45岁，1984年8月9日诊。木火之体，营阴素亏，鼻咽癌放疗后，喉干涩灼痛，声嘶音低2年有余。虽解毒消炎，益气补血之抗癌扶正方药交替服用，咽喉之症有增无减。形瘦如削，精神困顿，自言咽喉干涩疼痛，津液全无，甚则干燥食物难以咽下，终日必以水润为快。舌红瘦乏津，黄腐之苔点点片片，脉虚细数，此营阴亏虚之体，又加放疗之熏灼，阴虚由火炎而益耗，火炎乃阴虚而愈炽，无壮水增液之剂，则火焰莫制，嘱其暂摒前方勿服，现拟：生、熟地各100g，党参40g，茯苓50g，麦冬100g，玄参80g，生牡蛎200g，知母50g，凤凰衣10g，百合100g，木蝴蝶20g，鲜芦根500g，冰糖1500g。熬膏。一月后症减，原方再服二料，咽喉燥灼之症已愈八九。

八、络瘀脉阻，辛润搜剔

久病之疾多有入血阻络之变，喉痹之恙也难免有此机转。入血络瘀之由，或阴寒凝结，或气机郁滞，或热毒灼伤，或痰浊痹阻，最终无不导致气血凝滞，络脉瘀阻也。由于病程久远，疗效甚差，患者求愈之心泯然。其证大多为咽喉痹阻疼痛，或有紧束之感，或如芒针之刺，入夜尤甚。声音沙哑，口干不欲饮水，唇舌青紫，舌底更甚，脉涩细弦。治当活血化瘀，辛润搜剔为宜，通窍活血加虫蚁之类则佳。如瘀久化热者，合千金苇茎汤化裁。兼夹他邪者，可予上方再择相应方药配伍。

【案例8】杨某，女，36岁，1982年7月4日诊。入夏以来，经年未愈之喉痹益甚，且增如针之扎、如火之灼等症，虽清热消炎增液润燥之中西药乏效。入夜痛甚，声音嘶哑，口咽干燥但不欲饮，形瘦，经行愆期，量少色紫。喉痹之症甚于经前而减于经后，舌淡暗、苔薄黄，脉弦细不扬。此久羁之恙，咽络瘀阻而壅遏化热也，亟拟辛润搜剔佐清热宣闭为法。桃仁10g，丹皮10g，赤芍15g，桔梗6g，连翘15g，地鳖虫6g，水蛭3g，地龙10g，冬瓜仁30g，山豆根20g，炮甲6g，当归尾

15g。7 剂后燥痛减，如针刺之感遂无。原方去桃仁、地鳖虫、炮甲，加白茅根 30g，百合 10g，以养阴清热辛润搜剔同步，调治一月基本治愈。

顽咳证治四则

　　咳嗽为最常见且又较难治的病证之一，一些笃顽咳嗽，如咳逆气急、连连不休，一发数月不已，寐不着枕，食不甘味，昼夜无安宁之苦，此多由失治误治所致，或由调摄违当而成。咳嗽之疾本于肺，又不止于肺，其繁杂机因远较他证为甚。治未洞悉其症结所在，处以寻常止咳化痰之剂，岂有向愈之望？

一、肺失宣肃，瘀热内阻

　　【案例1】胡某，男，38 岁，1982 年 12 月 18 日初诊。咳嗽两月，经治罔效。胸膈终日有痞满堵塞之感，咳逆不已，言语时久则气急更甚，少闻刺激烟味又咳声连连，移时气息稍平，旋即咳逆又作，如此反复，除夜寐稍安外，白昼未有宁静之时。痰少咽干，时感面颊、手心灼热，全身洒淅恶寒，纳谷尚可，二便自调，舌淡红质胖且润，苔薄白，脉浮滑。检示近服之药，非西药之消炎镇咳即中药之疏风宣肺化痰之品。窃思患者素有咳嗽之宿恙，近因感寒而发，肺之宣肃失司，久而寒又化热，热壅痰阻，充塞气道，虽经上法治疗，其少效之理殆乏清热逐瘀与宣肃肺气之品同步并进之举，使宣而欲透之肺气又被镇咳止咳之品郁遏，故咳逆无安宁之日。亟拟宣肃肺金以复华盖之治节，清化瘀热以解气道之壅塞。方拟：荆芥 10g，杏仁 10g，桔梗 6g，桃仁 8g，冬瓜仁 30g，苡米 30g，当归尾 10g，枇杷叶 10g，旋覆花 10g（包），栝蒌皮 30g，芦根 20g，丝瓜络 10g。5 剂。

[二诊] 咳逆有减，气息稍平，咳痰爽利，形寒面热之感也向愈。脉舌同前，再予原方继进5剂。三诊时前后10剂，症平咳减大半。上方去荆芥、旋覆花，加南沙参30g，川贝10g，以增清养肺金之力。7剂。

[按] 久罹咳恙之人肺系之络伤瘀阻，诚难幸免。肺位脏腑之巅，有华盖之称，上开窍于鼻，又外合皮毛，外邪袭体首当其冲，故咳嗽常染肺系伤损不足之人。血瘀络阻者无不有热化之势。热为阳邪，性主疏泄，太阴蕴热之人皮毛常为之不固，此又为外邪有可袭之机。故外邪客肺，又应当急于速去，免使其与内邪合污而壅遏肺气，痹阻气道。本案咳恙自幼因由麻疹而得已有20余年之病史，肺系伤损自不待言。两月前感寒未予速治，久郁化热与宿瘀互结壅塞肺金，闭阻胸膈，使肺之治节宣肃更为之乏权；咳逆之症既重于外感，又甚于内伤，镇敛之品有郁遏气机之弊，宣肃之剂也已时过境迁。方拟荆芥、杏仁、枇杷叶、旋覆花宣肃肺气，以利肺气之开合；千金苇茎汤加归尾、蒌皮、丝瓜络，清化瘀热以解气道之壅塞，药后使两月之顽咳果收咳减症平、诸症向愈之效。

二、冲胃气逆，肺失清宁

【案例2】赵某，男，44岁，1974年3月16日初诊。阵咳气逆，时而泛恶，经三月未已。咳甚则中脘疼痛，日夜无度，求医四方，中西药乏效。患者形体消瘦，神色疲惫，面白无华，时觉有气筑筑动于脐上胸膈之间，头疼喜呕，便结溲清，形寒肢冷，难以平卧，必依靠棉被方可瞑目片刻，未几又被咳逆惊醒，痛苦之极，几不欲生。舌淡苔白，脉弦滑有力，参之脉证，此乃冲气挟阳明上逆之气上干肺系，肺受冲撞，失清宁肃降之令，故咳逆阵作。法宜降冲和胃以降纳冲气，拟桂苓味甘合吴茱萸汤化裁：桂枝15g，五味子15g，茯苓30g，吴茱萸10g，姜半夏18g，党参20g，代赭石60g，炙甘草6g，生姜10g。3剂。

〔二诊〕药后效如桴鼓，咳愈大半，已能着枕而卧，呕恶未作，仍宗原方继进3剂，以防冲气再逆。

〔三诊〕诸症皆平，唯纳谷未馨，中脘隐隐作痛。继予原方去代赭石，余药小其量，以温中散寒，降逆和胃善后，7剂。

〔按〕"冲脉起于气街，并足少阴之经，挟脐上行，至胸中而散"，隶属阳明，若是冲气因故不宁，辄挟胃气上逆，因其脉散于胸中，故上逆之冲气干扰肺系，肺受逆气之冲撞，岂有不咳哉？故陈修园曰"肺为脏腑之华盖，呼之则虚，吸之则满……亦只受得脏腑之清气，受不得脏腑之病气，病气干之也呛而咳矣"。冲气不降，筑气动于胸中，肺无安宁之时，故咳逆之症无以平息矣。不降冲和胃，咳逆之症岂有向愈之理？徒治肺止咳无异缘木求鱼，舍本逐末之法也。方拟桂苓味甘降冲纳气，吴茱萸汤和胃降逆共奏降冲和胃，以宁华盖，故首诊见功。

三、配腑壅塞，肺少肃降

【案例3】朱某，男，57岁，1979年10月7日初诊。宿有咳喘之疾，又有吸烟嗜酒之史，近月来咳频气逆似喘，无痰，颜面灼热，头汗蒸蒸而出，胸脘痞满，纳差，咳喘之症于动静之时差异不大，往往夜晚反较白昼为甚。舌淡红、苔黄垢，脉滑数，一派痰热蕴肺之证。处以清泄肺金痰热之剂5贴，非但诸症依然，且更增烦满气憋之症。细审方药投之无误，未知其故，询之大便干结，常五七日一次，解之艰难，始悟咳喘之机为肺之配腑闭塞，传导失司，腑气不通，肺气难降，故咳频气急而似喘也。急拟泄腑通幽法，以利肺气之肃降。方拟小承气合葶苈大枣泻肺汤加减：大黄8g（后下），枳实30g，川朴15g，葶苈子10g（包），莱菔子15g，枇杷叶15g，黄芩6g，桑白皮10g。3剂。

［二诊］药后泻下秽臭之物甚多，胸膈顿觉舒坦，咳喘愈半，头汗亦已。前方既效，毋庸更张，守原方减枳实为15g，再予2剂。

［三诊］腑气通利，咳喘已平，他症也愈，后予清肃肺气佐以养阴润燥善后。

［按］《素问·咳论》篇有"大肠咳状，咳而遗矢"之训，然大肠咳状也有咳而便结之症。因大肠为肺之配腑，腑之通利常赖肺之清肃，肺之肃降与腑气之通畅亦不无关系。故泻腑肃肺通幽而达止咳之效，也即"欲求南风，先开北牖"之法也。朱某咳逆气急初按痰热蕴肺、肺失清肃，处以清泄痰热、肃降肺气之法，非但于病无济，且有降而不下，阻隔于中而呈烦满气憋之症。故在得知便结常秘之后，始悟药后烦满气憋之症乃为肺之配腑壅塞，肺少肃降，药力所降之气与腑气上逆之气互结胸膈使然，治当因势利导，引而竭之，故在泻腑通幽以清肃肺气之法后，肺气之肃降随腑气通达而复，咳喘之疾迎刃而解矣。

四、络虚瘀阻，肺乏启闭

【案例4】高某，男，45岁，1970年12月20日诊。咳嗽久羁，治之少效，迁延缠绵已历二十余载，近年来咳嗽尤加，登高涉远则上气似喘、胸膈憋痛，痰多色黄且稠，常伴腰膝酸痛，溲频淋漓，形瘦神疲，短气少力，舌淡暗、苔薄黄，脉细数不扬、重按无力。诊为肾气虚于下，痰浊壅于上。治拟温补不足之下元，清化壅阻之痰浊，曾予金水六君煎加味，收效不显。三思之后始识久咳之疾，肺无不虚，病久之恙，络无不阻，肺虚之络又被瘀血阻痹，故肺之启闭受阻，气机出纳不利而为咳逆上气，瘀久不化，也可变为痰水，治此之疾当从填补虚络，逐剔血瘀为主，俾虚络得补，瘀血能消，肺复启闭宣肃之能事，或有缓解之机。遂拟：当归 30g，桃仁 10g，丹参10g，橘红 6g，葶苈子 10g（包），旋覆花 6g（包），枇杷叶10g，川贝 10g，7 剂。另以水蛭 10g，紫河车 60g，共为细末，每服 5g，每日 2 次，温水送服。

[二诊] 十日来咳逆有减，胸膈亦觉宽适，又予原方再服1周。

[三诊] 诸症缓解，因苦于久服汤剂有碍胃之受纳，故拟：水蛭 50g，紫河车 150g，橘红 30g，川贝 50g，当归 100g共为细末，每服 10g，每日 2 次。如此配方续服半年，咳嗽未作，虽登高涉远也少喘促之象。

[按] 病久入络，久咳肺虚，为病之常理，络阻宜通，肺虚宜补也为治之常法，若两者互结为患，虚实同体之证，其病变之机因更为复杂，治疗时常有顾此失彼之虞。故迁延辗转失治误治者比比皆是。空虚之肺络既为瘀血所阻，肺主启闭宣肃之职失司，失于敷布之津与"血积既久也能化为痰水"，互阻气道肺络。故咳逆上气，痰多胸憋且痛之症现矣。高某之疾，从久咳之病史结合胸膈疼憋、舌淡暗等症观之，正合络虚瘀阻之机。当归补血活血，然止咳下气古有名训，如《本经》首曰"主咳逆上气"。桃仁活血祛瘀，《别录》也言有"止咳逆上气"之用。凡遇咳兼血瘀内阻者投以此药多收一药而二得之妙用。故君此二味，伍以丹参、旋覆花、橘红以活血通络止

咳下气；辅以枇杷叶、川贝、葶苈子以肃肺化痰止咳；更佐以通培并用，攻补兼施之水蛭、紫河车为末吞服（方名水车散），共奏补络逐瘀、止咳下气之效。药合病机，效颇应手，后予散末常服，也宗补络逐瘀、启闭肺气之旨。

扬罢方药　亦颂食疗

用饮食之物治疗疾病自古即有，《黄帝内经》有"谷肉果菜，食养尽之"之说，深受医家之重视。用于疗疾除病之药除草木花石之品外，尚有部分习为人类常食之谷肉果菜，因其觅取极易，又无毒性，于运用药疗的同时，能很好地配合食疗，对临床不无裨益，针对性地选用对症之品去治疗一些病证，甚至某些疑难痼疾，在医患丧失信心时，或可获得不可思议之奇验。《医述·温热》篇中汪赤崖用猪肉、粳米、梨汁、白蜜治愈一例因"邪热熏灼、津血已枯，形肉已脱，亡可立待"贫士张某之验案就为其一例。该案如此重笃之疾，能精巧地选配简廉常服之食物，竟收"生津液，回阴血"起死回生之效验，诚为饮食疗法之楷模，并用此验启迪后学，举一反三，广其实用，现择运用食疗之验略举于后。

一、辨证择物，羹粥佐餐

羹粥乃人们喜食乐用之饮食佐餐，若选配适当的食物制成羹粥常服来治疗一些疾病，实为理想的疗法，对于久病厌服苦药的慢性患者及婴幼患儿，尤为适宜。此法药源丰富，配制简易，美味可口，乐于服用，久服不厌，无毒少弊，最易被患者接受。

【案例1】患者张某，男，12岁，反复水肿3年，迭经中西医诊治其效不显，曾赴沪诊为肾病综合征，住院半年，症减返里，未及二月诸症如旧。近日查尿蛋白（+++），患儿面色惨白虚浮，遍身皆肿，神疲乏力，尿少便溏，舌淡苔薄白，脉虚略数。因服药时久，厌闻药味。余遂揣其味苦难服之中药，嘱用鲜鲫鱼1尾（约250g），生姜10g，加水500mL，每日1次，炖熟分次服用。1周后尿量大增，肿消过半，判若两人。因虑其便溏少神，中气未复，仿《冷庐医话》芪粥方加味：黄芪60g，山药30g，粳米250g，大枣10枚煮粥。如此2月后诸症悉愈，尿常规正常，时至今日，十有三年，病愈体健，一如常人。

【案例2】刘某之子，男，4岁。疹后月余，低热不退；干咳少痰，稍动则气逆喘促；形瘦目陷，颧色娇艳；肌肤干燥灼热，唇赤多裂，舌红少苔；溲短黄，大便秘。此疹毒虽解，余热未清，肺津大伤，肺气上逆。津伤无速复之法，服汤药患儿不受，暂拟：酥梨1枚（100g左右），百合20g，鲜枇杷叶3张（去毛洗净），白蜜30g，炖水去枇杷叶，饮水食梨、百合。因汤物味甘，患儿喜服，1周后咳减津回，便畅热退。唯纳谷欠佳，神情疲惫，再拟山药100g，藕500g，粳米200g，红枣10枚，冰糖30g，鲜谷芽30g（布包），煮粥，去谷芽，每日分次啖粥，半月后咳已纳增，余症均愈。

羹粥疗疾，虽可口易服，也应在中医辨证施治的指导思想下进行，既要弄清病证机因，也要谙熟食物性味，俾病食相投，切合机制方可应手取效。若不加辨证，不明食性，滥投恣食，虽是食疗，也能酿成不测之变。不可以一方一法而通治机因不同、症状相似之病证。

二、物类相从，以脏治脏

以脏治脏，为物类相从的直接、间接疗法，为滋补其相应脏器，或因相应脏器亏虚而变生之诸症，或起引经报使的作用。动物之脏器与人体相应脏器之功用大致相同，用之临床实起滋补不足、裨益精血之作用，施治不足之证弊少利多也。动物脏器的选择应以体健无病者为宜，不能乱用一些变质腐败的脏器，否则非但没有疗效，还会出现一些毒副反应。

【案例3】徐某，男，36岁。双下肢瘦削湿冷，足趾麻木，时如针刺，步履艰难1年余。西医诊为末梢神经炎，中医则属痿证范畴，虽经中西诸法诊治，皆以少效而束手。由于病久，加之往返外地求医，家资耗费殆尽，困家月余未疗。一日偶遇，视其面容清癯，两足细削，肌肉痿弱，舌淡红、苔薄白，脉沉细弱，此乃肝肾不足，精血亏虚，络脉少养，筋骨不健。遂嘱自觅鲜猪胫骨、猪腿筋各1副，泥鳅20条，加盐调味，隔日一次炖汤食用，坚持长服。患者欣然应诺。1月后患者步履来诊，谓服方10次，腿劲有增，麻痛也减，此佳兆也。嘱其续服勿辍，以冀能竟全功。半年后患者步履稳健，麻木刺痛痊愈，可谓廉验之方也。

【案例4】叶某，女，37岁。胃疾有年，经治未瘥，面色淡黄，形瘦少神，口中乏味、时而泛恶，畏风恶寒，脘痛喜温按，便时溏，舌淡、苔薄白，脉虚迟。显系中焦虚寒，水湿不化，所服之方也皆温中散寒之品，久服少效而丧失治疗信心。余诊时摒用汤药，处以猪肚一副洗净，入干姜6g，生姜20g，加盐少许，加水煨熟后稍加胡椒末，饮汤食肚，一两日服尽。2周共服4剂，脘痛大减，纳谷亦增，畏寒恶风之症也有轻减，唯觉胃中有灼热，口中有辛辣之感，此辛温之品太过，遂去干姜、胡椒末，加饴糖一起调味，再服5剂。患者告曰：已无灼热辛辣之弊，胃中也觉舒适。后以此方共服30余剂，半年后诸症霍然，体也康健。此症虽以脏治脏，但佐料之物也应随机而变方能恰到好处。

以内脏调治内脏所属器官之病变也属以脏治脏之常法。如以肾脏治耳鸣腰痛，肝脏治目疾筋弱，也可收到满意疗效。

【案例5】柏某之子，男，5岁。痄后两目黑珠有极薄云翳遮盖，视物不清3月，面容憔悴，形瘦如削，舌淡红、少苔，脉虚细数。此乃营阴不足，肝血亏虚，目失滋荣，拟第二次淘米水500mL，炖服羊肝250g（无羊肝用猪肝代也可），石决明20g，食肝饮汤，二日一剂，3剂后云翳稍退，视物渐明，再予原方5剂，目明体健康复。

三、食药互辅，相得益彰

食药掺杂用于临床，配伍类型颇多，其目的有互辅协同，增强疗效者；有监制药物，减轻毒副作用者；有煎成弃药服食，减少服用剂量者。凡此种种，皆具相辅相成、相得益彰之用，故为临床医家所习用。皖南有风俗，产妇满月、恶露清净之后，辄喜购置"鸡药"一两副，做滋补之剂，以冀补养产后不足之气血，求购者日不乏人。在临证时可根据产妇具体症情，在摒弃苦辛酸涩之药时，选择甘温益气养血之品，如黄芪、党参（或红参）、熟地、当归、山药、肉桂、枸杞子、炙甘草等数味，置于宰杀洗净、弃去肠杂之母鸡腹内，炖熟后去药，使益气养血之药汁全入鸡汤鸡肉之中，一两日内不时服完。产妇服后大多体健神奕，食欲旺盛，乳汁增多，此草木之品借血肉有情之物而共奏"形不足者温之以气，精不足者补之以味"之效。

又如肾虚腰痛，常绵绵数载不已，针药投之而少效验，余用川断20g，杜仲20g，红花10g，小茴香15g，鸡蛋40枚，加盐同煮如茶蛋样，弃药服蛋。每日晨晚各服1枚，以愈为度，以入冬服至立春为优。

【案例6】刘某，女，48岁。患"腰椎骶化症"数年，经治乏效，终日腰痛绵绵，头昏目眩，手足不温，舌淡、苔薄白，脉沉细。此下元虚惫，寒湿浸渍。遂拟上方服至三月，疼痛大减，如是每年入冬即服，3年来腰痛未发。

余阅某中医杂志刊有巴豆猪蹄汤治疗骨髓炎、骨结核之报道，认为此药食结合，是以猪蹄监制巴豆毒副作用之食疗方法之一。本方以巴豆软坚攻积，解毒消肿排脓，猪蹄一则可缓巴豆之燥热，二则能滋阴补正祛邪，两者合作诚可相辅相成而无偏弊，疗效自可确立，施治临床果获奇验。

【案例7】葛某，女，46岁。右手拇指患骨髓炎1个月（经X线摄片证实），红肿疼痛，虽经切开排脓、抗生素治疗，其效不显。遂予巴豆45g，去壳取仁，不可破碎，猪蹄一副，加水3000mL，炖烂猪蹄，弃去巴豆，每日2次，空腹服完。1周后红肿减半，切口收敛，再予半剂即收全功。

关于食疗之法，自古传今者不胜枚举，散在民间之方也甚繁多，施于临床能起药简效宏之用，更是目前正在兴起的康复医学中不可缺少的组成部分，应予发扬光大。

慢性腹泻调脏法举要

慢性腹泻为临床常见病症之一。六淫之邪虽是泄泻一大致病原因，但"湿盛则濡泄"之湿邪，既有六淫所感，也有内伤所生。其中内伤致湿之因又分属多途，且"湿"也并非是唯一致泄之邪，故不可以"治湿不利小便非其治"之一法以概其余。"总属脾虚"之说，虽有其至理所在，但从脏腑表里、生化制约之整体观识之，导致肠腑功能失调的原因甚多，补脾一法自当未能皆可奏效。泄泻之疾虽"受盛"和"传导"之官失"化物"和"变化"之职，但上与肺金之宣肃不节，下与肾气之开合失度关系至密；脾之转输直接影响其吸收传导，肝之疏泄也可旁达肠腑气机，君主之官下与小肠互为表里，且经脉相通，心经有疾也有殃及配腑之时。是故泄泻之病位虽在肠腑，与五脏失调也不无联系，于慢性腹泻尤然。兹就临床所及，将调脏治泄之法列举如下。

一、健运脾土

脾（胃）居中焦，禀受纳腐熟转输运化之职，更具升清降浊、斡旋上下之能。与慢性腹泻之疾甚为密切。脾虽为至阴之脏，但也有气阳营阴之分，失健乏运所致之泄，治当视不同机因而有温阳、益阴、补气之异也。

1. 温阳助运　中阳不足之体，或外寒饮冷过甚而残伤脾阳者，虚冷之中州失运化转输之权，肠腑更乏中阳之温煦，谷物不化，水湿不运而交混下趋，泄泻作矣。此证常伴脘中冷痛，喜温喜按，口淡纳减，手足不温，舌淡苔白，脉虚迟或无力等症。治宜温中健脾之理中汤加味。寒甚者加附子，水湿甚者加茯苓，若运迟谷物难化者，加桂枝、鸡内金、炒谷芽。

2. 益阴助运　脾体阴而用阳，脾阳必得脾阴之滋助方能尽运化转输之职。若热病之后，或香燥药品过甚，或久泄不已而伤及脾阴者，脾运失常，累及肠腑，而致清浊不分下趋为泄，不为临床鲜见。其证多为泄如鹜溏，身困乏力，纳谷不馨，手足心热，唇红口干，舌嫩红少苔，脉濡数等，养阴健脾之六神汤加味甚为合拍。方中山药宜重用，党参易太子参，如石斛、乌梅、山楂、沙参、莲子等也可随症选入。

3. 补气助运　中气亏虚是脾土不健的一大原因，其为清阳不升浊阴不降，甚或陷而不举，进而肠腑也少中气之提携，水湿谷物既失脾土之运化转输，也失肠腑之分清泌浊，泄泻遂作矣，此即"清气在下则生飧泄"也。神疲身倦，头昏目眩，少气懒言，纳差，肠鸣且坠，舌淡、苔薄白，脉虚弱为常伴之脉症。参苓白术散与升陷汤化裁，或补中益气汤增损为宜。并于此类方中少佐干姜、肉桂，可起"少火生气"之用，其量宜轻，重则反有"食气"之弊。

二、调束肝气

肝为乙木，为阴中之阳之脏，时主春令，具生发条达之性，肝之疏泄既可助中焦之运化，也能调肠腑之传导。《冯氏锦囊》曰："泻属脾胃，人固知之，然门户束要者肝之气也。"《医碥·泄泻》云："有肝气滞，两胁痛而泻者，名肝泄。"故泄泻与肝气疏泄不及，或克侮太过也不无关系。刘草窗痛泻要方即为肝气疏泄太过，克侮不足中土，影响肠腑传导功能而设的调肝止泻方。秦伯未于《谦斋医学讲稿·腹泻的临床研究》

一文中也做了较为具体的阐述。若肝气不足，疏泄不及，非但脾土失其疏条之助，肠腑也乏其束要调运而继发泄泻者也不少见。故《冯氏锦囊》曰："若肝（肾）气实，则能约束不泻，虚则失职而无禁固之权矣。"此证大多与中气亏虚、脾失健运同存，可予补中益气汤去升麻、柴胡、陈皮，加肉桂、乌梅、麦芽、防风、木瓜，变补中益气之方，为温柔肝体之剂。以当归、黄芪、肉桂、乌梅、木瓜甘温酸柔，补益肝气，固其束要；党参、茯苓、白术、甘草培土荣木；防风、麦芽生发疏柔肝气，俾肝之束要与疏调同步，由此所致之泄可迎刃而解。

【案例1】王某，女，48岁，与夫争执后，即感脘胁胀满不适，3日后腹痛且泄，日三四行，稀便溏薄多沫，矢气则舒，某医于参苓白术散化裁少效，易医香连丸加味无验。转诊余，见其寡欢不悦，表情淡漠，纳少嗳气，善太息，舌淡、苔白薄，脉弦细，综合病史，方悟肝气郁滞，困而不伸，疏泄不及，非但脾土失其条达助运，肠腑也乏束要调运，亟拟痛泻要方加桂枝、茯苓、乌梅、麦芽、沉香曲，疏泄束要同步，3剂后痛泄有减，他症也瘥，继予原方5剂即安。

三、温滋肾关

肾居下焦，职司开合，且为胃关。故泄泻久羁，伤及下元，肾气失固，关门不利，既为泄泻之果，也为泄泻之因，审泄泻之证确无病邪积滞，补肾固关为急用之法。若兼邪积未除，当于祛邪消积方中佐以补肾固涩之品，以期标本兼顾，纯投补肾固涩之剂反有留邪伤肾之害。泄泻日久，命门火衰，封藏失职，肾关不固，多见五更泄泻，便稀清冷，腰膝冷痛，神疲乏力，舌淡脉沉迟，四神丸为其代表方剂，故李士材予治泄九法中之"温肾"一法既指此也。命门火衰甚者加半硫丸，滑泻不止者也可加入诃子、粟壳。命火衰微之泄颇为人知，然如赵养葵所言"阴虚而肾不能司禁固之权者，峻补其肾而愈"之属肾阴亏虚之泄泻较易忽略。《医述·泄泻》篇引罗赤诚曰："元阴不足而泄泻者，名曰肾泄。"此羔除腹泻缠绵难愈外，形体清瘦，溲少且黄，口干欲饮，或手足心灼热，舌多淡红有裂，脉虚细且数等症为之辨也。补火温肾之方不可骤投，滋阴补肾、收敛固涩之剂所当急施；六味地黄丸去泽泻，加芡实、莲子、牡蛎、五味子，诚为灵验之方药。

【案例2】张某，女，38 岁，1982 年 10 月 15 日诊。每日凌晨必如厕泄泻一两次，历十余载，伴腰酸头昏、神疲乏力等症，所进之方皆温肾健脾固涩之剂，收效甚微。余见其舌淡红多裂、少苔，脉虚细数，脉症合参，断为"肾泄"无疑，且久泄之疾阴无不伤，燥湿之品更耗阴液，治当摒弃温燥之剂。改易滋阴固涩为宜，遂拟生地、旱莲草、芡实各20g，山药50g，山萸肉、茯苓各 10g，生牡蛎30g，丹皮、五味子各6g。5 剂显效，10 剂即已。

四、清肃肺气

肺居高原，有华盖之称，下与大肠互为表里，其肃降清宣之职虽启闭肺金，作用玄府，敷布津液，通调水道，但肠腑之变化传导与其清肃也不无联系。便秘治肺论治颇多，然泄泻责肺少为今日临床习用。考前贤对此也有论及，如喻嘉言："至若秋月伤肺者，伤肺之燥也，与秋伤干燥，冬生咳嗽同是一病。但在肺则咳嗽，在大肠则飧泄，所谓肺移热于大肠，久为肠澼者也。但使肺热不传于大肠，则飧泄自止。唯务止泄，以燥益燥者多矣。"赵养葵于泄泻症也言："治积痰在肺，致其所合大肠之气不固者，涌出上焦之痰，则肺气下降，而大肠之虚自复。"于慢性腹泻病中治肠不应，转治他法也少效者，只要索得有咳喘、痰嗽、胸闷、气憋等肺系症状者，审其虚实，投以相应方药，辄收立竿见影之验。如上焦虚寒、肺气不足、配腑失其治节而泄泻者，生脉散去麦冬，合甘草干姜汤加味。肺阴亏虚、燥热内盛、下迫大肠发为泄泻者，清燥救肺汤去胡麻仁，人参易沙参，加百合。痰热恋肺、肺失清肃、移热大肠泄泻不已者，清肺汤合泻白散化裁，皆为屡试不爽之剂。

【案例3】1976 年春，曾治一男孩李某，11 岁。麻疹后泄泻不已 2 月余，形瘦如削，身疲少神，唇赤颧艳，纳少喜饮，咳声不扬，声音嘶哑，溲少色黄，舌红瘦少苔，脉细数。此由麻毒虽解，但余热恋肺，上灼肺阴，下迫大肠，而发此症也。止泻固涩罔效矣，遂投百合 15g，南沙参、芦根各 20g，川贝、甘草、枇杷叶、黄芩各 6g，五味子 3g，天花粉 10g，2 剂咳泄减半，5 剂泄泻痊愈。

五、清心安神

泄泻与心脏似乎风马牛不相及，非但前人论之甚少，今人也多无治验。但从为数不多的古今泄泻治心之验案中，细择深究，也不难悟出真谛。录验案两则如下，以期开辟治泄之小径。《同寿录》载："一妇泻下如油，以纸捻蘸燃，与油无异，医不能疗。孙滋九先生令买补中益气汤十剂，天王补心丹四两，以煎剂下丸，服讫而愈。"众诘所由，曰："惊则气下，大肠伤损所致。此妇必因惊后得此疾也，问之果然。此方书所未载。"孙氏识症之精确，用药之奇特，无不令人折服。

【案例4】近年曾治一刘某，男，65 岁，宿有高血压冠心病。半年来，一发心悸怔忡，泄泻即作，住院数月，经治罔效；患者形体消瘦，纳谷欠馨，头昏神疲，失眠易惊，唇红口干，稀薄之便随心悸怔忡之益甚而转频。舌尖红赤，苔薄黄，脉虚细且数。诊为阴血不足，心火独炎，热扰自脏则神不守舍，怔忡惊悸频发，下迫小肠则化物失职，清浊相混，由受盛之官而累及传导之腑，故泄泻之疾作矣。拟方：川连 3g，黄芩、阿胶各 6g（另炖冲服），生白芍 10g，莲子芯 5g，牡蛎、女贞子各 30g，龙齿、旱莲草各 20g，卷心竹叶 30 片，甘草 6g，5 剂稍减，再诊时予原方继服 7 剂遂愈。考心脉"起于心中……下隔，络小肠"，与小肠互为表里，故心经有疾累及配腑，而发为泄泻之恙也就在意理之中了。此症虽不为临床多见，却为慢性腹泻调脏治验之又一法也，特录此以备择用。

高热痉厥　勿囿清开

高热痉厥是急诊常见的病证之一，因其发病迅速，症情险恶，辄有朝不保夕之虞。家父对此机因研讨颇深，临证时也十分审慎，选方择药更是精练中肯，常融伤寒温病方于一体，得心应手之效，每挽狂澜于反掌之间。对"舍三宝而无他法"之论从不苟同，且起恃三宝待毙之例不乏其人，尝谓"三宝固为高热痉厥急救之品，但必适其证而用其药。殊不知高热痉厥并非皆热入营血，扰其心神，动其肝风。由标寒郁遏，机枢不利、痰浊蒙蔽、胃肠结热、血热蓄结而致者，也不为临床鲜见，若此之证如施三宝，非凉遏冰封，即引狼入室，如斯救焚拯溺之疾，岂容毫厘之差"。现将高热痉厥识证与用药经验介绍于下。

一、标寒郁遏肺卫，阳热动风迫心

风寒之邪外客肌表，凉遏肺卫，肺气不宣，肌腠郁闭，卫阳与之抗争，风邪速化阳热，肌肤燥灼，体若燔炭，高涨热势威逼心神，促风骤起，风淫末疾，心神被扰，旋即四肢抽搐，角弓反张，目吊口撮，厥逆昏愦，不省人事。张仲景曰"太阳病，发热无汗，反恶寒者，名曰刚痉"，即此谓也。此证小儿尤为多见，因其阴阳稚弱，易虚易实故也。小儿俗称"哑科"，虽稍长能语之儿，予痉厥之时也难自述详情，全赖医者详审细察。望闻二诊尤为重要，遇此之证应不苟一丝，须在细微"秋毫"之病症中求得该证之症结所在。如标寒遏表之儿，大多肌肤燥灼不润，玄府如粟紧闭，毫毛竖直，胸憋气息迫促，鼻翼煽动不已为其特征，治当辛温表撤寒遏，宣肺透其郁闭，标寒之邪一由汗解，肺气一宣，阳热外泄，热退身凉，痉厥之症也随之而瘥。陆渊雷于还魂汤条下曰"小儿得急性热病，往往发痉挛，此本非脑病，散其热则痉挛自止"，诚经验之谈。若施凉营开窍镇痉之三宝救急，无异冰上加霜，愈益凉遏肌腠，高热痉厥之证岂有向愈之望？

【案例1】李某，男，1岁，1965年2月1日诊。高热神昏，手足不时抽搐2日，经某医院抢救未效而转诊于家父。患儿面色晦带，高热持续不减（肛表40.5℃），口唇青紫，两目上窜，牙关紧闭，手搐头摇，呼吸急迫，鼻翼煽动，喉闻痰声辘辘，每隔10分钟即见息止须臾，苔舌不见，脉数无序，青紫指纹直达命关。襁褓之儿无以自述，正踌躇起病之因时，忽见其紧闭如粟之肌腠，根根直竖之毫毛，又闻憋闷不扬之咳声，始悟此证为标寒外束，肺气不宣，阳热郁闭不透，热极扰神，风淫末疾，亟拟辛温发汗透邪、宣肺化痰解闭为要。

[处方] 麻黄3g，桂枝6g，杏仁9g，蝉衣3g，葛根12g，橘红6g，甘草3g，生姜3片。1剂。

[二诊] 药煎频频灌服后，汗出微微。肌肤湿润，高热退，抽搐止，呼吸均匀，啼哭自如，唯口呾不已，似有欲饮之意，舌淡、苔灰腻，脉滑数，再拟和营化痰善后。

法半夏6g，陈皮3g，杏仁10g，葛根10g，炒白芍6g，远志6g，甘草3g。2剂后，热退神清，乳食正常。

二、邪结少阳机枢　郁热灼络扰神

少阳位居表里之间，入为阳明，出为太阳，故有机枢之称。邪热郁结少阳，机枢不利。既无入里之势，亦无出表之望。内燔之热，无不上扰心神，热甚之极，无不灼筋动风，如斯乎高热不退，神昏目定，手足抽搐无以自已。常伴腹部膨隆，手足逆冷，且拘急抽搐多患病者之一侧，柯韵伯曾曰："身之侧者属少阳，口眼㖞斜，手足牵引，两胁拘急，半身不遂，皆其证也。"此即本证特点之一也。热深厥深，四末不温，实为机枢郁闭，阳遏不达，病也属少阳也；腹部膨隆，又为厥少受邪，无以疏运中州使然。高热痉厥与标寒郁遏者虽同，但机因则迥然有别，外无可汗之标寒，内无可下之燥热，治此者只有和解少阳，疏条机枢，俾郁结之热，由枢而解，郁结之阳，由枢外达。热退阳伸，机枢复利，何患神志不清，抽搐不止？若滥投苦寒清热、镇痉熄风之品，后果不堪设想。

【案例2】焦某，女，9岁，1968年7月24日诊。5日前突然高热不退，旋即神昏不语，目定，右手足抽搐频频。住某医院急诊，拟诊流行性乙型脑炎，经治4日诸症有增无减，其父焦急万分，擅自出院求家父诊治。患儿仍高热（肛表40.2℃）神昏，目定不语，四末逆冷，右手足抽搐不已，唇红面赤，肌肤灼热，中脘腹部膨隆，舌淡红、苔垢腻，脉弦滑数。此暑湿挟毒郁结少阳，机枢不利，阳不外达，热也不透，阳热湿毒合邪，灼津伤络，上蒙心神清窍，横窜少阳络脉，若撤热毒之内燔，务必疏条少阳之机枢，先拟四逆散增损，和解少阳兼清泄暑湿热毒，候郁热有退再议他法。

［处方］柴胡6g，枳壳10g，赤芍10g，荷叶一角，香薷3g，苡米10g，石菖蒲3g，二花10g，全蝎3g。2剂。

［二诊］药后虽仍神昏不语，但抽搐身热大减，目能瞬动，四末已温。痰热蕴蒸，心神被困，再以清化痰热、通络醒神为法，但疏条机枢之品不可骤减。

川贝10g，海蜇皮10g，石菖蒲6g，远志6g，莲子芯3g，益元散 12g（包），荷叶一角，地龙 10g，柴胡 3g，枳壳 6g，赤芍 6g。3 剂。

[三诊] 药合病机，诸症逐日轻减。后以此方化裁，调治半月始瘥。

三、血热蓄结瘀蒸　热扰神明动痉

瘀热蓄结所致之高热不退，神态昏蒙，甚或搐搦，《伤寒论》早已论及，如膀胱蓄血及热入血室之"如狂""发狂""暮则谵语如见鬼状""头项强痛"等高热神昏之神志逆乱病症，故血热蓄结不失为高热痉厥病证之因。热入血室与膀胱蓄血，乃至其他部位之血热瘀蓄，虽病位有别，但高热神昏，甚则痉厥之症则同，因热与血结，络脉痹阻，瘀热蓄蒸，热势有增无减，且心主血脉，蓄之热最易随脉入心，故多见心神被扰之症，热势高涨，又无不动风末疾之变。因此证新暂，多无舌紫脉涩之瘀阻络闭之象为其凭证，且亦少痛如锥刺，固定不移之候。诊此证时，须详审病之原委，对经期之至止、小溲之利涩、口干是否欲饮等尤加细察。本证因热由瘀郁，瘀因热结，所现之症皆阳实亢盛之象，故宜速逐蓄瘀，俾热随血清，神昏痉厥之症也可迎刃而解。

【案例 3】袁某，女，26 岁，1974 年 7 月 12 日诊。高热谵语，时或神昏抽搐 4 日，入暮尤甚，中西药经治乏效。患者颜面缘缘正赤，头痛如裂，发热（39.8℃），口干不欲饮，时有呕恶欲吐之作，胸胁痞满，小腹微痛，按之不减，便秘 4 日未解，溲黄如柏汁，舌红、苔薄黄，脉弦细数。似属暑温之邪入营扰心之证，但与《伤寒论》之热入血室之证又甚相符，遂询得经期至时，冒雨感寒，发热 1 日后经停，热势陡增，至今月事未下。此热入血室，瘀热蓄结蕴蒸无疑，不逐其瘀，热不能退，诸症无以缓解。

[处方] 桃仁 10g，丹皮 10g，大黄 6g，赤芍 15g，柴胡 10g，黄芩 6g，法半夏 10g，川牛膝 12g，益母草 30g。3 剂。

[二诊] 药后经汛复至，色紫挟块，便次也调，热势遂减，神志清晰，"妇人尤必问经期"之告诫，信不诬也。口干欲饮，舌红少苔，脉弦细数，此瘀去热退，营阴有耗，予和营养阴，可望渐愈。

生地 10g，白芍 10g，丹皮 6g，天花粉 15g，黄芩 6g，当归 6g，麦冬 10g。5 剂。

四、湿热郁遏熏蒸　蔽心神窜脉络

湿热之邪而致高热神昏痉厥者，多由外感湿热，淹滞不解，灼津为痰；或肺胃素有痰浊，又感外邪，而致湿热痰浊互结为祟，郁遏熏蒸，上蒙心神，横窜经络。患者高热稽留不减，午后为甚，不为汗衰，神志蒙眬时或四肢牵引拘急，甚则角弓反张，常喃喃自语。面色灰垢，神色疲倦，胸脘痞满，口黏泛恶，便结或溏，溲黄等为其特征。湿热之邪痰浊黏滞，一旦交结，治颇棘手，不似风寒束表一汗即解，温热亢盛一清即退之易治。湿热之邪非苦辛通降不得分析，痰浊之邪非芳化泄涤难奏其功；清心开窍不可轻投，恐有开门揖盗之虞，镇痉熄风并非所宜，殆有凉遏敛邪之弊。玉枢丹却为本证常用之品，因其性温而不寒，香而不燥，独擅芳香辟秽解毒之功，伍以清泄湿热，芳化苦辛方中，可奏化浊醒神开窍之用。

【案例4】王某，女，68 岁，1972 年 9 月 11 日诊。高热 5 日，神志时清时昧，四肢不时抽搐 2 日。患者 1 周前即感全身不适，微恶风寒，未予介意。2 日后旋即热升（39℃）神蒙，两手时而抽搐，虽三宝易投未见轻减。形瘦如削，神志昏聩，时喃喃自语，面色灰滞，物谷不食 3 日，按其中脘有蹙眉撮嘴之作，5 日未更衣，唇红口黏，舌红、苔浊腻，且秽浊之气熏人，脉细滑数。此素禀脾虚痰浊内盛之体，复感湿热之邪入侵中上二焦，气机郁闭，与痰浊踞盘交结，郁蒸上蒙袭窜经隧，治当苦辛通降以利气机，泄湿清热以撤神络之熏灼，芳化辟秽之玉枢丹尤当先投。遂予玉枢丹 2 粒研末先服，每日 2 次，如神志有苏，改为每次 1 粒。

［处方］川连 3g，枳实 10g，法半夏 10g，郁金 10g，栝蒌皮 30g，石菖蒲 10g，竹叶 30 片，川贝 6g，干姜 2g，川朴花 12g，地龙 10g，荷梗 2 尺。3 剂。

［二诊］2 日后热减神清，症情大为改观，泄下浊烂秽臭之便甚多，中脘舒泰，按之不痛，欲思水谷，原方继服 3 剂遂安。

心脏重病三例治析

一、胸痹气厥案（冠心病）

【案例1】方某，女，47岁，1980年5月诊。10年前曾罹风湿性关节炎治愈，越二载，形渐胖，气日馁，偶或胸闷心慌，经治鲜效，症状渐剧。经某医院诊为冠状动脉粥样硬化性心脏病。迭经西医治疗多年，病情一直未能控制。1979年以来，病势日渐加重，胸部终日憋闷，动辄心悸喘促，常伴有心前区隐痛。夜间入睡，胸中觉有物重压，呼吸困难；严重时气息难续，大汗淋漓，窒息而厥，必须急送医院抢救方可缓解。诊时查患者形体肥胖，四肢略似微肿，饮食尚可，二便正常，诊脉细弦而涩，舌质淡胖、苔薄白。证属胸阳不振，心气不足，浊阴壅遏，气滞血瘀，脉络瘀塞之候。治以通阳宣痹，化痰散结，益气活血之法。

[处方] 黄芪15g，桂枝9g，炙甘草6g，栝蒌皮10g，薤白10g，姜半夏9g，丹参15g，苏梗9g，橘红6g，葱白7根。

服10剂后，胸痹已觉缓解，夜晚入睡仍憋闷，然较前轻快。效不更方，嘱原方加党参12g，再服10剂。药后诸症大见好转，夜晚已能安然入睡，精神大振，唯觉乏力易疲，行动稍剧仍有心悸喘促之苦。脉象细缓，舌质淡红、苔薄。此乃胸阳已振，痹阻已开，唯心气仍馁，心营不足。为拟一方以善后。黄芪15g，党参12g，炙甘草6g，麦冬9g，五味子4.5g，淮小麦30g，桂枝6g，丹参15g，姜半夏9g，茯神10g。守方服40余剂，临床症状已完全控制，随访5年未复发。

[按]古人早已认识本病的产生在于极虚，脉不通。极虚者，乃阳气之虚也。盖阳气之虚，必致阴寒凝聚，血脉留滞而不行。患者曾患寒湿之病。阳气受伤，胸中乃清虚空旷之乡，为宗气聚结之所，只容得清阳之气斡旋，难容浊阴之邪侵扰。今胸阳不振，阴乘阳位，宗气难运。气为血帅，气虚不能帅血，必致脉络瘀滞，脉不通则痹痛所由生。白昼阳气旺盛，黑夜阳尽阴凝，夜晚患者阳气益衰、阴寒肆虐，胸阳被浊阴所困，气机更难运行，是故夜半病势剧增。方用黄芪、党参、桂枝、炙甘草、葱白温阳益气通脉，栝蒌皮、薤白宣痹开结，丹参活血行滞，半夏、橘红、苏梗化痰降逆，斡旋气机。方药对证，效果满意。

二、心悸短气漏汗不止案（风心病）

【案例2】钱某，男，46岁，1981年10月诊。患者于1971年冬不慎落水染疾。初为关节疼痛，继而出现心慌气短，因体质素健未予重视，3年前病情加剧，以致不能行动，经某医院诊为风湿性心脏病。因心脏损害严重，患者惧怕手术，因而长期服用地高辛之类药以缓解症状。近半年来不唯心悸喘促之症加剧，又常自汗不止，体质衰惫已极，不能支撑而来我院治疗。见患者形悴神疲，面色黧黑，终日心悸惕惕，短气喘息，漏汗淋漓，形寒怕冷，饮食少进，脉促势如奔马，浮取如洪水奔涌，稍按则豁然若失，无伦无绪，难求至数，舌质淡暗、苔白，唇紫。脉证合参辨为心肾阳虚，卫气不固，营阴久泄，心营大耗，阴竭阳亡之候。急需固心阳敛心阴，和营卫涩漏汗。方选生脉散、桂枝汤、玉屏风散合参附龙牡化裁投之。

[处方]党参15g，麦冬9g，五味子、桂枝各6g，白芍

12g，粉草 6g，黄芪 15g，防风、白术各 9g，附片 4.5g，浮小麦 30g，煅龙骨、煅牡蛎各 18g，生姜 3 片，红枣 5 枚。

连服 10 剂。数月不止之漏汗已大为减少，恶寒已罢，精神转佳。原方再进 10 剂，出汗已止，心悸短气诸症相继好转，脉已来去有绪，食欲增加，精力充沛。前方既效，无须多作更张，拟下方常服，以作巩固，可望渐渐向愈。黄芪 12g，党参 10g，桂枝 6g，麦冬 9g，五味子 4.5g，炙甘草 6g，白芍 10g，丹参 12g，防风 9g，仙灵脾 10g，豨莶草 12g，淮小麦 24g，生姜 3 片，红枣 3 枚。上方共服 50 余剂，前述诸症已完全控制，3 年未复发。

[按] 患者系危重心脏患者，根据临床见证，辨为心肾阳虚，营阴耗泄，卫阳不固，营卫失和之病机，治以益气养阴、固阳敛汗、调和营卫立法，以生脉散、桂枝汤、玉屏风散合参附龙牡等方化裁，贯彻始终，坚持长期服用，竟获满意疗效。由此可见，中医治病只要辨证精确，立法严谨，选方恰当并持之以恒，许多西医视为难愈之病，也可收到良好的疗效。

三、喘咳癃闭昏愦案（肺心病）

【案例 3】李某，男，56 岁，1981 年 11 月诊。素有喘咳宿疾，遇寒辄发，体质虚惫。入冬以来天气寒冷，喘咳频作。半月前复感外邪，发热恶寒，喘咳增剧，伴下肢水肿而住院治疗。经西医治疗 1 周，病情转剧而邀余会诊。

顷诊患者喘促息微，发热不退，口干唇燥，喉中闻有痰鸣，神志不清，肢体水肿，小便癃闭，数日未更衣。视其脘腹胀满，剑突下按之皱眉，已数日未能进食，仅以少量橘汁水浆灌服。脉象细滑而数，舌质红、苔黄厚微腻。诊为肺心病合并感染，心力衰竭，属肺肾素虚，复感外邪，肺失宣泄，邪恋化热，水热互结，升降违和，水道不利，腑气不通，痰热熏灼，蒙扰心神，肺气壅阻，血脉瘀滞。证系本虚标实之笃候。攻邪则正气必溃，扶正则益痰恋邪，颇为棘手，故拟攻补兼施，标本兼顾之法，庶可转危为安。

[处方] 党参10g，麦冬9g，五味子4.5g，南沙参20g，葶苈子9g，鲜芦根1尺，桑皮9g，全栝蒌10g，大黄4.5g，川贝、竹沥、半夏、石菖蒲、桃仁、杏仁各9g。

服2剂，神志渐清，热势稍退，喘咳略减，余证依然。前方大黄力口至6g，嘱再服2剂。药后，腑气已通，泄下腐臭黑色溏便较多。小便虽通，但量少不畅，心下胀满亦随之缓解，发热已退，神志清朗，病已化险为夷。再处方以巩固疗效，党参10g，南沙参15g，麦冬9g，五味子4.5g，葶苈子6g，贝母9g，茯苓10g，半夏、橘红各7.5g，杏仁、桑白皮、蒌皮各9g。服3剂，肿已消退，喘咳已基本控制，纳谷已香，精神已振，能下床自理二便。标邪已解，痰热已清，本虚之质尚难骤复。肺、脾、肾三脏同治，上、中、下三焦并理，为善后之策。拟方回家调治：党参10g，麦冬7.5g，五味子4.5g，怀山药15g，茯苓、白术各9g，贝母、半夏各7.5g，陈皮6g，萸肉9g，紫河车3g（研末分吞），胡桃仁6g。

[按] 肺源性心脏病多由久患咳喘发展而成。久咳不愈肺气日虚，势必累及肾气，动摇生命之根，波及脾土，损害生化之源。肺主气，心主血，心肺同居一室，关系至为密切。病至后期未有不因气病而及血、肺病及心者。故本病见症复杂，病机所涉范围甚广。既有咳喘心悸、肿胀癃闭等实证可见，又有心肺同脾肾等虚象显露。本案病变机制，亦不出上述范畴。肺、脾、肾三脏皆虚，气机升降出纳失常。三焦水液代谢紊乱，心血运行不畅，痰水瘀血等病理性产物滋生，壅塞三焦，

郁结心肺，诸症丛生，险情毕露。故以攻补兼施，标本兼顾，若偏执一途，易于偾事。方以生脉散以固正，葶苈子、杏仁肃肺以利痰水，贝母、蒌皮、竹沥、半夏清化痰热，菖蒲开窍醒神，大黄、桃仁泄热通腑，活血化瘀，芦根、沙参、桑白皮清利肺热，以利水道。诸药相伍，共奏益气养阴、清化痰热、泄肺利水、活血通腑之效，方证吻合，效如应鼓。

降敛冲气之临床运用

冲属奇经八脉之一，"起于气街，并足少阴之经，挟脐上行，至胸中而散"，附丽于肝肾，隶属于阳明，与任脉相连，为肾脏之辅弼。"冲之为病，气逆里急"。张锡纯对冲气致病之由及降敛冲气之法独具匠心。他在《论冲气上冲之病因病状病脉及治法》中首曰："冲气上冲之病甚多，而医者识其病者甚少。即或能识此病，亦多不能洞悉其病因，而施以相当之治法也。"因冲与肝肾肺胃关系至为密切，故对"气逆里急"之病证，治本脏不应时，经投降敛冲气之法，可收立竿见影之效。然"冲气上冲之证，固由肾脏亏虚，亦多由肝气恣横"，且所涉脏腑不同，变生之症各异，是故所施方药也不一样。现将运用降敛冲气法之部分病案及一得之经验介绍于后。

一、咳嗽（百日咳）

【案例1】张某，男，6岁。顿咳月余，诸药乏效。现咳声连连，痰涎清稀，目眶青紫，咳甚则涕泪俱下，痰带血丝，鼻血时流，半时不止，所食之物辄倾吐无遗，大有痰阻气憋，危于一旦之虞。患儿苦于此疾之折磨，药不避苦，针不畏痛，虽有鸡胆之苦、蜈蚣之秽，也吞噬无忌。视其舌淡、苔薄白，脉弦数。考其外无表证，内无邪热。因冲脉起于气街，散于胸中，今肺失清肃之令，痰浊壅遏不解，不靖之冲气，必逆冲其间也。遂于肃肺化痰止咳方中辅以降冲之法，冀冲气宁靖而肺之肃降复司。予桂苓味甘汤加味：桂枝10g，五味子6g，茯苓

15g，清半夏 10g，枇杷叶 10g，百部 10g，苏子 6g，杏仁 10g，甘草 3g。3 剂后咳减痰少，面浮也退。再予原方 7 剂，症愈大半。后于上方去苏子、杏仁，减桂枝为 6g、五味子为 3g，加北条参 10g，党参 10g，山药 10g。5 剂善后。

[按] 顿咳之因其多，冲气不靖上干肺系，诚其一也。患儿若无冲气上逆扰肺，先服之药必有止咳化痰之效。然久治不应，症情仍顽重者，实乃冲气相干所致。审其外无风寒，内无邪热，故经投仲景桂苓味甘汤加味，以桂枝"主上气咳逆"，有降逆镇冲之能；取酸温之五味子，一以收耗散之肺气，一以敛上逆之冲气，俾冲气宁谧，肺无干扰。故肃肺化痰之剂始具疗效，咳之痰除可指日而待。

二、鼻衄（代偿性月经）

【案例 2】沈某，23 岁。经常鼻衄已历两载，初未介意，后治乏效。来诊时又届经行之期，量少色淡，但衄血不已，2 日未净，面黄神疲，头昏目眩，时觉胸中有气阵阵上冲，舌淡红、少苔，脉浮弦滑。视所服之方皆调经养血、凉血止血之品。余思倒经之证虽多血热妄行，或肝火炽盛，但"冲为血海"，如冲气不宁，挟血上逆而出于鼻窍者必衄。遂拟降冲宁血为法。代赭石 60g，白芍 10g，旱莲草 20g，茜草 10g，鲜藕节 30g，怀牛膝 15g。5 剂。自诉服药次日鼻衄即止，但不知是药效抑或是经期已过。药后经行量多，鼻衄未现，头昏目眩、胸中气逆之感全无。再予原方 5 剂，至今未见倒经之恙。

[按] 倒经之疾，以降冲之法常收理想之效，因冲为血海，附丽肝肾，故无论肝气上逆，肾失潜藏，或血热妄行，在应证方中佐以降纳冲气之品不无裨益。本例之衄，每届经期即发，是因经潮之时血随冲气而上逆，故经量少而鼻衄剧。张锡

纯曰："生赭石压力最胜，能镇胃气冲气上逆……用之得当，诚有捷效。"据冲脉至胸而散，故患者常有胸中冲气攻逆之感，诸症参印，冲气上逆无疑矣。遂仿张氏法重用代赭石以降冲纳气，冲气得降，经血下行，故再诊时经量转多而衄血向愈也。

三、眩晕（内耳眩晕证）

【案例3】李某，女，56岁。眩晕时发，3日来宿恙又起，两耳鸣响，目眩头晕如立舟车之中，甚则天翻地覆，人体飘摇，呕恶不已，饮水啖物必吐，2日米粒未入。舌淡苔白润，脉弦滑。此乃肾阳式微，饮邪上逆，亟拟真武合泽泻汤化裁。再诊时诸症依然，患者闭目裹首，呻吟床笫，诊治良久，忽悟此为肾阳式微，冲脉虚寒，冲气不宁，遂挟痰饮上逆而客犯清窍，故徒温阳化饮无功也。原方加用龙牡以降镇冲气：附片10g，茯苓20g，炒白术10g，泽泻15g，姜半夏10g，炒白芍6g，生姜5片，生龙牡各60g。共奏温肾降冲化饮之效，俾冲脉得以温煦，冲气降而归顺，故痰饮之邪亦随降逆温运而去。5剂药尽，竟获痊愈。

[按] 眩晕一证，由阳虚水饮上泛者颇多，投以温阳化饮辄效者也不少。但冲脉因之虚寒而冲气不宁，干于其间者亦复不少。本例首诊乏效，即疏忽降冲纳气一法。再诊时宗张氏之"因此等痰涎，原因冲气上冲而生，龙骨牡蛎能镇敛冲气，自能引导痰涎下行也"之旨，重用龙牡而获显效。故疾之少效，除症情顽难外，医之辨证不精，用药欠当，也不容否认。

四、呃逆（膈肌痉挛）

【案例4】温某，女，45岁。呃逆连连3年未愈，近月来，除入睡外无一时之安宁，且以纳谷进餐时症状加重。形体清瘦，精神紧张，纳少便结，常五七日一次，伴四肢清冷，腰膝酸软，小腹如凉风翕翕之感。舌淡苔薄白，脉沉细弦。此乃下元虚冷，肾阳不足，失煦之冲脉随失纳之肾气上逆，引动胃气，撞击膈肌使然也。所服方药虽皆以旋覆代赭石汤加减，其降逆和胃之品而少止呃镇痉之效，即乏温肾暖冲纳气之味。桂枝15g，紫石英30g，苁蓉20g，枸杞子15g，牛膝15g，附片6g，鹿角霜15g。5剂药后，呃逆稍减，便次亦调。再予原方7剂，加半硫丸吞服，半月后十愈八九。又予上方出入，继服10剂而愈。

[按] 张锡纯曰："冲为肾之辅弼，气化相通，是以肾虚之人，冲气多不能收敛，而有上冲之弊。"此例呃逆，他医虽施以降逆纳气之法，降冲之意也寓其中，但未虑及冲气之上逆乃由肾气亏虚，肾阳式微，而失于收敛所致。且代赭石性寒味苦，不宜虚寒之体，故易甘温暖肾之紫石英，及性温味辛甘之桂枝以降纳冲气为君，佐以辛润温肾之品，共奏温养收敛冲气之效。故降纳冲气一法，也应随证施治，选方遣药更要恰到好处。

五、喘证（癔病）

【案例5】董某，女，46岁。家事不睦，与子争吵后，喘逆大作，坐卧不宁，急来求诊。见其披头散发，额汗淋漓，呼吸急促浅表，无片刻安宁，甚则张口抬肩，辗转不安，面唇青紫，意乱心慌，询之不语。诊其脉弦细且数，舌淡。因思其情志怫郁，肝气逆乘肺系，而致肺之肃降乏权，故即疏五磨饮子合甘麦大枣汤为方，以解郁降气缓急也，又虑其症情颇急，似有气奔虚脱之虞，恐此方缓不济急。正踟蹰间，忽忆张氏曾有类案治验，只重用参赭而收奇功。爱仿张氏验案方药稍增纳气缓急之品：党参 20g，代赭石 60g，沉香 3g，炙甘草 10g，小麦 30g。1 剂喘止汗敛，后予逍遥散合甘麦大枣汤善后。

［按］癔病之喘逆，多病来突然，症情很难迅速控制，若持续喘逆不已，确有阳虚气脱之虞。理气解郁降气缓急之品虽符合病证之机制，但病至气奔虚脱之境，非但难奏喘止汗敛之效，且有耗气伤正之弊，张氏云："人参可以救气分之脱。至气欲上脱者，但用人参转有助气上升之弊，必与赭石并用，方能引气归原，更能引人参补益之力下行，直至涌泉。"仿此意稍佐纳气缓急之品后收效甚捷，张氏之言不我欺也。

六、奔豚（更年期综合征）

【案例 6】张某，女，48 岁。半年来胸中似气逆筑筑攻动，心悸心慌，随之面红灼热，头汗淋漓，巅顶胀痛，口苦欲饮，虽天寒地冻也欲解衣裸体，烦躁不已，如斯者一日十数发，夜眠不安，食不甘味，经治乏效。来诊时，上述诸症再现，舌红苔薄黄，脉弦滑数。此殆肝阳挟痰热随失敛之冲气时时上冲，逆返则诸症俱平，平而再逆则诸症再作。治当降敛冲气与平肝潜阳清热化痰之法同步：代赭石 60g，珍珠母 30g，石决明 20g，蛤壳 20g，生牡蛎 60g，川牛膝 15g，生地 20g，黄芩 10g，川连 6g，全栝蒌 30g，芒硝 6g（分冲），五味子 6g。5 剂后，症有小减，次数略少。守方共服 40 余剂，症愈八九。后予上方稍事出入，又增活血通络之品，病情一直稳定至今。

［按］奔豚一证，都责之冲气上逆所致。因冲逆肝脉，肝气以下行为顺，若冲气不靖，肝阳上逆，二逆之势，攻冲之力尤为重笃。平肝潜阳虽为对症之法，但仍失求本之旨。因冲居肝下，其冲逆之势肝莫能制，不降冲气则上僭之肝阳难以平

息。本例前服方药大多为羚羊钩藤汤等平肝潜阳之剂，其不效之理，即在肝欲静而冲不止，故改投重剂降冲之代赭石、生牡蛎、五味子后，与平肝化痰之药即起效应，不降冲则难收此效也。

头痛治验

头痛为临床常见之病证，病因较为复杂，特别是一些顽固性头痛，苦少良法而治颇棘手。头为诸阳所会，脑为精血所聚，内伤外感均可引起头痛。盖头居人之高位，高巅之上唯风可到，诸邪必借风邪方可上达。故治疗外感头痛当以祛风为先，药宜辛散为主。内伤头痛多属脏腑失调气血逆乱，或并有痰血瘀阻，治之或以补益气血、填益精髓，或以化痰逐瘀，搜风通络，或寓攻于补，或攻补兼施。外感头痛多浅暂，内伤头痛多沉绵。在用药上面，确系外邪客犯，药宜辛散轻浮，借以上行祛邪。若属下元亏虚，精血不能上荣者，辛散之品宜慎用，防生燥烈而耗伤阴血。余摘其治案六则如下：

一、血虚风激头痛案

【案例1】赵某，女，32岁。隐隐头痛已越2年，痛无定处，倏作倏止。头痛常于午后加剧，双侧太阳穴处青筋隐隐可见，偶作针刺样痛，伴头昏心悸。面色萎黄，口唇淡白，舌淡红少苔，脉虚浮兼数。此血虚风激之头痛，治以养血祛风。方用：当归10g，川芎4.5g，生地12g，赤白芍、防风、菊花、青葙子各9g，荆芥7g，钩藤10g。共服12剂，头痛遂止，随访多年一直未发。

[按] 患者头痛已2年余，证见痛势绵绵，头昏心悸，面黄唇淡等血虚之候，又有痛无定处、时作时止、脉虚浮等风邪的特征。太阳穴处青筋隐隐，偶作刺痛，示有瘀滞之象，余断

为血虚风激所致。盖风因血虚而生，痛因风激而起。宗"治风先治血，血行风自灭"之旨，投以四物汤养血活血，佐以荆芥、菊花等疏散风邪之品，方药符证，故收效甚捷。

二、失血精伤头痛案

【案例2】张某，女，41岁。不慎被坠落门板砸伤头颅，流血甚多，当即昏厥，经抢救苏醒。嗣后头痛剧烈，不能俯仰顾盼，经治疗20余日不效，转延中医治疗。自诉心悸虚烦，时有呕恶。望其面色惨白，舌淡，脉弱。此乃因受外伤，致精血大耗，肝肾不足，脑髓失养，治宜滋养肝肾，补益奇经。方用：枸杞子、旱莲草各15g，红参、地龙、怀牛膝各9g，鹿角胶10g，黄芪30g，龟板20g，炒白芍12g，红花4.5g。服药30余剂，头痛渐止，运动自如，面色转红，脉亦有力。后以此方制丸，常服。

［按］此例头痛为外伤所致，因精血大耗，肝肾失养，头脑亦因之失于阴精濡养，故头痛拘急不遂。肾藏精主骨，肝藏血主筋，补益肝肾为正治之法，然犹嫌迟缓，遂借用奇经之通路，使精血流溢于脑，脑髓充阴血足，则诸证自愈。大凡精血亏损之重证，往往补肝肾一时难效，可用峻补奇经之法，匡其不逮。如治妇人崩中漏下、习惯性流产、男子失精等病，运用此法常获良效。

三、瘀血阻络头痛案

【案例3】于某，男，45岁。头痛偏于右侧如针刺之状已病年余，夜难入寐，有时通宵失眠，伴胸胁胀痛。两年前头部有撞伤史，察舌有瘀斑，脉细涩。此乃瘀血阻络之头痛，治以活血化瘀、疏肝利络、濡血润枯为法。方用：桃仁、五灵脂、红花、乳香、生地、怀牛膝、赤芍各60g，丹参90g，炮甲、郁金各45g，柴胡30g，当归、鸡血藤各75g，共研细末制成蜜丸，每服9g，日服2次。服药2月余，头痛痊愈，睡眠正常。

[按] 本案头痛乃瘀血阻络所致，痛久且兼胸胁胀痛，夜不安寐等肝气郁滞之证。方中除使用大量活血化瘀之品外，并佐以当归、鸡血藤、柴胡、郁金等濡血疏肝之品，寓意颇深。余认为治疗瘀血阻络之病，应注重于活血化瘀之中辅以濡血润枯、疏肝解郁之药。瘀血久结易于枯燥，血枯则肝失濡养而使气机郁结，郁久又易化热化火变生他病，方意本此。

四、浊阴上逆头痛暴盲案

【案例4】陈某，女，41岁。突然头痛剧烈，左眼旋即失明，眼球内陷，伴频繁呕吐，痛已3日。舌苔白，脉虚细，此乃阳明虚寒，浊阴之邪上逆之证。拟吴茱萸汤加味：吴茱萸、生姜各9g，半夏、当归各12g，党参30g，磁石15g，大枣5枚，药服3剂头痛锐减，呕吐已止，左眼视力亦开始恢复，眼球尚未复起。浊阴虽降，气血未充，精明失养，再以温中补脾、益气养血之剂，共服10剂，视力正常，眼球恢复。

[按]《伤寒论》云："干呕，吐涎沫，头痛者，吴茱萸汤主之。"本案为突发剧烈头痛频繁呕吐，脉细苔白，显系中焦虚寒、浊阴上逆之候。左目失明，眼球凹陷，乃由浊阴上攻，干犯清窍，阻遏精气上荣，目失奉养之故，属兼有之证。余抓住主证，经投吴茱萸汤为主，益气温中，降逆散寒。中焦复运，浊阴自降，精气可升。再投养荣汤加补肾之品，精血荣目，视力也渐复明。

五、风痰上犯头痛案

【案例5】谢某，女，45岁。前额及双侧太阳穴掣痛，时作时止，已数年，治而鲜效。现头痛发作伴有头昏胸闷，喜唾痰涎，面晦微肿，纳少肢困，舌苔灰白而润，舌边有紫色隐隐，脉滑。此乃风痰上犯，阻于三阳经之络脉，治拟祛风化痰，佐以搜络。方用：姜半夏12g，白芥子、制南星、辛夷、菊花各9g，茯苓15g，陈皮、防风各7.5g，独活6g，全蝎3g。服5剂，诸症大减，嘱再服5剂而瘥。

[按] 痰为浊阴之邪，必借风力始可上犯高巅。风性数变无常，故头痛时作时止，痰随风动，壅阻三阳经之络，上蒙清窍，痛势缠绵数年，又有胸闷面肿、口流痰涎等痰气不化之症可凭，故断为风痰上犯，阻塞清窍所致。方用二陈化痰，防风、辛夷、菊花等祛风，白芥子、南星合全蝎，可搜除内伏络脉之风痰，驱邪务尽免留后患，服药10剂，数年痼疾获愈。

六、风火上亢头痛案

【案例6】魏某，女，61岁。现证：巅顶阵发剧痛，目眩耳鸣，心烦多梦。大便干燥，小便色黄，舌红苔黄，脉弦劲而数。此乃水亏不能涵木，肝阳化风化火，风火相扇而上亢，亟须滋水涵木，平肝熄风潜阳。方用：山羊角、钩藤（后入）、女贞子各20g，紫贝齿、生牡蛎各30g，菊花、竹茹、桑叶各9g，生地15g，赤芍12g，夜交藤24g，大黄6g，荷叶一块。服3剂。头痛大减，耳目稍清，夜梦仍多，冲逆之风火虽已受挫，阴精亏虚未复，前方化裁，重在滋阴养肝，辅以降火熄风，连服7剂，诸证渐愈。

[按] 老年之人，真阴已亏，肾水难以涵木，肝阳化风化火上亢，这类疾病为害最烈。以风乘火势，火借风威，风火交扇上冲，清窍闭塞，气血逆乱，五脏失和，最易使人昏仆卒中。本案患者年逾花甲，肾水亏于下，肝风化火冲逆于上，若

不急投大剂平肝熄风、育阴降火之剂，恐难遏猖獗之病势。余以《通俗伤寒论》之羚角钩藤汤化裁（羚羊角以山羊角代之），3剂控制症状，后以滋水养肝以靖风火之余威而收功。

痹证治风八法

痹证为临床最常见的疾病之一，虽有行、痛、着、热痹之分，因风为百病之长，善行而数变，故痹证以风为主邪者诚非鲜见。风之中人，除有兼邪为害，随机而有寒热之变外，更有客表入里，窜扰内伏之异；又因证有久暂，体有强弱，虚体之人又有阴阳气血之不同，故痹证治风之法，当随证而异，现就临床所及，作痹证治风八法简介。

一、解表疏风法

痹证初起，多由风挟他邪外袭肌表，客侵六经之藩篱，以肢节游走疼痛，腰背酸楚为多见，或只肩背酸痛颈项强直，或一身尽痛莫可名状，但洒淅畏寒，恶风发热，舌淡苔薄，脉浮为其常伴之证，客表在外之邪，治当轻而扬之，汗而发之，故解表疏风为其必用之法也。然痹证解表疏风之方不可骤投辛温发汗峻剂，以防大汗淋漓反而表伤风邪不去也；再则风气偏胜之行痹，也不无他邪之兼挟。且又多侵袭肢节骨骱之处，故宁可再剂，勿施大剂，还应视挟邪而兼顾。《内外伤辨惑论》之羌活胜湿汤实为解表疏风、主治痹证初起之良方。方中羌独活、防风、藁本、蔓荆子既可疏风轻扬解表，又能辛温化湿止痛。一药数用，方小而效宏也。兼寒者加桂枝，湿重者加防己。若挟热邪外客，或郁热内生者，则以《此事难知》之大羌活汤化裁，解表疏风与清化湿热同步。初起之痹，在正气未虚，邪未入里之际，应竭力驱逐之，期客邪无涉营入络之变。局方五积散也是一张解表疏风之佳剂，该方融疏风解表，散寒祛湿，益气和营之品为一炉，对以风挟他邪互结为害之初痹尤宜。余常易麻黄为羌活，变散剂为煎方，辄可收药到症减之效。

【案例1】尝治李某，女，32岁。风湿痹痛一月，全身酸楚，腰脊疼痛且寒，曾服温补肾阳，散寒蠲痹之剂少效。余见其舌淡苔白薄，两脉浮濡，更兼洒淅畏寒，断为风挟寒湿之邪客袭太阳膀胱之经，经输不利，故有上述之症也，遂拟五积散去二陈平胃方药，加羌活、独活、细辛、木贼草、防风、防己、生姜等为方，3剂症减，又7剂遂愈。

二、益气祛风法

痹之为证，大多由两虚相得。即虚邪贼风客中正虚不足之体，而有肢体骨节痹着疼痛，其中以气虚失调、腠理疏松尤为多见。气虚之由除禀赋所致外，一为客邪久羁，痹痛不已，频投辛温解表发汗逐痹之方，徒伤营卫，耗散元气也；二为脾胃失健，中虚不立，出自中焦营卫之气乏源欠充，肌腠失谐，卫气虚而不固，易遭风邪之侵袭；再则中虚之人，肺少温煦，肺虚气弱，皮毛失充，御外不能，也为风邪易客之因也。凡此痹证，非益气不足以祛风，祛风剂中不可无益气，相辅相成方可风驱表固，愈而少发也。仲景黄芪桂枝五物汤，桂枝加黄芪汤，实为益气祛风之有效方剂，丹溪之玉屏风散也为气虚感邪者所设，余常以三方化裁，再随证加入祛风通络之枝藤，收效颇佳。方中除黄芪需重用外，生姜红枣甘草诚不可缺如，因三味合体，味甘辛性温，内能益不足之脾胃，外可和失谐之营卫，为气虚表弱又兼风邪之最佳佐使，诚参术之不逮也。

【案例2】如治陈某，女，28岁。肢节游走疼痛，以小指关节为甚且发晨僵一年，诊为类风湿关节炎，西医治之乏效。

转诊于余时，见其面暗无华，懒言少气，神情委顿，畏风自汗，纳少便溏，舌淡脉虚细。某医予疏风通络活血蠲痹之方罔效，又频加虫蚁搜剔之味，诸症依然。此乃气虚之体，卫外失固，风邪内淫不除，或驱之又入也，亟拟益气祛风同步庶或有效。遂予黄芪30g，桂枝、防风、白术、炒白芍各10g，鹿衔草、鸡血藤各20g，炙甘草6g，红枣4枚，生姜3片，10剂症轻，上方稍事化裁，间断调治四月诸症向愈。

三、养血祛风法

痹证久羁，致病之邪无不由经入络，与营血混为一体，性阳善动之风邪易耗气，祛风利湿之剂频投，及刺血放血疗法之误施，阴伤血耗自不待言。经络涩滞，骨骱失濡，无怪痹证之难愈且转甚也。若祛除此证内淫之风，必养不足之血方可奏效，故有"治风先治血，血行风自灭"之说。《临证指南》于痹症门有"有血虚络涩，及营虚而为痹者，以养营养血为主"之旨，征之临床诚非虚言。滋阴养血之品以生地为之上乘，因其质重液浓，味甘性平，除滋阴养血之功外，尚具去痹止痛之效。《神农本草经》曰其能"逐血痹"，并谓"除痹生者尤良"。《本草正义》则进一步认为："逐血痹者，则血不行而痹着不行，补养充足，自然流动洋溢，而痹者行矣。"其如芍药、当归、首乌、枸杞、川芎等，皆具养营养血之功，均可加入。祛风之品尽避辛燥性烈之味，应择祛风而不耗阴，通络又无伤血为宜，药如夜交藤、鸡血藤、秦艽、防风、桑枝、海桐皮、海风藤、络石藤等。仲景防己地黄汤虽为主治"病如狂状，妄行独语不休，无寒热，其脉浮"之方，但从组方配伍，及重用地黄测之，用该方疗治阴血亏虚而夹风邪之痹证有效。余常用其方再随证化裁，对辨证之属血虚阴亏者甚验。

四、填精逐风法

痹之久者，由经入络，再损筋伤骨下累肝肾者，多为久痹难治之症。除由正虚体弱，与过当之蠲风散寒燥湿不无关系，使痹证由阴血亏虚而至精髓不足也。因肝主筋，肾主骨，筋骨失精血之滋充，淫邪又恋而不去，故骨骱伤损颇重，关节畸形多见。诚如《会心录》曰："痛痹一证，肝肾为病，筋脉失于荣养。"及张景岳曰："然则诸痹者，皆在阴分，亦总由真阴衰弱，精血亏损，故三气得以乘之。"因其较入络之证又深一层，故养营养血之法似隔靴搔痒，无济于事。非填精无以补不足之肝肾，欲逐风必须充久耗之阴液，填精之品草木少功，当择血肉有情为主，药如阿胶、龟板、猪脊髓，羊胫骨，狗胫骨，生、熟地，枸杞子，制首乌，鳖甲胶等；追逐留伏之风，于独活、钻地风、透骨草、千年健、老鹳草、伸筋草等品中选择二三味即可。若兼郁热内炽，或相火偏旺者，黄柏、知母、丹皮、石膏也可加入。痹证至此诚难向愈，如能对证施方，持之以恒，对缓解症状，恢复肢体部分功能庶或有望。

【案例3】曾治一晚期类风湿关节炎患者，其四肢腰脊僵痛，小指（趾）关节僵硬畸形，功能丧失殆尽而卧床半载，经虎潜丸加减，重用填精补髓、滋养肝肾之品连续 3 月治疗，竟获双手恢复部分功能，两足弃杖蹒跚步履之效。

五、温阳散风法

年迈阳虚，或肾督不足之人，或寒湿久羁而伤及元阳者，皆为风邪常客之体，非但风邪易袭，且留恋难却也。其身疼节痛，虽多游走，但少赤热，多伴畏冷肢凉、腰膝酸软、舌淡脉细迟微弱等症。散寒祛风止痛之剂虽可暂缓一时，但移时复故，再服无效矣。或问散寒温阳皆辛热之品，何以散寒少效而温阳有验？此同中有异，标本异治也，凡散寒之剂皆辛热燥烈之品，于阴寒内凝，标寒外客有济，因其只有辛热散寒之力，而无温肾壮督之功，药力剂尽而减，故痛止一时。温阳之方剂则以温补肾督，辛甘温润之品为主，旨在"益火之源以消阴翳"，尽剂而阳温火补，阴霾驱风寒散，故有愈后少发之验也。为求治本之道，当宗《医学心悟》"治痛痹者，散寒为主，而以疏风燥湿佐之，参以补火之剂，所谓热则流通，寒则凝塞，痛则不通也"之说，于肾督阳虚者尤宜。再佐辛温祛风之品以治其标，在缓缓调治中，可收阳补风散痛止痹除之效。阳和汤虽为王洪绪治疗阴疽骨痨的外科方剂，然其温阳补虚、散寒通滞之功用，于阳虚痹证甚为合拍，余常加淫羊藿、仙茅、巴戟天以助温阳补肾之效，独活、姜黄、威灵仙、鹿衔草以增散风驱邪之力，显效之例不胜枚举。

六、通络搜风法

《类证治裁·痹证》曰："正气为邪所阻，不能宣行，因而留滞，气血凝涩，久而成痹。"故痹久入络，血脉瘀阻为其必然也。再兼湿风内恋，伏而且窜，既有痛如针刺舌暗肌肤甲错瘀血之症，又有走窜不定，忽肿忽消风邪之症，实为痹证顽难痼疾之型，因内湿之邪与脉络之血，主客交混，结为一体，入筋隧深骨骱，瘀阻稽滞，伏而又窜也。瘀滞之络脉，非通逐无以流通，伏窜之风邪，非搜剔无以消散，故通络搜风诚为此类痹证必用之法也。《医林改错》身痛逐瘀汤虽为血瘀身痛之证而设，然于络阻风伏之痹证，搜风之力显系不足，可增虫蚁搜剔之品，既可搜索留伏之风，又能加强通络去瘀之效，药如蜈蚣、全蝎、蜣螂虫、蜂房、蕲蛇等，收效远较单纯活血化瘀方药显著。然久之痹证，绝非朝夕见功，且虫蚁之体颇多异味，煎汤之剂异味特浓，殊难长期坚持治疗，宜改汤剂为丸，可在缓缓调治中奏效。

【案例4】曾治曹某，男，43岁。关节游走疼痛10余年，近年以两下肢膝踝为甚，并腰骶部疼痛，俯仰不利，诊为类风湿关节炎与腰椎骶化，面色黧黑，手足指趾黯淡，遇寒入冬则甚，曾按温阳散寒法少效，见其舌质边多紫点，两脉又显细涩不扬，断为络阻风伏，肾督亏虚之候，遂予身痛逐瘀汤加蜂房、蕲蛇、蜈蚣、鹿角片，7剂后症有减轻，遂予上方制丸，服用半年，除劳累感寒有轻微疼痛外，余无不适。

七、化痰蠲风法

痹之由痰浊内阻，风邪留伏，风痰合邪而致络脉闭阻，肢节肿痛者，临床并非少见。由于痛处重着微肿，但按着痹论治罔效少验者颇多，因湿、痰有别，就两者而言，痰较湿更稠更黏，痰之为病除重着微肿外，又多深沉顽难，若与风邪为祟，其变化更令人莫测，仅以治湿之法治风痰稽伏之痹证，无怪乎少效也。本证之得多以痰浊素盛之体，复感风邪客袭，或风寒湿痹失治误治，致使寒湿热化而有痰浊之变，或他证为风痰之邪为患，而演变为此恙者。其证疼痛之处辄有胀满沉重之感，走窜范围仅在肢节上下，大多固定不移，不红少热，但时可微肿，常伴纳呆神疲，四肢倦怠，身困乏力，舌淡润苔白黏，脉浮濡或浮滑等症。治当化痰行气蠲风通络为法，指迷茯苓丸合牵正散加减为宜。考指迷茯苓丸专主痰浊内停，流注四肢而致肩肢节疼痛之证，牵正散特具化痰蠲风搜络之用，合二剂为一方，不失为风痰阻络而致痹证之良方。寒痰者加白芥子、制南星；热痰者加甘遂、竹沥，蠲风逐痹；上肢加桂枝、姜黄、羌活，下肢加牛膝、防己、独活。

【案例5】孙某，男，55岁。右肩凝痛半年，抬举艰难，入夜尤甚，理疗针灸封闭少效，祛风散寒活血止痛之中药也无验。余见其形体敦厚，又有酒醴偏嗜之癖，面黄晦暗。舌淡苔白腻，脉濡滑，此为风痰留着为患，遂拟上方加天仙藤、姜黄、白芷。5剂见功。继予原方半月即瘥。

八、清热宁风法

凡风湿热痹者，其肢节疼痛除游走不定外，多有红肿灼热，触之烙手，按之痛甚，甚则肢节不可挪移。此乃风挟湿热之邪客袭阳热之体，或由内蕴之湿热，又遭外风而引发，因风热俱为阳邪，且风热交扇，互助其威，故病势急剧，疼痛颇甚，又多有高热烦躁，心慌怔忡，面赤口干，便结溲黄，舌红苔薄黄，脉浮滑数或浮大无伦等症，治当亟宜清热宁风宣湿通络，白虎汤合吴鞠通宣痹汤化裁，加水牛角、羚羊角、双钩等以增清热宁风之效，羚羊角价昂物缺，可重用石决明、菊花代之，应重剂频投，一日两剂，二三日可望热退风宁而痛减。

【案例6】家父曾治王某，女，15岁。三日前见两膝红肿热痛，继则两踝亦然，不能步履，发热畏寒，汗出恶风，面赤气粗，心慌胸闷，口干心烦，唇舌红赤，苔薄黄，脉浮大滑数。西医诊为"风湿热"。谓其风热挟湿燔气动营，灼扰肢节，大有舍心扰神之虑，亟宜清热凉血、宁风利湿为法：石膏50g，忍冬藤30g，地龙、双钩、石决明各30g，菊花10g，白茅根30g，防己10g，苡米30g，知母10g，滑石15g，蚕沙20g，赤小豆30g，制草乌6g。3剂热退痛减，继予原方去石膏、双钩，加玄参、石斛各10g，桑枝30g。7剂痹痛痊愈，所遗胸闷、心慌之症减而未痊，待治。

解㑊验案拾贝

"解㑊"语出《素问·平人气象论》，曰："尺脉缓涩，谓之解㑊。"莫文泉释之曰："解㑊者，其人懈怠而厌倦于事也"（《黄帝内经素问校注语译》）。"解"即懈怠，"㑊"即困倦。它既不同于肢体痿疲不用，而渐致肌肉萎缩之"痿证"，又与现代医学之重症肌无力不完全相同。彼以中线肌群受累显著，四肢肌群受累较轻，严重者可因呼吸困难引起脑缺氧，进而昏迷死亡。此证则以全身乏力，自觉骨节松散，肢体酸软，两手握物不固，甚无缚鸡之力，下肢步之稍久，则如灌铅之沉重而难以移动；头昏目眩，面无华彩目少神；精力不支，少气懒言食不佳。行之欲立，立之欲坐，坐之欲卧，故而终日或躺卧床第，或伏几守户。诚如《医统》所言"形迹懈怠，筋脉弛解，坐行不任，尺脉缓涩"是也。此证机因不一，故脉舌当随机而异。然"解㑊"少痹痛之苦，乏寒热之变，或形体不衰，或食纳尚可，或溲便如常，辄被他人谤之为好逸恶劳，懒惰成性之徒。是故罹此证者，除受顽症之困扰外，更招可畏人言之诋毁，身心俱遭不测之变，实为痛苦之极也。

"解㑊"一证古今医籍虽论之甚少，但现今临床并不乏其例，虽偶见于一些急慢性疾病后期，呈肝肾亏虚，精血内夺之机制，尚有部分病例，证前并未感染他疾，且机制也大相径庭，长期呈现一派疲惫不堪，体力殆尽之象，不得不停止正常的工作学习。本证机因非一，施治之法迥然不同，此就临床所及，择其验案四则述之于后。

【案例1】赵某，男，36岁，1973年8月3日初诊。患者1月前参加涉水冒雨之防汛工作半月余，返家翌日即感四肢沉重，遍体倦怠，渐至手握不固，举之不起，足如灌铅，寸步难移，头重似裹，纳谷不甘。经某医院住院20日乏效，并排除重症肌无力，转诊中医。患者形体不衰，面色黄晦，四肢沉重，步之未远即无力再行，握之稍久其物即坠，卧床翻身意感艰难，便溏溲少，口黏味甘，舌淡润苔薄白，脉濡。此水湿之邪内浸中土，外渍络脉，脾阳无展，清气被遏，肢末失中阳之煦养，肌络为水湿之浸渍，亟待运中化湿以展脾阳，辛香温散以胜肌湿，拟五苓散合羌活胜湿汤化裁：桂枝12g，苍术10g，茯苓30g，羌、独活各10g，防风、防己各10g，桔梗6g，川芎12g，藁本10g，泽泻10g。5剂。

[二诊] 药后诸症日见缓解，此水湿渐除，脾阳有展。原方去藁本、川芎，加党参15g，黄芪30g，苍术易白术，再5剂后步履稳健，身轻神旺，纳谷亦佳，予香砂六君子丸善后。

[按] 主肌肉四肢之脾土若遭水湿之邪浸渍，中州失运，清阳被遏，四末少气阳之温煦，故困倦懈怠无力，肌络受水湿之充斥，故体沉如囊裹水，解㑊之证作矣。治当通阳运中以利中土之湿治其本，辛散胜湿之品以疏肌络之湿治其标，如此温运与驱邪兼治，利水与胜湿同步，故收效甚捷。后于健脾益气健运中土之药，全在厚土化湿充养四末肌络也。

【案例2】方某，女，48岁。1984年11月17日初诊。患者素体不足，常有头昏乏力之状。3月前因迁徙搬运，劳累过度，即觉浑身无力，肢节有松散之感，自思休息数日便可向愈，岂知症情逐日转甚，渐至手无缚鸡之力，足如履絮之感，立之欲坐，坐之欲卧，竟至终日卧床不欲起立，已病休2月矣。虽经中西诊治罔效，肌注新斯的明20分钟后也无症状消退反应。形容憔悴，表情无欲，面色淡白，少气懒言，来诊之行甚感艰辛，登楼之苦自不待言，舌淡白少苔，脉细软无力，此脾土大虚，中气下陷，拟升陷汤保元汤增损消息之。黄芪30g，肉桂4g，补骨脂10g，党参20g，桔梗3g，炙甘草6g，柴胡3g，防风6g。5剂。

［二诊］患者喜形于色曰："药后诸症日见好转，是三月来未有之灵验。"效不更方，守上方再进5剂。

［三诊］解㑊之证十愈八九，手足有力，活动自如，纳佳神健，上方去柴胡、桔梗，加鹿角霜20g，当归10g，白术15g，木香6g，10剂善后。

［按］气虚之体本不耐重劳，再因迁徙搬运，过度疲劳之后，脾气大虚陷而不升，四肢失中土之温养，肌络少气阳之充煦，此即解㑊之证经久不愈之理也。三月之中他医迭进补中益气健脾和胃之法，虽识证无误，立法也准，但少效无效之理，即在未悟"补气不效当生少火"。经曰："气食少火……少火之气壮。"故余于此案，只在前医补益中气方中，稍佐温煦命门少火之品，选用张氏之升陷汤合保元汤化裁，融温阳益气升陷之药于一炉，俾土有所资，温而不热，气充有源，敷布全身，能收前方未收之效也。

【案例3】杨某，男，16岁，1982年10月20日诊。患者疟愈未久又染秋燥之恙，发热干咳连绵不已，经镇咳解痉退热之剂半月方缓解。但全身困倦乏力，且日甚一日，被迫停学，屡服益气补血及温养肝肾之剂罔效。近月来形体消瘦，神情淡漠，活泼之性情全无，少男之华彩不见，终日非倚几伏案，即瘫卧床第。手足心灼热，肌肤失润，口干咽燥，唇色艳红，便结不畅，溲短色黄，但饮食未减，舌红苔薄黄，脉浮细数。此邪热久稽，阴津灼伤。然壮火之下，气无不损。治此者当首清未靖之燥热，除气阴耗伤之源，养气滋阴之品应同步兼行。

[处方] 石膏 30g，知母 10g，南沙参 30g，麦冬 15g，五味子 3g，生地 20g，火麻仁 15g，阿胶 10g（另炖），桑叶 10g，甘草 6g。7 剂。

[二诊] 神情渐旺，体力有加，口干肤燥亦减，此邪热渐退，气阴得复，唯便次未畅，再予原方去甘草，加栝蒌仁 20g。5 剂。

[三诊] 步履握物如常，活动自如，大便畅行，唇红手足心灼热之症均减，上方去栝蒌仁，加太子参 10g，石膏减为 15g，10 剂以资巩固。

[按] 疟愈未久又染燥邪，邪火燔灼体内，阴津耗损不言而喻，然元气消夺也在日益转甚之中。经曰"壮火食气""壮火之气衰"，故肺胃之气阴伤残，如沤如雾之中上两焦失转输运化敷布津液之功能，肢节百骸，皮毛筋脉皆失气血充养，而发为解㑊之证也。燥热之邪一日不除，气阴一日难以得复，不滋阴润燥，胃肺之阴诚难补益。但不清热泻火，直扑焦烈之焰，其滋阴润燥之品也无济于事也。故宗喻氏清燥救肺汤加减，重用石膏知母以清泻内燔之邪火，使燥热得清，气阴不再伤耗，滋阴益气之品方可收养阴益气之用。此案首诊告捷，好转迅速，全在启迪于"壮火之气衰"之旨，而悟出"泻火救气"之理，无怪乎李杲在"火与元气不两立"的思想指导下，常于补中益气方中佐以苦寒泻火之品。

【案例 4】袁某，男，30 岁。1974 年 1 月 18 日诊。三月前因罹伏暑，高热稽留 24 日不退，经治月余始见转机。热退之后，形体瘦削，精神困顿，四肢乏力，骨节松懈，全身瘫软如一盆软面，欲立头昏，欲行腿软，终日不敢出门，只得伏几卧床而已，两月来诸症未见轻减，双目深陷，发枯稀疏，面黄颧艳，纳谷不馨，二便尚调，舌绛无津，两脉细数且沉。此邪热久稽，肝肾阴伤，精血亏损，筋骨失养。治当峻补下元，滋充不足之阴精：龟板30g，生地20g，阿胶10g（另炖），麦冬10g，玄参20g，怀牛膝15g，火麻仁15g，生白芍10g，紫河车10g（研末分吞）。7剂。

[二诊] 疾无进退，但也无任何不良反应，因思久病虚极，难以速效，守方再服七剂。

[三诊] 药后始见起色，行稍有力，精神亦振，舌绛已转淡红，两脉虚软乏力。此阴虚得复，精血有充，佳兆也。予原方去白芍、玄参，再益肉桂2g，鹿角胶10g温阳强督之味，以冀阳生阴长，如此调治月余方告竣工。

[按]《中国医药大辞典》于解㑊条下释之曰："此证……皆由肝肾二经虚损而致。盖肝主筋，虚则筋软缓无力以束，故周身之肌肉皆涣散而若解；肾主骨，虚则骨痿枯而不能自强，故遍体关节皆松懈而多㑊。"袁案之证即属此机。肝肾不足，精血亏损之证，非峻补下元不为功。然"虚无速补之法"，"治下焦如权，非重不沉"，少血肉有情之品也难收理想之效，故选质重有情之品缓缓调治始克有济。再则滋阴填精之剂也不得恣意久服，以防阴柔过甚反伤元阳，故一旦阴精来复之时，即当佐以温养肾督之品，以收"阴平阳秘，精神乃治"之效。

癃闭论治小议

《类证治裁》曰："癃者小便不利，闭者小便不通。"不利，言小便艰涩不畅；不通，谓溲溺涓滴不下。二者虽稍稍有别，然临床未可截然分开。故举凡小便艰涩不通，少腹急胀，状若复杯，奔迫难禁者，咸以癃闭合称之。

癃闭乃水道之病，水道非州都一途也，肺、脾、肾、三焦、膀胱悉与水道代谢息息相关。癃闭为病，有卒然暴发，有浸延而成。卒发者多外邪所客，乃气机逆乱于一时。浸延者常因肿胀而滋生，多因脏腑损伤，阴阳失衡。卒发者多实，浸延者每虚。实者为有余之证，虚者乃不足之候。有余者，水聚膀胱积蓄不下也；不足者，伤精液，损阳耗阴，无水可行。治实当泄其有余，蠲逐瘀积之水；治虚应补其不足，滋灌枯涸之源。前者多因膀胱经气受阻，后者常属肝肾阴阳戕伤。病有虚实，体有强弱，然见诸症则既急且重，故治不宜缓唯求速也。

癃闭若属卒病实症，治之尚易，常可一通而已。久病虚症，病因复杂，治之颇难，有因虚致实，抑或因实致虚，有脏腑互累，亦有阴阳失偏。论虚，有阴虚、阳虚、阴阳俱虚、气虚、血虚、气血皆虚之异。论实，有气滞、血瘀、痰积、水聚之别。虚实之孰轻孰重，治疗之孰缓孰急尤难权衡，见证纷繁，故云治其难矣，难在攻逐伤正，反使水道难启，补益恋邪，更使关门紧闭。

余遵《内经》"必伏其所主，而先其所因"之旨，治愈癃闭多例。

一、寒邪束肺气虚窍闭案（产后尿潴留）

【案例1】张某，女，38岁。冬月产子而感寒，外邪束表引动伏饮，形寒发热，咳痰哮鸣，小便数日不通，小腹胀急如鼓，每日以导尿求生。形神憔悴，苦状难名。脉虚浮而数，舌淡白而润。拟宣肺解表，益气开闭，三拗汤加味：麻黄3g，杏仁9g，粉草3g，射干6g，细辛2g，前胡6g，黄芪12g，茯苓10g，车前子9g，沙参15g。另以食盐500g，香葱250g（切碎）匀作2份，置锅内炒熟，布包熨关元穴处，凉则易之，交替使用，以助药力。上方服完1剂，外熨遵法使用，次日凌晨小便即下，唯量少不畅。续服2剂，午后小便已解，水道畅达，书下方嘱服5剂善后。党参9g，白术9g，茯苓10g，桂枝6g，半夏9g，干姜4.5g，细辛3g，五味子3g，陈皮6g。

[按] 患者自幼患哮已二十载，知其不独伏饮根深蒂固，且肺气早已亏虚。今值寒冬，又逢产子，气血更伤，标邪乘虚而客之。外邪郁闭，肺气不宣，上焦壅塞则下窍不通。陈念祖喻此类病症似滴水之器，闭其上口则下口不通，施以宣散表邪则膀胱之闭可开。奈其肺气大虚，既无力鼓邪外出，更难于启闭通调。故以三拗之类解表肃肺以清上源，佐以黄芪沙参之属益气养肺，振奋肺气外可托邪，内可引水直趋州都以启闭。辅以熨药以助汤剂一臂之力。方证合拍，取效亦捷。

二、心肺气虚痰热瘀积案（肺心病、心衰）

【案例2】宋某，男，55岁。发热咳喘一句，顷诊神志恍惚，时清时愦，喘促息微，喉中可闻痰声嘶鸣。颜面四肢皆肿，唇色绀紫，数日未进饮食，口干喜饮，稍与水浆脘腹则胀满难支，大便6日不行，小溲2日不通。检视脘腹膨胀如鼓，剑突下按之呼痛。脉细数而虚，舌质晦黯，苔薄黄而腻。此乃心肺气阴大虚，痰热瘀积，肺气不利，血脉郁滞，水道壅阻，聚于三焦。心气涣散，神气不敛，病势重笃，勉拟一方，以观进退。红参4.5g，麦冬9g，五味子4.5g，南沙参15g，葶苈子6g，桃、杏仁各7.5g，桑白皮9g，栝蒌皮9g，生大黄6g（后下），川贝母7.5g，鲜地粟5枚，竹沥、半夏各9g。嘱其撮药二剂，浓煎频频分次少饮，以勿吐为佳。

前方服后得大便二次，所下为黑色稀水样粪便，腹胀得减，神志已清，喘促稍缓，能少进稀粥水浆。腑气已通可证肺气渐开，方药合拍，毋庸更张，守原方再进2剂。药后小便已通，色黄而短，大便又得畅泄数次，热退喘平，知饥求食，并可下榻自理二便。脉转细弱，舌转淡红，黄苔化净，邪热大衰，所幸正气未败。经曰：大积大聚，其可犯也，衰其大半而止。病已化险为夷，为拟一方，调摄脾肺以清余焰。太子参10g，南沙参15g，麦冬9g，五味子4.5g，白术9g，茯苓10g，贝母9g，陈皮7.5g，栝蒌皮9g，姜半夏9g，杏仁9g，粉草4.5g。

［按］本案乃肺源性心脏病，心功能衰竭。此类病证见症复杂，病机涉及甚广，既有肿满、喘悸、癃闭等实症可见，又有脉虚神愦正气将绝之虚象显露，虚实夹杂，病危且急，治不如法，颇难逆转。肖俊逸先生对此颇有研究，指出标邪在肺，本虚在心，泻肺利水，豁痰活血都是祛邪护本之法。强调肺中郁积之痰水、瘀血不除，则肺气不利，势必影响心血之运行。肖氏形象通俗地将它譬喻为：诸车在途，前车（指肺）不通，后车（指心）难行。徒事强心扶正，而不祛除肺中瘀积之邪，终不能平喘消肿。其对病因病机之认识，确有真知灼见，故其每治多验。本案所立治疗大法，即受肖氏之启迪而定，攻补兼

施，并行不悖，故能邪去正安，化险为夷。

三、肾虚火动血瘀窍阻案（前列腺肥大）

【案例3】颜某，男，75岁。近来常感溺道不畅，排尿欠爽，西医诊为前列腺肥大。经服西药症状时轻时重，日前病情突变，小便涓滴不通。少腹胀满窘迫，尿意频急，经久挣扎，仅可溺下点滴色赤如栀色之小便。其面色晦黯虚浮，舌苔薄黄，舌边有瘀斑，脉细弦而涩，自谓时感烘热头昏。此系肾气亏虚，阴火时动，灼伤精血，瘀阻溺道，发为癃闭。拟滋肾降火以固本，活血化瘀以通溺道，用六味合代抵挡汤化裁。熟地12g，山药15g，萸肉9g，丹皮7.5g，女贞子15g，川牛膝9g，桃仁9g，大黄炭7.5g，炮甲6g，藕节9g，黄柏6g，泽泻9g，萹蓄9g。3剂药尽，溺道刺疼，下紫黑色血尿夹有豆大血块若干，嗣后小便即通，精神大振，后以六味加减巩固而愈。

[按] 本案患者岁逾九八，肾气大亏，根本不固。肾阴衰竭则阴火不潜，时时扰动，精血暗耗并煎熬成瘀，阻塞溺道，故小便不通。上方以六味补肾益精，佐黄柏以泄浮动之阴火，使之蛰藏，更以代抵挡汤活血化瘀，使萹蓄、牛膝通窍利水，方能切中肯綮，故能效如桴鼓。

暴盲证治一瞥

【案例】陈宝善，男，50 岁，1979 年 11 月 14 日初诊。酗酒数十载，三年来屡患睾丸肿痛，因反复发作，始戒酒。此后两年睾肿未再发，但常觉皮肤灼热，并有胸腹烦热，上下移动感，因能忍受，未予治疗。近两月来病渐重，且纳减，溲黄，矢气时肛门灼热，昨日右目突然失明，右眼球及右侧头角胀痛甚剧，时昏闷，两脉弦数有力，舌淡红苔淡黄。此系肝热上扰清窍，急于泻肝热，熄内风：羚羊角片 0.6g（炖冲），石决明 30g，双钩藤 12g，青葙子 15g，冬桑叶 10g，草决明 15g，赤芍药 10g，谷精草 10g，炒枯芩 10g，生地 15g，焦山栀 10g。2 剂。

11 月 16 日复诊，药后反觉头痛加剧，口渴喜饮，昨夜寒热如疟，热退后亦无汗出。口苦颇甚，治肝不应，拟以胆入手，投大剂小柴胡以升发旋转少阳之枢机，透解沉伏之郁热：柴胡 20g，木通 6g，粉草 4g，桑叶 10g，夏枯草 15g，青蒿 20g，半夏 12g，焦山栀 10g。2 剂。

11 月 18 日三诊。恶寒悉解，但遍身灼热，心胸闷热如焚，中脘痞闷，少腹作坠，矢气灼肛，口中黏腻，不思水谷。酒客湿热本重，湿遏热伏，弥漫三焦，故一身灼热，浊气熏蒸于上，则清窍受害，右目丧明；经络阻痹故头角胀痛；湿热交混于中，故脘痞口中黏腻，不思纳食；湿热下趋后阴，则矢气灼肛，细察舌淡白苔微黄，脉弦数。考虑前两次从胆入手，皆未中鹄，改拟清宣三焦气分湿热之邪，兼以利窍清络，遵三仁汤加味：杏仁 12g，芦根一尺，白蔻 7g，薏苡仁 30g，秦艽10g，滑石 30g，桑叶 15g，蝉衣 10g，蚕沙 20g，桂枝 8g。4剂，每日 2 剂，2 日服完。

11 月 20 日四诊，两天进四剂加味三仁汤后，表里之烦热顿减，头角胀痛渐轻。失明之右目已能辨物，但仍模糊不清，知药已对症，可顺势利导之，冀其恢复右眼视力，则幸甚矣！

杏仁 10g，蔻仁 8g，薏苡仁 30g，佩兰 30g，藿香 20g，郁金 10g，橘红 8g，通草 6g，竹叶 12g，茵陈 20g，丝瓜络 20g。3 剂，每日 1 剂。自 23 日后，又连进 10 剂，右目视力恢复如常，头痛若失。但仍略感身热，心烦，脘痞，可知湿热相合后，确如油入面，胶固难解，氤氲不化。效方毋庸改弦，续与清化调理收功。

［按］本例暴盲患者，因受条件限制，未作视力测定和眼底检查，成为一憾。考暴盲一证，属内障，系瞳神病变，其病因颇杂，有虚有实。虚者，常以养肝滋肾入手，实者多用泄肝清热为法。本例初诊，予泻肝热，熄内风，然未见效。二诊又遵《审视瑶函》："此膏（指玻璃体及葡萄膜等）由胆囊渗润精汁，升发于上积而成者，方能涵养瞳神，此膏一衰则瞳神有损。"故又重用柴胡配青蒿等升发胆汁，仍未建功。三诊经详细审证，殚精遍虑，始从繁纷复杂的症状中，确认其病机乃系湿热作祟而经投三仁汤出入应效。

查三仁汤原系吴塘治湿温初起，邪气逗留气分的代表方，虽近贤有利用其宣化畅中、清热利湿之功，用于治病毒感染、伤寒、肺炎、肾炎、肠炎、肝炎、湿疹、肾盂肾炎、盆腔炎等，亦有同道用治外障眼病之眼睑湿烂者。但用于内障病，尤其是暴盲症，殊属鲜见。在引起暴盲的实证中，病因有热毒火盛，痰湿郁滞，窍阻停瘀，肝风上扰及外伤破损数种，家父根据前二诊的失败结合辨证，乃最终断以痰湿郁滞，窍阻停瘀，故取杏仁、桑叶、秦艽、芦根化痰浊；用薏苡仁、滑石、蚕沙、白蔻祛湿邪；桂枝、蝉衣既可祛瘀通络，和血疏解，更可引领诸药轻扬上升，直达病所。另外重用杏仁配桑叶、白蔻、蝉衣、桂枝可宣开上焦之肺气，因"气化则湿化"矣！故药仅4剂，且未用眼科常用药却取彰显之效。由此可知，在临床中绝不可见病治病，若将伏其所主，必先要治其所因。知常达变，始可挽逆症于清灵之方，起沉疴于平淡之剂矣！

治此愈彼悟真谛

临床中常遇到这样的情况，即每因治疗此病而使彼病获愈。这些始料未及的侥幸所获，似来自于偶然之中，然细细玩味，反复推敲，每能从中悟出一些必然的道理。兹仅举3例，并谈一点肤浅之体会。

【案例1】杨某，男，19岁，1984年5月来诊。因患尿血已逾半年，曾经某医院诊治，因原因不明治疗无效。查该患者体格尚健，除小便尿血伴有小腹微痛外，寐食俱佳，未发现其他病症。诊脉细弦兼数，舌质暗红。权以养阴止血之剂试投，服药5剂，尿血如故。细询病史，其父告曰：该患者在13岁时，左胸部曾生一肿疡，经医生切开排脓，迄今已5年疮口不敛，常流稀薄脓液，除此未生他病。去年冬天偶然发现尿血，及时医治直到今天。令患者敞衣视之，果见左胸乳房下有一面积约3厘米×5厘米之塌陷瘢痕，中间有一豆粒大疮口不敛，常滋溢湿润。问其何不医治，答称：曾到某医院外科治疗，医师们说已形成较深瘘管，且部位紧靠心脏，手术有一定难度，欲求我为之医治。我建议俟血尿痊愈后，可去外地求外科专家医治。根据所掌握的病史，结合患儿小腹时有疼痛、舌质偏暗等症状，综合分析，可能与热毒深伏、瘀阻血脉作祟有关，遂改用养阴益气，清解热毒，活血化瘀之法。药选生地、丹皮、山药、旱莲草、蚤休、银花、黄芪、赤白芍、大黄炭、水蛭、水牛角、桃仁、粉草等组方，又服5剂。服后腹痛增剧，尿血不减且不时有条索状血块尿出。其父虽生疑惧，而我笃信药已对症，前方加重活血化瘀的剂量续进。共服药20剂。腹痛消失，血尿痊愈。未越半月，其父携子欣喜来告，1周前酷热，领儿下河游泳，其因努力搏击，突然从左胸之疮口中迸出一物，长约半寸，色灰白质坚韧，形同索管样物浮于水面。未过几日，五年不敛的疮口却自己愈合。吾听后信疑参半，再查患处，确实敛合。这一奇迹的出现，使我不胜惊喜，惊喜之余，催我深思。力图从中找出这一偶然所获的必然之理，苦思冥索忽有所悟。盖此患之尿血，原系五年前所患疡毒之余毒匿伏所致。《内经》曰："诸痛痒疮，皆属于心。"此患之疡发于心外，心与小肠相合，手少阴心经之热毒，移于手太阳小肠。热毒蕴结既久且深，势必影响气血的通畅，形成瘀滞，伤及阴络故尿血。气血瘀滞，经脉不通故腹痛。投以养阴益气、活血化瘀、清解热毒之剂，不唯尿血痊愈，还促成瘘管的退化剥离。再者，大疮恶毒，必伤人正气，耗人气血，人体的抗病功能定然减弱，病灶区域则难得到营养的供给。疮口安有敛合之机？使用养阴益气（偏重养阴）以培本，增强抗病驱毒的能力；清解病毒以治标，旨在攻逐蕴结久深的残余热毒。活血化瘀于此作用大致有三：一可使瘀血消化，变致病之物为营养之宝；二能使血脉通畅，经络无阻，病区可获得充分的濡养；三可助清解之药发挥作用，攻坚破结，毒解邪溃，促成瘘管的剥脱分离。

【**案例2**】刘某，男，52岁，1985年12月患恶寒发热咳喘心悸求治。据述患喘咳多年，触寒遇凉辄发，平素怕冷，咳痰清稀。观其形瘦神疲、面部颧额等处有不规则灰黑色黝斑，四肢清凉，脉沉细而弦，舌质淡苔白润。病属肾阳亏虚，肺有伏饮，新感风寒所致。投小青龙合真武汤化裁治之。初服3剂，寒热退，喘咳减。前方甚合病机，再守原方继投，稍减麻黄用量，以防辛散耗气。加重附片之量，以振复肾阳。嘱服10剂再议。患者半月后再诊告称：咳喘痼疾十去其七，也不似从前之怕冷，精神大见好转。特别是面部多年不褪的黑斑，竟大部分消失，真神药也。听后喜愧交集，喜者，短暂的中药不仅使喘咳痼疾收到了预期的效果，且使医家患者殊感棘手的面部黝斑荡然消失。愧者，初未识此方此药有消退此黑斑作用，只好支吾而已。初用此方虽未识它有消退黝斑之机制，但效果的事实证实了它的作用和机制是客观存在的。我不信这是偶然的幸中，应该说其中寓有必然之理。反思再三，终悟出此方应有此效果。盖黑为水色，肾为水脏，其色玄；肺司呼吸，外合皮毛。患者肾阳素亏，无以镇水，寒水上逆，乘心凌肺，故发为喘咳畏寒心悸。脾为土脏，职司运化，外合肌肉。土失温暖，水湿停聚。肾水挟脾湿肺饮逆于上，凌于皮肉之间，故颜面颊额等处出现黑色之斑块。近阅刘渡舟先生之《伤寒十四讲》，他在水气病概念的"色诊"中谈道："水为阴邪，上凌于心，心之华在面，今阴邪搏阳，营卫凝滞，心血不荣。"故其人面带虚浮，其色黝黑，或出现水斑，额、颊、鼻柱、口角处，皮里肉外出现黑斑，类似色素沉着。刘教授的论述十分精辟，这就更加证明，使用温阳蠲饮的方药，本身就具有消退面部黑色黝斑的作用，绝非是在偶然中的侥幸之获了。

【案例3】刘某，女，68岁。1983年春因患食后呕吐迭治不愈，延余为治。病始于去冬晨起浣洗而触寒，旋即漾漾泛恶，口溢清涎，即制姜葱热面食之，借以驱寒，食后胃中胀满不适，似觉有物上涌，少顷呕吐大作。所吐皆未化面食外，尚有痰涎白沫甚多，吐后反觉舒快。嗣后每餐进食稍时必吐，无一次幸免。曾多次求治，有谓幽门痉挛、梗阻，或曰神经性呕吐，治不见效。又疑胃中有癌肿，建议摄片或做胃镜检查，老妪不从。病延3月有余，身体极虚，自知难起，故不愿再治。其子不忍坐视，苦苦相劝请余一决生死。

察患者体虚神颓，面虚浮晦暗无华，诊脉沉弦，舌质淡苔白。询其所苦，曰：胃中终日胀满，心下常出现阵发性如火灼烫燎之热感。每在烧灼之前，先觉面部火升烘热，顿时胃中即出现此莫可名状之"难过"。少顷面热潜灭，胃中的"难过"亦随之消失，如此者一日几度。平时口干喜冷饮，然饮后胃胀殊甚，必待呕出方快。大便不爽，时硬时溏。小便色如米泔，腰常酸痛。扪其腹胀且实，腹肌如冰。病症颇为复杂。仔细分析，应属寒痰锢冷停积中焦，阳虚被遏，郁而难伸。拟附子理中合小半夏茯苓汤试投，初服3剂尚能对证，于是坚持上方剂量递增。干姜由6g增至18g，附子从3g加至9g。病证基本控制，不仅食后不复呕吐，且心下的烧灼"难过"亦很少出现，四易其诊，当药服至17剂时，其子匆匆来告：晨起母刚服完第一煎药不久，突然感到胃中扰动，心中慌乱，难过至极，似有物逆涌，无法遏制，急趋户外，已经停止多日的呕吐又作，初为涎沫，后竟呕吐出蛋黄大的球状物4枚，母大骇，令拾一枚送先生察看究为何物。视之，乃一灰褐色不规则固体，质韧，以棒捣之滑动不碎，形似炙脔绝非炙脔，亦非柿石（患者无食柿之嗜好），殆为久积于胃中之痰块耳。询其母吐后病况，告曰：此物吐出后，顿觉心下空虚，荡然若有所失，余证霍然，仅觉心有虚悸耳。余曰：病根已拔保无虑也。现已4年，刘妪健在。刘妪一案本不足奇，初诊即已断中阳亏虚，寒痰冷饮停聚所致。故投以附子理中合小半夏茯苓汤契合病机，所奇者患者胃中竟贮有4枚痰块，确是未能料及，不是偶然得之吗？胃为六腑之一，其生理特点以通降为和，今因冷痰冰结伏于胃中，既阻遏阳气宣发，又阻遏胃气的通降。不降则上逆，特因食后食物难以腐熟，停聚胃中，更无法完全通降于肠腑，故不久即随气之上逆而呕出。至于胃中烧灼、面部火升、腹肌如冰等证，都是冰痰冷饮阻遏阳气的种种病症。胃中能停聚偌大痰块4枚，若非目睹，亲手治疗的病案，恐难置信，然事实确系如此，绝非杜撰，痰块虽未能完好保存，但老妪仍健在可证也。

下篇　方药应用

柴胡加龙骨牡蛎汤的临床应用

柴胡加龙骨牡蛎汤取小柴胡汤去甘草加桂枝、茯苓、大黄、龙骨、牡蛎、铅丹所成，是张仲景为治疗"伤寒八九日，下之，胸满烦惊，小便不利，谵语，一身尽重，不可转侧者"而设的方剂。历代医家对这条原文的注释各有所持，相比之下，认为张璐"伤寒误下，胃气所伤，邪热内陷少阳，胆木失荣，痰聚膈上，痰热上扰，故有神明之变"之注释较为妥帖。故凡遇此之机制而变生之诸疾，投以此方，无不应手取效。

本方以小柴胡汤去甘草加桂枝，仍是和解少阳，疏调胆木，加茯苓大黄以增强清泄痰热之力；益以龙骨牡蛎不但能敛浮散之虚阳潜以入宅，还可镇被邪热所扰之魂神，使之内守；加铅丹之重坠者，善驱膈上之惊痰。综观全方旨在和解少阳，疏调肝胆，镇惊坠痰，敛阳安神，现将使用该方治疗顽固的失眠、奔豚、癫痫、癫狂等病例介绍于后。

一、失眠

【案例1】梅某，女，42岁，农场职工。

长期失眠四年多，近年来病情加剧，甚则彻夜目不交睫。患者4年前正值产月之中，一女因与其素有不睦，乘机上门寻事，垢言秽语辱骂而去，是夜即通宵失眠，嗣后常犯此疾。初服安眠剂尚能入眠三四小时，后服安眠药亦无济于事，曾去数家医院诊治，并尝遍中西药物，单方验方，皆以鲜效而丧失治疗信心。近年来病情有增无减，每夜几乎不能入寐，烦乱之状自不待言。曾一度夜晚外出劳动至深夜方归，冀以过度疲劳来达到稍睡片刻之目的，仍毫无效果。由此之后，体力日衰，精力益疲，几不欲生，经人介绍而来试诊。

患者形体肥胖，肤色晦暗不华，目胞水肿，睡眼惺忪、红筋攀附，精神颓唐而近于呆滞。一经追问病史则娓娓不绝，情绪无常，时而激昂爽朗大笑，时而低沉凄楚抽泣。自谓胸胁满闷，喜太息，肌肉抽动，头昏身重，难以转侧。大便稍硬，饮食略减，脉细弦，舌苔白薄微腻。查阅所携药方，有用温胆汤者，有用酸枣仁汤者，亦有用柏子养心丸及归脾汤者，皆不获效。窃思罹病于恚怒之后，肝气怫郁胆气不宁，肝胆内寄之相火妄升，君主受扰，魂不守舍，神不安宅，失眠由此而生。肝失疏泄，脾失健运，水湿不化，悉被郁火煎熬而成痰，痰随气升而扰乱神明，故成此顽疾，宗柴胡加龙骨牡蛎汤以观进退。柴胡9g，龙骨15g，牡蛎15g，大黄6g，桂枝6g，辰砂拌茯神10g，竹沥拌半夏9g，代赭石15g，西党参9g，远志9g，生姜3片，红枣3枚。5剂。

[复诊] 患者5日后欣喜来告曰：上方服完3剂后即可入睡二三个小时，胸胁觉畅，情绪较前安定，服完5剂后已能入睡四五个小时，头昏减轻，白天精神大见充沛，脉舌变化不大，前方既效，毋庸更张，原方加酸枣仁9g，续进5剂。

[三诊] 两目胞水肿见消，两眼红筋亦退。面色转润，精神益沛，已能安静入寐。但若受惊动易醒，脉已和缓，诸症皆已见愈，投悦脾养心以资巩固。太子参10g，麦冬9g，山药15g，茯神10g，百合15g，合欢皮12g，枣仁9g，远志9g，夜交藤15g，龙齿12g。5剂。

二、奔豚

【案例2】李某，男，45 岁，农民。

自觉脐下有逆气一股，筑筑而动，上冲至心胸之间，旋即出现心悸，不能站立，须伏卧许久方能自主活动。

患者 3 年前因一次过劳之后，突发心悸，西医诊断为阵发性心动过速，服药后虽有好转，嗣后仍每遇疲劳或情绪不佳时即出现心慌，自认劳累过度身体虚弱，每于发作时就用猪油炖红枣食服，服后心悸似可缓解，但仍常发而未能根治。近半年来自觉脐下有一股筑筑上冲之气向上窜逆，一直至心下，立即出现惕惕心慌、体颤、不能站立，须卧床许久才能缓解。上述症状越发越勤，或数日一发，或一日数发。不能从事体力劳动已半年矣，尚伴头昏、心下嘈杂等症。

形体偏瘦，面色不华，脉细弦兼数，舌质红偏薄，肾间动气奔豚上冲，心气受扰而怔忡，仿仲景桂枝加桂汤：桂枝 12g，白芍 10g，炙甘草 6g，代赭石 15g，麦冬 9g，辰砂 2g（冲兑），淮小麦 20g，生姜 3 片，红枣 3 枚。5 剂。

［复诊］脐下奔豚之气仍时时上冲，但似已不能上抵心胸，心悸稍平，头仍昏，夜寐梦多。经进一步询问其病史时，患者告之得病之原委曰：十二年前丧妻，与一子生活，两年后被招赘于女方家中。后妻也有一女，因与岳母家不睦，重迁回原籍，此后因子女问题，夫妻经常争吵，且觉后妻不如前妻贤淑，心情常年抑郁，身体渐渐虚弱而导致三年前的心悸突发之症。综观前后病史，此乃忧思抑郁，肝气不遂，郁火耗灼肾阴，肾之动气失于潜摄，时随郁极欲伸之肝气冲逆而上如豚之奔跃，改投柴胡加龙骨牡蛎加减：柴胡 9g，桂枝 9g，茯神 10g，半夏 9g，龙骨 18g，牡蛎 15g，西党参 10g，白芍 10g，

代赭石 15g，辰砂拌麦冬 9g，生姜 3 片，红枣 3 枚。3 剂。

[三诊] 奔豚之气若失，心悸亦宁，唯仍轻微头昏，夜寐少梦，前方合拍嘱再服数剂可安。

三、癫狂

【案例 3】杨某，女，45 岁，农民。

一周来白昼神志恍惚，骂詈狂乱，不避亲疏，入夜喃喃妄语，彻夜不休。

患者 1 周前因患风疹块在当地治疗，服中药 2 剂（方药不详），风疹将没，但是夜即烦躁不寐，精神兴奋，妄想妄言，咒骂之语不避亲疏，行动越规不能自控，次日即送我院住院治疗，经西医治疗 5 日病势不减，故延中医诊治。

患者形瘦，精神紧张，面颊泛红，不思饮食，大便数日未行，脉弦滑而数，舌质红苔薄黄。肝为风木之脏，体阴而用阳，肝体不足肝用肆虐，风热之邪不得外泄，又挟胆火上腾，君主受扰神难安蛰。遂书柴胡加龙骨牡蛎汤去铅丹，加远志、菖蒲、赭石 2 剂，嘱其每 6 小时煎服 1 次，2 剂 4 煎，一日夜分 4 次服完。

[复诊] 家属告之：昨日之药服用 2 次后即见安静，妄言秽语大减，并有倦意。服完第四次已是晚间十时左右，患者神志已清，言语有序，至后半夜即入睡到天明。其效果之速，出乎我意料。嘱用原方撮药 3 剂，每日 1 剂回家煎服，若有不适，再来诊治，当月末其夫来告曰：妻病已愈，宛若常人。

四、癫痫

【案例 4】杨某之妻，35 岁，农民。

十多年来常发心慌，旋即出现浑身颤抖，四肢抽搐，口吐白沫，近几年来发作频繁，症状加剧。

据亲友介绍，患者婚后身体健壮，于22岁丧夫。1年后由父母做主与其小叔结合。因丧夫悲痛，另嫁不遂，终日忧郁，沉默寡欢，渐罹此病。病初间隔时间很长，一年只发数次，近年病势加重，发作频繁，曾多次求治，皆以发病后恢复常态求医，服药鲜效，此次正值发病之际延我往诊目睹病状。

患者仰卧床榻，遍身战栗四肢抽搐频繁，口噤，白沫外溢，观其外形稍丰，面色虚浮淡黄，脉细弦舌淡。其夫告曰：患者平素性情孤僻，常独自吁叹，并常呼胸闷心慌。此乃血虚肝旺，心失濡养，肝风挟痰窜逆所致。投柴胡加龙骨牡蛎合甘麦大枣汤以消息之：柴胡6g，白芍12g，半夏10g，桂枝6g，茯苓10g，党参12g，龙骨20g，牡蛎15g，大黄6g，赭石15g，甘草9g，小麦30g，红枣10枚。3剂。

[复诊] 患者上门延治称，服前药后症状很快控制，现在一切良好，并要求继续服药以冀根治。遂于上方去大黄，加南星、远志，嘱服10剂，谓其要怡情悦志，切忌喜怒悲伤，好生调摄为要，半载后偶遇患者，欣然相告曰：至今旧病未犯。

[体会] 本方虽为仲景治疗"伤寒八九日，下之，胸满烦惊，小便不利，谵语，一身尽重，不可转侧者"而设的方剂，但临床上运用此方治疗伤寒误下成此证的机会极少，用以治疗内伤杂病的机会却较多，如心悸、失眠、奔豚、遗精、脏躁、癫痫、郁症等。尽管这些病的症状多异，病位不同，但它们都有着少阳受邪、胆木失荣、痰热聚膈、上扰心神而致魂神不宁、虚阳浮越等同一病因病机。这正体现了中医异病同治，"必伏其所主而先其所因"的"治病必求其本"的特色。

从所治病例来看，大部分患者都有过精神上的创伤和某些难以启齿的隐曲之事。本文所举之病例除第三例外，其余三例皆由七情内伤积酿而成，由此可见这些疾病在很大程度上都是肝气怫郁，久则化热化火。胆藏于肝，互为表里，内寄相火，肝气郁结，胆木失荣，肝胆之经气失于疏泄，势必上逆，相火亦乘势上扰，君火因之不宁。肝藏魂，心藏神，相火妄动则魂不守舍，君火不宁则神不安宅，精神和神志症状必然相继出现。肝胆失疏，郁久化火，横逆而犯中焦，脾胃失运，痰浊内生，痰随气升，也每犯心主，这是导致神志病变的另一途径。所以本方是以和解少阳、疏利肝胆之经气为主，益脾养心，镇惊安神，堕惊痰，敛浮阳为辅助。

至于方中铅丹一味，有些学者认为服后会引起铅中毒，若过量或久服，不仅在体内会积蓄中毒损害肝肾，严重者会导致死亡，主张少用或不用。也有些学者认为此方铅丹为必不可少之药，若畏其有毒弃之不用，仍不解仲景制方之奥旨，主张大胆使用。对此两种之说，我们认为皆有一定之道理，但为了慎重起见，在使用本方时有意避而不用，常以赭石、磁石、辰砂等具有镇惊作用的矿物类药与远志、胆星、天竺黄等化痰之品替而代之，也能收到十分满意的效果。

桂枝去芍药加麻黄细辛附子汤临床应用

桂枝去芍药加麻黄细辛附子汤出自《金匮要略·水气病脉证并治第十四》，为仲景治疗"气分，心下坚，大如盘，边如旋杯，水饮所作"证之主方。本方乃桂枝汤去苦酸微寒之芍药，合助阳解表之麻黄附子细辛汤而成。专取辛甘发散、温热通阳之品于一炉，功擅温阳散寒，化饮解凝，通阳利气，宣肺解表。故阳虚感寒，风寒痹痛，肺气失宣，水气互结等所变生之诸疾，均可用此方。现举数则验案如下：

一、助阳解表以利阳虚感寒

【案例1】陈某，男，35岁，1984年4月2日初诊。素体阳虚，常罹感冒。入春以来，感冒月余未愈，迭进感冒灵、克感敏、速效伤风胶囊及疏风解表之中药煎剂，未效，转诊余时已四十余日，乃感头身疼痛，终日洒淅恶寒，无汗，四末不温，咳痰清稀，纳谷欠佳，溲频色白且长。舌淡润，苔薄白，脉浮弱。此乃肾阳亏虚、卫外失固、寒邪外袭而留恋不解也，亟宜温助肾阳，辛甘发散为治。方投桂枝去芍药加麻黄细辛附子汤：桂枝10g，麻黄4.5g，细辛3g，制附片、炙甘草各6g，生姜5片，红枣3枚。3剂。二诊时恶寒减，四末温，药中肯綮，原方继服2剂即愈。

［按］太阳为六经藩篱，主一身之表，若阳虚失固，藩篱疏稀，风寒之邪易侵入而留恋不去。阳虚感风寒之证，若徒疏

风发散，非但外邪不解，且有损阳伤正虚表失卫之嫌。麻黄附子细辛汤虽为太少两感所设之方，如遇阳虚过甚，感寒尤重及兼夹他症时，施治此方尚嫌温阳解表之力不足，且麻黄少桂枝生姜之配伍，只专宣肺平喘，乏解表散寒通络止痛之功，而附子、细辛得大枣甘草之辅助，非但能助不足之少阴，更有温养脾肾微阳之力，综合全方诚为温阳益肾以固其本，解表散寒以治其标之标本兼顾的佳方，故阳虚感寒之疾，施予本方化裁可获良效。

二、祛风散寒可疗行痹痛痹

【案例2】胡某，女，22岁，1978年元月7日初诊。

遍体关节游走性疼痛3年，夏已秋微，入冬尤甚，得热则减，受寒转剧。经西医诊断为"风湿性关节炎"，中西诸法治疗1年未效。余诊见患者面色黧黑，形体清癯，恶风，虽重棉裹体也感形寒怯冷，胸闷不适，偶有心悸怔忡、头昏目眩之感。舌淡，苔薄白，脉浮紧，沉按无力，证属风寒之邪侵袭阳虚之体，留滞经络骨节，且有内舍于心之征兆。治拟祛风散寒，温阳益气，方投桂枝去芍药加麻黄细辛附子汤加减：桂枝、羌活、独活、生姜各10g，麻黄6g，炙甘草、豨莶草、鹿衔草各20g，制附片30g（先煎一小时），细辛6g，红枣10枚。5剂。二诊时疼痛减半。不甚畏寒，唯偶感心悸、头晕。前方去豨莶草、麻黄，加黄芪20g，党参15g，7剂。三诊：疼痛业已向愈，上方去羌活、独活，增炙甘草为30g，减附片为10g，加当归10g，丹参15g，以祛风散寒，通络止痛，温阳益气之法善后，巩固疗效。

[按] 关节游走性疼痛，得热则舒，遇寒则甚者，多为风寒之邪互结为患，祛风散寒为其治疗大法。然本例系风寒之邪

侵袭阳虚之体，留滞经络骨节，施治之法，又当温阳益气以扶虚体。如此立法遣药，仲景之桂枝去芍药，加麻黄附子细辛汤诚为首选之方。本方以附子、大枣、炙甘草温阳扶正，且可充填空虚之脉络；麻黄、桂枝辛散通络以祛行痹之风邪，生姜、细辛逐寒止痛以解痛痹之寒凝。药虽仅七味，但配伍谨严，甚合风寒痹痛之症。

三、宣利温运以治阳虚风水

【案例3】薛某，女，18岁，1982年11月19日初诊。

6周前因咽痛，发热恶寒，经治稍瘥，未至半月全身皆肿，入院检查：尿蛋白（+++），红细胞（++），白细胞（+），诊为急性肾炎。住院1月，肿势有减，但尿常规未见改善，出院又请某中医处以疏风清热，利水退肿之中药数剂，乏效。来诊时，患者全身水肿，以头面为剧，恶风畏寒，神疲乏力，面色淡白无华，胸闷气急，咳嗽少痰，纳差，便稀溲少四肢清冷，舌淡边呈齿印，苔薄白．脉浮取无力，沉按细微。脉证合参，纯系初失表散，肺气失宣，又予数剂清热之品致阳虚失运，水气不化，风水交搏泛溢肌肤。治当上以辛温宣肺解表，下以甘热助肾化气。方拟桂枝去芍药加麻黄细辛附子汤化裁：麻黄、附片、炙甘草各6g，桂枝、生姜各10g，细辛2g，大枣3枚，木贼草15g，茯苓皮30g。5剂。二诊：药后溲频量多，肿消殆尽，咳减胸廓舒适。查尿蛋白（+），唯恶风形寒，纳差神疲之症，予上方去木贼草、细辛，加黄芪30g，白术10g，7剂后诸证悉愈，后予补中益气汤合玉屏风散加附片蜜丸以资巩固。

[按]风水之证因其起病急，肿势甚，多兼恶风发热畏寒之表证，故有阳水之称。然本例风水之疾兼阳虚失运，水气不化，此属阳水中之阴证也，法当辛温宣肺以治上，温肾助阳以治下，

故投桂枝去芍药，加麻黄细辛附子汤，加木贼、茯苓皮健脾利水，俾阳充复运，肺有治节，水道通利，风寒外解，故获疗效。

四、斡旋大气腹胀消无芥蒂

【案例4】刘某，女，20岁，1984年4月18日初诊。

素体硕健，近三月来腹部渐大如箕，状若十月怀胎，该女既未婚配月事也届时即潮。来诊时腹胀难忍，上至剑突，下至耻骨，按之柔软，肝脾未能触及，溲少便秘，纳谷欠馨，神情淡漠，舌淡，脉细紧。询之方知家中不睦，情志抑郁，初未介意，也未医治，故腹胀如此，先予芳香理气之品10剂无效。正踟蹰疾甚无措时，忽忆仲景有转大气一法，急拟桂枝去芍药加麻黄细辛附子汤加味予服：桂枝10g，麻黄、防风、桔梗、生姜各6g，制附片、细辛、炙甘草各3g，红枣3枚。5剂。二诊：药后腹鸣气动，胀势日渐消减，食纳有增，溲便得畅。后予原方再进5剂即愈。

［按］腹胀之疾虽有水、气、血之别，但三者又不可截然分开，或水气互结，或气滞血瘀，或水气血三者混为一家。然胀之初起，以水气交结不解者为多。水气一结，痞阻上下，阳气被遏而失温煦运行之力，水气则滞结日益转剧，遂致腹部膨隆，渐大如箕，但按之柔软中空。虽疏肝解郁，健脾行水不为功，诚如张三锡曰："腹胀属寒者多，属热者少，故治胀每用辛温散气之药多效。即使温热作胀，亦必赖辛温以散气，气散则胀满亦宽（《医述·卷八肿胀势》）。"故只利水行气徒劳矣，治此者当宗仲景"大气一转，其气乃散"之法，然转大气绝非理气之品所能为，必借辛温通阳之剂，使郁遏之阳气获释，升降运行自如，方能使滞结之水气消无芥蒂，故仲景桂枝去芍药加麻黄细辛附子汤诚为此病证有效之方也。

运用大黄䗪虫丸验案介绍

　　经方扶危厄起沉疴，屡为临床医家称道，对"内有干血"之"五劳虚极"证，大黄䗪虫丸尤为独擅。如邪恋正虚，时日深久之痼疾，审由络阻症积为机因者，不除其瘀症，疾无以已，体岂能复？剽悍攻逐有毒之品，如同骁骑，全在驾驭之善，但宜制丸缓服，剥削客邪，徐徐图治，无伤正气。是丸攻逐消伐搜剔之药虽多，但大剂地、芍、草、蜜养阴益气甘润缓中之品配伍其间，攻逐未忘固本也。若随证化裁，攻补得宜，辄收更佳之效。曾以此丸疗治数疾，疗效甚为满意。

一、肺痨

　　逐瘀通络施于络伤咯血之属于瘀血痹阻型之肺痨，大有促其早日转逆之势，且诸虫体除具攻逐搜剔之功外，现代药理证实还有强身健体之用。肺痨阴虚者十常八九，大黄䗪虫丸之配伍，除攻逐瘀阻之药外，尚有滋阴除蒸之味相辅，施于瘀阻阴伤者甚为合拍。

　　【案例1】张某，男，28岁，务农。肺痨四载，中西诸药屡服未效，家资告罄。余视其形体羸弱，憔悴不堪，黄褐印斑满布面颊，咳嗽少痰，时夹血丝，稍劳则短气心悸，纳差喜饮，口鼻中常有热气外喷，肌肤甲错，手足心灼热，午后潮热蒸蒸，夜则少寐盗汗，便结溲黄，舌暗红瘦长，隐见紫斑，苔薄黄乏津，脉细数。示其所服之方皆滋阴润肺止咳止血之味，考络瘀日久，非虫类搜剔攻逐不为功，阴虚火炎无大剂清滋泄热必无效。然虚极羸瘦之体，不任汤剂之荡涤，遂拟大黄䗪虫丸稍事增损，制丸徐徐图治，冀收"缓中补虚"之效。大黄酒炒30g，黄芩60g，桃仁40g，杏仁40g，阿胶珠60g，生地160g，干漆20g，虻虫20g，水蛭30g，蛴螬20g，䗪虫30g，十大功劳叶160g，生甘草40g。共碾细末，炼蜜为丸，每服10g，每日2次。两月后再诊时，所见患者黄褐印斑消退过半，面现华润，纳增热退，咳减血止，两便畅通，佳兆也。继子原方再进一料，每服6g，每日2次，以小量为宜。翌年三诊时，已隔5月之久，患者面华神健，判若两人，肺痨之症一扫而尽。嘱其无须再服此丸，好生调摄，加强锻炼足矣。

二、不孕症

【案例2】黄某，女，29岁，结婚3年未孕，妇检为宫体后位，左侧输卵管堵塞，其夫生殖系无疾。患者形瘦面晦，目眶黯黑，月经虽按期即至，但未汛前三日及来潮当天，必腹痛如绞，待紫暗挟块之经血下后，腹痛始有缓解，乳房胀痛有核，性情焦虑，烦躁易怒，口苦咽干，手心灼热，便结如栗，舌淡红，两侧紫斑显如带状，长约3cm，舌底瘀紫更甚，脉弦涩。此瘀血内蓄，络脉痹阻之机昭然若揭，所服方药也多理气活血之品，其识证未误，施方合理，乏效之由殆少虫药搜剔久闭之络也。遂书一方予之，岂知患者发现诸如众多之䗪虫、九香虫、水蛭、地龙等干燥虫体，竟不敢煎服，在亲友之劝解下，虽勉强煎煮，但一闻其腥秽之味，一想起活体蠕虫，服时总难下咽，饮又反复呕恶，无奈服药2剂后即来再诊，言之如上。告之曰：前处之方是试探之举，恶惧虫药，可改他药替代，但彼疾必以丸汤并进方克有效。未尽之剂可不必再服，现处7剂汤药暂服，一周后取丸兼用。意欲将虫药制于丸中，汤药仅作理气调经之佐使耳。是夜宗大黄䗪虫丸化裁专以攻逐搜剔为方：酒制大黄40g，干生地100g，赤、白芍各60g，炮甲60g，地龙60g，水蛭30g，䗪虫40g，桃仁60g，干漆30g，虻虫20g，九香虫40g，甘草40g。翌晨告药房蜜丸，待其索取。1周后患者至，将丸方取名曰"调经种子丸"，令每服10g，每日2次，兼书调经理气之汤药30剂，与丸药同服，经期停药，患者携药返里。四月后再诊云："药后经汛畅行，腹已不痛，紫块全无，乳核缩小，胀痛也已。后两月虽无药继服，但一切正常。现经期已40余日未至，且有中脘不适，时或泛恶，不知何故，特来再诊。"视其紫舌消退殆尽，两脉浮滑以寸尤甚，小溲略频，脉症合参，此已孕矣，不必再服他药。当年仲冬果产一男婴。

三、石瘕

石瘕为子宫内之肿物，日以增大，如怀子状，常伴经闭，以包块坚硬如石得名。《灵枢·水胀》曰："石瘕生于胞中，寒气客于子门，子门闭塞，气不得通，恶血当泻不泻，衃以留止，日以益大，状如怀子，月事不以时下。"类现代医学之子宫肌瘤，仍属中医癥积范畴。

【案例3】陈某，35岁。小腹胀痛经年不已。腹外可触一枚如鹅卵大小之包块，表面光滑，坚硬不移，且有逐渐增大之势。月经或数月不汛，或淋漓不净，妇检为子宫肌瘤，建议手术切除。因改嫁不久，其夫求子心切，畏手术治疗影响生育而转诊余处。患者形体清癯，面黄少华，纳谷不馨，常感头昏目眩，清晨平卧包块触之尤为清晰，舌淡苔薄白，脉弦细数。此气血不足，症积内居，时日深久，牢不可破。非攻逐消削无以除坚，乏益气养血有损正气，缓缓克削，丸剂最宜，仿仲师为法，拟大黄䗪虫丸损益，酒制大黄60g，䗪虫60g，桃仁60g，干漆30g，赤、白芍各60g，水蛭40g，虻虫20g，三棱60g，莪术60g，黄芪100g，当归60g，甘草40g，大生地80g，碾末蜜丸，每服10g，每日2次。此丸连服三料，时计五月。石瘕依次缩小，经行渐趋正常，半年后终以症平体健，妇检正常而告捷。

四、头痛健忘

【案例4】张某，男，38岁，1978年春诊。两年前不慎由2米高摔下，左枕部着地。自觉目眩脑鸣，旋即不省人事，血流满面，醒时呕恶频频，头痛不已。住院半月，伤口愈合，头痛未减，眩晕时作，诊为脑震荡后遗症，更医易地，中西皆诊，收效甚微。转诊余时，已两年又三月矣。患者痛苦病容，目眶黯黑，面颊黄晦，两鬓竟已花白（两年前无此状），形体瘦削，精力不支，头昏胀痛经年不减以冬秋天变尤剧，记忆力锐减，常持物寻物，见友忘名，纳差便结，口干不甚欲饮。舌淡暗紫少苔，脉弦细涩。头颅外伤，血瘀络阻，为此案头痛无可争议之因，且有症可征。治当活血搜剔以逐瘀通络，益气填精以聪脑增忆，寓攻于补，攻补兼施，俾邪去而不伤正也。斟酌再三，拟大黄䗪虫丸化裁制丸缓服：酒制大黄30g，水蛭30g，赤芍60g，桃仁60g，杏仁30g，干漆20g，虻虫20g，䗪虫30g，白芷30g，熟地100g，紫河车60g，黄芪60g，甘草40g，碾末蜜丸，每服8g，每日3次。尽剂头痛大减，记忆力有增。因思是否与春夏季节证本轻缓有关，未卜秋冬如何，嘱其原方再配一料，改为每服6g，每日2次，黄酒送服。缓缓攻逐调补，入秋视证之进退再议。第二料服完已深秋进冬，非但头昏未作，花白之双鬓也有乌转。憔悴面容，目眶之黯黑，已不复再现，体丰神健，病态全无。但记忆力仍不及病前，此瘀消络畅，精血复而未充，攻逐削伐之品不宜再进，予人参养荣丸善后。

越婢汤新用

越婢汤为仲景治疗"风水恶风，一身悉肿，脉浮不渴，续自汗出，无大热"的良方。考方中麻黄、石膏相伍，有辛凉宣散、疏风透邪之用，生姜、甘草、大枣既可调营和卫以祛邪，又能补中助，阳以固正，本方诚为肺脏与皮毛同宣，营卫和中土并调，辛散宣透之中有滋营和卫之用。药虽五味，配伍严谨，所愈之疾当非风水一端，凡属肺气失宣，肌腠郁闭，风热气火之邪不得发越疏散而变生诸疾，均可以本方化裁以作治疗。

一、多发性疖肿

【案例1】金某，男，26 岁，1982 年 10 月 26 日诊。全身时发疮疖已半年余，以颈项臀部居多，中西医治疗乏效。今臀颈各起二疖，灼热红肿疼痛，项腹之疖正溃，脓液黏稠，坐卧不安，形瘦神萎，口渴不甚引饮。舌淡红，苔薄黄微腻，脉数。拟方为：麻黄、甘草各 6g，石膏、苡米各 30g，土茯苓 20g，生姜 3 片，大枣 3 枚。5 剂。1 周后疖肿未见新起，溃者已敛，再进 5 剂。半月后，新疖未起，臀颈疖肿将愈，上方麻、石之量减半，加党参 10g，继服 5 剂遂愈。

本例疮疖乃风热湿毒郁遏于肌腠失于宣散，前医多投苦寒清热之剂，更无外透之机，且脓液频流，气血暗耗，更无力托邪。越婢汤能发越郁闭之风热湿毒，并调和营卫，加土茯苓、苡米，意在增强清解湿热之毒，可谓对症之治。考《摄生众妙方》荆防败毒散对疮疖新起亦甚有效，但彼以风寒湿毒瘀结所致，本例为风热湿毒郁闭所为。

二、偏头痛

【案例2】施某，女，36岁，1987年3月19日诊。头痛以右侧为甚，连及项背不适已3年余，冬春剧，秋夏瘥，服药罔效，只得以解热镇痛剂求安。今春诸症加重，痛如电掣，项背板硬，止痛片已无济于事。患者虑生恶瘤，思想紧张，因而眠食不安，疲倦憔悴不堪。口干欲饮，舌淡红尖赤，苔薄白，脉浮紧且数。询知病起于3年前感寒未治，延至1周后，虽寒热退，但头痛未已，服止痛片一粒，竟也能缓解。迁延日久后，止痛片乏效。拟方为：麻黄、甘草各6g，石膏、川芎各30g，白芷10g，生姜3片。3剂。药后头痛若失，精神大振，继予原方3剂，至今未发。

本例诊治时，重视询问病史，得知3载不愈之头痛乃由失表之误，遂致风寒热瘀互结为祟，无怪乎清热平肝，活血通络无效，益气养血，滋阴潜降反甚。越婢汤中石膏有"治伤寒头痛如裂"（《药性论》）之效；麻黄伍姜草，辛散透邪，解除郁遏三阳之寒闭；川芎合白芷，活血通络，逐痹结脉络之瘀阻。本方融辛散祛风清热通络之品于一炉，3年之头痛愈于一旦，全仗越婢汤之宣郁透发也。

三、郁证

【案例3】朱某，男，32岁，1984年3月21日诊。因失恋及经济损失，终日怏怏不乐，寡言少语，半年来，饮食少思，衣冠不整，夜寐不酣，噩梦纷纭，春节后又感胸胁苦满，灼热不已，渐至躁扰不宁，胸膈如火内燔，虽冷饮解衣也不为快，疏肝解郁，清热泻火之剂也无济于事。口干欲饮，大便干结，舌淡红，苔薄黄，脉弦数。拟方为：石膏24g，麻黄4.5g，桔梗、甘草各6g，枳壳8g，生姜3片，红枣3枚。3剂。3日后胸膈燔灼之症大减，口已不干，神宁思食，夜寐亦安，原方出入再进：石膏、南沙参各18g，麻黄3g，百合15g，合欢皮30g，芦根20g，川贝、甘草各6g，大枣5枚，5剂。服后诸证渐减，情绪安逸。上方去麻黄、石膏，加淮小麦30g，生地18g，10剂。并嘱怡情悦志，心胸豁达为要。

郁之为病大多由肝气不疏为患，施治之法不外疏肝解郁，理气散结等。然不效之例仍属不少，临床所见情怀不畅之人胸膈大都憋闷。胸膈为心肺之所，经有"诸气膹郁皆属于肺"之旨，如肺气失宣，郁火难透，纵疏肝理气辛香流窜之品，也只能在体内窜动，不能外透，且有助火之虞，故宣肺开膅实为治此一大门径。越婢汤麻黄、石膏为伍，非但宣肺启膅之功甚宏，散火清热之用也强，配桔梗、枳壳一升一降，以增开降肺气，疏调气机之力，郁闭之气火一经宣散清透，所现之症即可逐日缓解。

四、耳鸣失聪

【案例4】李某，女，36岁，1985年11月9日诊。两月来右耳蝉鸣，终日不已，听力逐渐下降，且感右侧头项强直，经治乏效。半月来症状转甚，思想紧张，检其所服之方无非平肝潜阳、清化痰热之品。据云病起于两月前感冒咳嗽，鼻塞耳鸣。感冒愈后即遗耳鸣之苦，并逐渐加重至今。舌淡红，苔薄白，脉浮滑数。拟方为：石膏15g，麻黄、甘草梢各3g，蝉衣、石菖蒲、杏仁、薄荷各6g，生姜2片。服1剂之后，右侧头项强直之感若失，耳鸣减半，尽3剂听力已愈七八，宗原方继服3剂即收全功。

　　耳鸣之因甚多，由风邪袭肺，肺气不宣，窍络郁闭而致者临床不为少见。《医学入门》曰："肺主气，一身之气贯于耳，故能听声。"张景岳曰："耳聋之故，总因气闭不通。盖凡火邪、风邪，皆令气壅，壅则闭也。"故尤怡《静香楼医案·诸窍门》中更确切地指出："肺之络会于耳中，肺受风火，久而不清，窍与络俱为之闭，所以鼻塞不闻香臭，耳聋耳鸣不闻音声也。"参合脉症，本例确系尤氏所言之机因，故径予越婢汤加减，取石膏、麻黄、蝉衣、薄荷，以辛宣透邪，清化郁火；生姜、杏仁辅麻黄、石膏以宣肺辛散郁火，菖蒲、甘草梢伍蝉衣、薄荷以开窍轻疏风热。药用轻灵，盖宗"治上焦如羽，非轻不举"之旨，切中肯綮，药后果验。

当归贝母苦参丸治验

当归贝母苦参丸为仲景治疗"妊娠，小便难，饮食如故"证之主方。《张氏医通》释之曰："此小便难者，膀胱热郁，气结成燥，病在下焦，所以饮食如故。用当归以和血润燥，贝母以清肺开郁，苦参以利窍逐水，并入膀胱以除结热也。"综观此方药味及其配伍，乃苦辛同用，宣清兼施，利湿之中有润燥之品相兼，治血之中有理气之味匡助，诚气血并调，上下同治之剂也。故其适用范围远非只限于"妊娠，小便难"之一证，凡属湿热蕴结，气血上逆，水道不通，脉络失和而变生诸症，投以本方均可收理想之效。现就临床所及，将其疗治病证述之于后。

一、崩漏

【案例1】孔某，女，14岁，1976年9月11日诊。经净1周，忽又似崩似漏，淋漓不绝一句。腹痛绵绵，腰酸不适，纳差神疲，手足心灼热，口苦咽干，便秘溲黄，舌红苔黄，脉细滑数，此湿热之邪蕴结于下焦，血海受扰，络脉不宁。亟拟清泄下焦湿热，以宁血海之沸扰：苦参30g，川贝6g，当归10g，败酱草20g，木通6g，丹皮10g。3剂血止，再予原方去后三味加生地12g，生白芍10g，5剂调理遂安。

[按] 湿热之邪蕴遏膀胱，可致州都气化不利而有"小便难"之疾。若湿热之邪侵扰血海，沸血伤络，又为经期超前，量多色红，甚或崩中漏下之要因也。本案之疾即为此因所致，

若徒予凉血止血之剂而直入血分，不予宣越清泄郁遏湿热之品，殆"见血止血"之下策也。故方取当归贝母苦参丸加味，清泄下焦湿热病邪为主，俾血海无湿热灼扰，气血复以调和而运行脉中，焉有崩漏之疾！由湿热而变生之他症，亦随之而解矣。

二、咳嗽

【案例2】李某，男，55 岁，1978 年 6 月 14 日诊。久罹咳嗽，半月来宿恙又发，咳声连连，痰浊黄稠，胸闷气急，稍动更甚。止咳定喘之品只能暂安片刻，旋即如故。舌暗红苔黄腻，脉浮滑数。此肺蕴痰热，气道瘀阻，宣肃乏权，气体出入不利也。治当清泄肺金之痰热，疏逐气道之瘀阻为法。川贝10g，当归 15g，苦参 10g，葶苈子 15g，桑叶、桑白皮各 10g，桃仁 10g，苡米 20g。3 剂后症减过半，又予原方去葶苈子，加南沙参 30g，5 剂遂愈。

［按］当归治咳，现代医家少用，《本经》早有当归"主咳逆上气"之记载。本案取当归者，一则主咳逆之上气，再即借其活血之用；非贝母之润肺化痰、解郁开结不为功，苦参味苦性寒，功擅清热燥湿，随贝母而直清肺金湿热，以杜痰浊之源。三药合用，清润并施，苦辛兼投，燥湿化痰而无肺金之伤，气血两调而络通管畅。所伍他药也皆清泄肺金痰热瘀阻之品，故药后症减，再诊则安矣。

三、心悸

【案例3】钱某，男，15 岁，1985 年 5 月 21 日诊。二月前发热多汗，踝膝关节红肿疼痛，随之心跳剧烈，隔衣可见。面浮红润，多汗神疲，时感心慌怔忡，心率96 次/分，心律不齐,心尖区可闻三级 SM。舌淡红苔薄黄,脉浮大滑数。此风湿热邪不从外解,内舍神明之府,心神被扰,络脉痹阻。治当清化湿热,辛润养血,遂予苦参 30g,当归 15g,川贝 10g,麦冬 10g,豨莶草 20g,朱茯神 15g,薏苡仁 30g。5 剂。

〔二诊〕药后汗敛,浮赤之颜面已复常态,心跳也趋正常。原方又进 10 剂,诸症日渐改善,心率 76 次/分,律齐,心尖区杂音有减,守原方继进 30 剂后无不适感觉。

〔按〕现代药理研究认为苦参具有抗心律失常之效,故可镇静安神。此案为湿热之邪内舍于心而致心慌怔忡者,正合苦参既可清化湿热,又有镇心安神之用也。配当归者以养血安神,再则辛润通络也,一药而两得其用。贝母虽为气分之药,专入肺经,但其清润化痰,解郁散结之功,实有调气活血之用。三药配伍,正合本证之机,守法守方近两月,竟收诸症缓解,体征改善之效。

四、胃痛

【案例 4】胡某,女,42 岁,1984 年 7 月 10 日诊。胃疾有年,止犯无恒,月前因赴友筵,肥甘味美之物食之过量,是夜中脘即感隐痛,解痉止痛之品仅能缓解一时,消积化食之方也无复胃气斡旋之力。现脘痛阵作,按之不减,纳呆嗳气,便结溲黄,舌红苔黄,脉滑数。此中脘久蕴之瘀热与滋腻厚味交结不解,胃失和降,气机郁闭,不通则痛。治当清泄中州湿热,佐以辛通开郁散结之品。苦参 20g,浙贝 10g,当归 15g,焦山楂 30g,栝蒌皮 30g,枳壳 10g,郁金 10g。3 剂后痛止脘舒,后予原方去郁金、枳壳,加谷芽 30g,荷梗 2 尺,5 剂遂愈。

〔按〕胃痛之因甚多,由湿热内蕴,气机郁滞,脉络痹阻者不为少见。本案胃痛何以获如此之验？考苦参《本经》有主治"心腹结气"之言，当归《纲目》载治"心腹诸痛"之用，贝母《别录》云"疗腹中结实，心下满"之疾，且浙贝泄热散结之功尤长于川贝。本案取苦参之清热泄湿以散中脘之结气，当归之辛润通络以消久痛之瘀阻，浙贝之开结理气以除心下之痞满，主以三味，伍以消积利气之品，诚收常方难收之效。经方之用，全在一"活"字耳。

五、血痢

【案例5】陆某，男，25岁，1968年8月28日诊。便血1周，腹痛阵作，赤冻频频，鲜血也不时泄下。唇艳红，口干欲饮，食纳尚可，舌淡红苔薄白，脉细弦数。湿热之邪留稽肠腑，灼伤血络，碍于气机也。苦参16g，川贝6g，当归10g，旱莲草20g，地榆10g，赤小豆30g。2剂后血冻减半，腹痛也止。继予原方2剂即已。

[按] 苦参，《纲目》云"治肠风泻血并热痢"，《从新》云"治热痢血痢肠风泻血"。徐洄溪更明确指出："黄连似去心脏之火为多，苦参似去心腑小肠之火为多。"本案君以苦参清泄肠腑之湿热；取当归以和络养血，贝母调气解结，两药合用诚达河间之"调气则后重自除，行血则便脓自愈"之效；更佐旱莲草以养阴清热，地榆、赤小豆以清热凉血。六药合用共奏清热泄湿而不伤正，养血和络不恋邪之验。

六、癃闭

【案例6】袁某，男，48岁，1971年7月10日诊。溲闭一日，于9日急诊入院，症见小腹膨隆，胀急难忍，解之不下，当即导尿救急，翌日依然如故。为求治本之道，要求中医诊治。患者三日来，务农于烈日之下，暑热逼蒸，汗出如雨，口渴引饮，烦闷气喘，溲少且黄，忽于日前溲闭不通，欲解无能。舌暗红苔薄黄少津，脉濡滑数。此暑热之邪熏灼上焦，燥伤肺气，壅遏州都，气化乏权，而致水道不利。试投当归贝母苦参丸加味：苦参 30g，滑石 20g，川贝 10g，当归 10g，桔梗 6g，知母 10g，桑叶、桑白皮各 10g。2 剂四煎，嘱其一日服完。是夜 9 时，自觉小便点滴外泄，此佳兆也。11 日凌晨 3 时，果尿如涌泉而下，此上焦通调开泄，州都气化复司也。

[按] 仲景虽云当归贝母苦参丸为治疗"妊娠，小便难"之主方，如若症状相同，病机无异之男子癃闭证，投以本方也无不可。本案之病机确系下焦郁热，上焦燥结。取川贝配桔梗、桑白皮以清宣肺金燥热，苦参伍滑石、知母以清泄膀胱之湿热，当归辛润活血通窍。药虽七味，共起清下开上、通窍启闭之效。

运用栝蒌瞿麦丸经验摘要

栝蒌瞿麦丸为仲景治疗"小便不利者，有水气，其人苦渴"证之主方。本方选药精当，配伍严谨。方取辛热之附子散下焦之寒结，温不足之，肾阳，以司膀胱之开合。栝蒌根、山药清上焦之燥热，润不足之肺阴，以解引饮之苦渴，更伍茯苓、瞿麦利水气之蓄积，乘水道通调之势以解溲闭之笃疾。尤在泾《金匮要略心典》云："夫上浮之焰非滋不熄，下积之阴非暖不消，而寒润辛温并行不悖，此方为良法矣。"概言之，本方主证的病机为上有燥热，下蓄阴寒，水道无以通调，州都不能气化。凡由此变生之疾，运用本方为主治疗，均收卓效。

一、水肿

【案例1】张某，男，28岁，1974年10月18日初诊：水肿3载，时轻时重，中西医诊治少效。今转诊时面目虚浮，肢体肿重，小便短少，大便溏薄，纳谷尚可，腰膝湿冷不温，口渴欲饮。因虑溲少身肿，只得少饮润口而已。舌淡红欠润少苔，脉沉细无力。尿常规：蛋白（＋＋＋），血胆固醇248mg/dL 诊为慢性肾炎（肾病型）。亟拟天花粉40g，怀山药、南沙参各30g，茯苓20g，瞿麦15g，制附片10g。5剂。二诊：渴减溲增，肿势大减，上方减附子为6g，加肉桂5g以加强膀胱气化之力，7剂。三诊：肿消殆尽，口渴几除，为巩固疗效，用二诊方4倍之量，另加阿胶60g，鹿角胶40g制成蜜丸，每服10g，每日2次。2月后肿消身健，口中和，尿常规，胆固醇均复正常。

本例前服中药，皆系补肾益气，消肿利水之品，或以六味滋阴，或以八味温阳等。殊不知此乃下焦虚寒，膀胱失肾阳之温煦而无以气化；上焦燥热，水气失肺金之通调而难以运行；上下同病，虚寒燥热错杂，前治诸法皆有顾此失彼之弊，又一味逐水消肿，更是损阳耗阴。治此者须上润肺燥以通调水道，下温肾阳以复州都气化，再兼通利水邪之品，故选栝蒌瞿麦丸，用之果收上下同治、标本兼顾之效。

二、消渴

【案例2】姜某，男，21岁，1981年10月12日初诊。口渴引饮，日夜无度，半年来经治未瘥，面色少华，形瘦神疲，肌肤燥灼，形容憔悴，腰膝酸软，大便干结数日一行，溲清次频，纳谷欠馨，舌淡红尚润，苔花剥，脉虚细数。尿糖、血糖均正常，拟消渴方加减10剂。二诊：诸症依然，改拟栝蒌根30g，怀山药40g，茯苓15g，附子、苍术、白术各6g，瞿麦、玄参各10g。三诊：口渴减半，溲量亦减，上方去茯苓加牡蛎20g，北条参12g，10剂善后。

本例脉症合参，上消之证昭然若揭，初拟清热养阴润燥之消渴方治疗无效者，乃未重视溲频且清、腰膝酸软之肾阳式微之故。膀胱失肾阳之温养，开合失度，虽饮水自救，但仍入不敷出。上燥者当以清润为方，下寒者应温补为法，然仅合此两法亦未必奏效，要知过多饮水，必有内停中阻之弊，水气阻隔，津不上承，渴亦难已，此亦不可忽略之机。故润上温下外，更应泄利中州之水湿。考消渴方无温下泄水之功，肾气丸少清上润燥之用，五苓散乏润肺温肾之能，唯栝蒌瞿表丸独具三方之长，药简力专，故投数服，果应效验。

三、癃闭

【**案例3**】徐某，男，65岁，1972年3月10日初诊。小便不畅有半年。近周来由点滴而下渐闭而不通，诊为前列腺肥大，西药无效，全仗导尿解难，又感于导尿之苦，转请中医会诊。某医施滋肾通关丸加味5剂乏效，今转诊见其清癯少神，纳差脘痞，腰膝冷痛，口干欲饮，因碍于尿闭，只得漱口而已。置导尿管后，引饮无忌，舌淡红，苔薄白，脉弦细数。予附片6g，天花粉30g，瞿麦、茯苓各20g，山药10g，车前子15g，肉桂3g。3剂。二诊：服2剂，小便渐渐通利，撤去导尿管亦能断续而下，尽剂后溲行较畅，遂予上方炼蜜为丸以巩固疗效。

本例癃闭，年高体弱，肺肾两虚，上燥热而下虚寒，膀胱水道之开合运行均受其累。前医投滋肾通关丸，旨在清利下焦湿热，药证不合，知柏苦寒非但伤残下焦元阳，且苦从火化益耗上焦之阴津，故药后无效。两方主证之差异，口渴与否实为一大关键。

四、咳喘

【**案例4**】蒋某，男，7岁，1971年6月18日初诊。咳嗽3年，时愈时犯，连日来诸症有加，痰色黄稠，量少，口干咽燥，胸廓痞满，时泛清涎，喉间痰鸣，纳呆，脘腹间常闻漉漉水声，入夜后四末不温，形寒畏风，经中西医治疗皆少效验。今转诊见形体虚胖，面色苍黄，稍动则气急，舌淡润、尖红，苔薄白，脉沉细弦滑，遂予附片4g，茯苓、山药各12g，瞿麦、牛蒡子各10g，天花粉15g，陈皮6g，生姜4片。3剂。二诊：咳喘均减，上方续进5剂。三诊：诸症缓解，喘咳未作，上方糊丸，每服6g，每日2次，以作善后。

　　本例殆阳虚之体水湿中阻，上凌肺金，肺阴亏虚，燥热不解，宣降失职，故咳喘不已。单纯之清、温、补、宣皆非所宜。如此肺燥脾湿，寒热互见者实不多遇，既能温阳，又能清热，既能利水，又能滋阴者，唯栝蒌瞿麦丸为对证之方，用之果然获效。

经方治疗月经周期性疾病

仲景之方组织缜密，法度谨严，若能悟其立法之奥，谙其配伍之妙，娴熟运用，可广泛施治于各科。笔者尝运用《伤寒论》之方，治疗伴随月经周期性疾病，每获逆料之效。

一、经期呕血案

【案例1】赵某，女，20岁，1985年5月诊。月经为15岁初潮，常先期而至。半年前，突然于经期呕吐鲜血，举家惊惶。延治于西医，经用止血针药，2日后血止。嗣后每届经汛即呕血，知为月经病，复转中医治疗，不效，乃延治于余。观其形体壮实，面色绯红，询知向无大恙，唯于经前，头面烘热，心烦口苦，胸脘略胀，平素大便坚而不畅，诊其脉滑实盈指，舌红苔黄，诊为肝有郁火，胃有积热，迫血妄行，灼伤阳络，拟大黄黄连泻心汤加味。

［处方］大黄（炒黄）9g，黄连9g，黄芩9g，生赭石（先煎）30g。嘱其于经前五日煎服，经净停服，观察进退再议。半月后复诊称：本次经汛已过，仅提前3天而至，经期未再呕血，心烦口苦等证亦相继好转，脉象已缓，苔色转白，炎炎火势被挫，然阴血尚须培育，余热有待清肃。为拟丹栀逍遥散加石斛、知母、麦冬等滋阴养血清热之品，嘱其服7剂，可保无虑。约三月后，其母相告，呕血痊愈，月经基本正常。

［按］经期吐衄，谓之逆经，临床虽不多见亦偶有所遇，本病多见于青春妙龄，室女未婚者，良由火热炽盛，迫血妄行

之故，蒸于肺则衄血，迫于胃则呕血。赵女肝经向有郁火，阳明积热素盛，每当经期，阴血不足，肝火愈烈，与胃热相并，挟冲气上逆，损伤阳络，离经妄行而呕血。大黄黄连泻心汤，乃仲师治疗"心下痞，按之濡，其脉关上浮者"而设，姑借用之。黄连黄芩大苦大寒，折肝经之火，泄阳明之热；大黄苦寒降泄，且入血分，功善荡热通腑，导热下行；《本经》谓其"推陈致新"。久患呕血，络脉损伤，必兼瘀滞；炒黑用之，黑可制红，兼有止血之功，诚一举三得。赭石性凉色赤，其功用张锡纯论之最精，谓其"能生血兼能凉血，其质重善镇逆气"，并称其"降胃之最有力者，赭石也。故愚治吐衄之证，方中皆重用赭石"。方能切病，宜其效捷。苦寒之品，多服伤中，且易化燥，故二诊改用疏肝和胃滋阴清热收功。

二、经期水肿案

【案例2】王某，女，19岁，1983年9月2日诊。经期水肿已近一年，曾延西医查治，疑为肾病，查尿无异常发现，建议转诊中医。来诊时正值经期，见其颜面及四肢水肿，按之凹陷，面色淡白，神气虚馁，自述较常人怕冷，腰酸体沉，纳少乏力，大便偏稀，小便量少，经期尚准，唯色偏淡。诊脉沉细而弦，舌质淡苔白滑。此为肾阳亏虚，无力蒸化，脾阳不振，水湿难运，溃溢肌肤，充斥上下。拟温肾暖土，益气利水，真武汤主之。

[处方] 附片9g，白术10g，茯苓15g，生姜9g，白芍9g，黄芪15g。5剂。

9月8日复诊：月经已净，水肿消退，畏寒不甚，精力稍振。诊脉沉细，舌苔白薄。仍处原方嘱其隔日一剂，服至下次经净为止。患者遵嘱，共服12剂，月经再潮，不再水肿，不觉怕冷，余证亦大见好转。询余可否停药，为其再书六君子汤加肉桂、巴戟天、当归等，可服7剂，以资巩固可愈。

[按] 经期水肿，《女科正宗》有血分与水分之分，先有经病而后水肿病在血分，治拟调经理血为主；先患肿病而后累及经病，谓属水分，当以治水为先。本案经期水肿，月经周期正常，亦无腹痛之苦，此与血分无涉。证见一派脾肾阳虚之候，故应治在水分。肾主二阴，为胃之关，肾阳亏虚，失于气化，则关门不利，聚水而从其类也。脾为后天之本，气血生化之源，赖肾阳之温煦，中阳之振奋。今肾虚不能燠土，中虚无以健运，精微难化气血，反聚为水湿，泛滥于肌肤而为水肿。治当温肾壮阳，健脾利水，以《伤寒论》之真武汤加黄芪治之。真武者，北方司水之神也。方以附子为君，壮肾阳则气有所化，水有所主，暖脾土以助健运；臣以白术，苦温燥湿，补土健中，土旺则水有所制。茯苓淡渗利水，即有健脾之意；生姜佐附子以温中阳，且散水气。妙在使白芍苦寒酸敛，一以助茯苓而利水，二能敛浮阳使归于肾，三以阴柔之性制附子之过温，此仲师制方之奥旨。另加黄芪者，补益气分，以利肌肤之水湿，共奏温阳益气健脾利水之效，方极合证，故病无遁形矣。

三、经期寒热往来案

【案例3】李某，女，39岁，1984年4月20日诊。罹经期寒热往来之病，已有半载，曾延西医诊治，疑为疟疾，查血2次，未发现疟原虫，治疗无效，经友人介绍延余为治。患者自诉，去年深秋，晨起洗衣不慎落水，讵知适逢经至，是夜即发寒热，经水遂止。嗣后每次行经必寒热交作，其状如疟，无一次幸免。经行不畅，小腹疼痛，曾医治多次，均无效果，每临经期惶恐惊惧。观其形瘦，面色萎黄，脉细弦兼数，舌暗红苔白。病属邪伏厥阴，发于少阳。枢机违和，寒热交作。以小柴胡汤加味治之。

[处方] 柴胡9g，黄芩9g，党参10g，半夏9g，甘草5g，生姜3片，红枣3枚，丹皮9g，红花6g。

嘱于经前3日开始服药，服至经净乃止。患者按法服药5剂，寒热未作，腹疼亦止，随访1年，已获痊愈。

[按] 本案之病，得之于经期受寒，病邪客于太少两经，未能及时和解疏散，病邪乘血去肝络空虚，由胆而入，蕴伏化热，稽留不散，每当经期，血室空虚，病邪自内而发，故见寒热往来，肝经血滞，血行不畅，故少腹作痛，殆即热入血室证也。《伤寒论》之小柴胡汤，为和解少阳之方，主治往来寒热之证，盖肝胆同居一室，互为表里，病邪由少阳而入，所幸病虽半载，尚未与血搏结而成症块，既有寒热往来，说明邪仍留恋经络之间，只需仍借少阳而去。故投小柴胡汤和解少阳，启动枢机，逐邪外去，加丹皮、红花以凉血行滞，调经活血。仅服药5剂，诸症霍然。

四、经期头痛呕吐

【案例4】杨某，女，41岁，1983年7月12日诊。每次行经头痛昏重，呕吐频繁，水谷难存，须卧床1周，始可恢复。如此已数月之久，西医诊为经期综合征，中西医迭进，均不效，求余为治。患者形体臃肿，面色淡白微浮，自述每于经前一日，即感头昏且疼，经至加剧。频吐清涎，小腹胀痛，畏寒肢冷，经少色暗，脉象沉细，舌淡苔白。此为厥阴肝寒，胃有痰涎，冲逆不降所致，属吴茱萸汤证。

[处方] 吴茱萸9g，党参5g，生姜9g，红枣5枚，半夏

10g。5 剂。此方服 5 剂，经期头痛、呕吐皆愈，月经正常，至今未再犯。

[按] 杨某之病，乃阳气素虚，寒凝厥阴，中气不足，胃聚痰饮。每月经行，肝血下归冲任，厥阴经脉空虚，阴寒乘虚挟胃中痰浊循经上逆，干犯清窍，故头痛呕吐，寒凝血脉则经色暗，恶寒肢冷。治当温经散寒，补中和胃，降逆化痰。《伤寒论》曰："食谷欲呕，属阳明也，吴茱萸汤主之。"《金匮要略》曰："干呕，吐涎沫，头痛者，吴茱萸汤主之。"与本案之证甚合，故投之。方中加半夏一味，既可降逆止呕，又能降气化痰。5 剂之后不唯头痛呕吐迅捷控制，且月经亦趋正常。

大陷胸汤治疗十二指肠壅滞症

【案例】李某，女，36 岁，1985 年 9 月 12 日诊。间歇性反复发作性上腹胀满、嗳气，疼痛 6 年余。俯卧或胸膝位则能缓解，时有进食 2～3 小时后，吐尽胃内容物，甚则夹有胆汁。经某医院钡透确诊为十二指肠壅滞症，胃下垂 8cm。近年来发作频繁，疼痛持续，按之更甚，食欲锐减，中脘胀满，水声振振。形体消瘦，面白无华，短气乏力，腹肌松弛，腰脊酸楚，头昏且痛，目眩心悸，手足不温。食少纳呆，小便色黄，大便秘结，常 3～5 日一次。舌红苔薄黄，脉弦细滑数。四诊合参，此为水热壅滞胃脘之恙。遂宗仲景大陷胸汤，拟峻剂轻投之法，冀能缓逐水热之邪。生大黄 3g，甘遂 1.2g，芒硝 6g（2 次冲服），生姜 4 片。3 剂，分多次温服。服药当晚，解先硬后稀之宿粪甚多，顿觉体轻脘舒。尔后虽每日便泄 3～4 次，但无体倦身困之感，胃中之水声若失，有思谷纳饮之念。再予原方 3 剂，嘱其分 6 日服完。1 周后，除虚极之体未复外，临床诸症消之殆尽。改投养胃阴益脾气之方善后，随访 2 年未见复发。

［按］该患者经余治疗前，所服之药皆甘温益气、升提燥湿之品，非但虚体下垂之症未得补提，而且壅滞之处交结更甚，且有化热秘便之弊。此壅滞由水热久羁所致，胃下垂因水热积物不能下泄而起。水热互结，饮食少进，体虚邪实，如此至虚之体内藏水热盛候，在除邪不伤正的前提下，选用主治水热结胸的大陷胸汤，峻药缓投，增辛热宣泄之生姜，一则监硝黄苦寒伤胃，一则助甘遂逐饮止呕，药症合拍，果收显效。

茯苓四逆汤治疗病毒性心肌炎

【案例】张某，女，29岁，1983年4月17日诊。患病毒性心肌炎年余，心前区常有憋闷隐痛紧束之感，心慌、心悸、烦乱、自汗、失眠，频频早搏常交替出现，遇劳更甚，经西医治疗乏效而转诊中医。刻诊：面白虚浮无华，神倦气短，形寒畏冷，身重困顿，纳谷不香，常温温欲吐，脘腹痞满，带下淋漓，经汛愆期。舌淡胖苔薄白，边多齿痕，两脉虚浮按之细数，3～5至即歇止一次。此乃阴寒凝胸，水湿浸渍，心肌受损，心阳被遏，神不守舍，脉络失煦，治当温阳化湿缓急去痹。亟拟主治回阳救逆宁心除烦的茯苓四逆汤加味：附片6g，茯苓30g，党参15g，干姜、炙甘草各6g，苡米、生龙骨各30g。3剂药后胸闷紧束减轻，形寒畏冷亦除，寐安汗敛，心悸烦乱未作，药合病机，守方再服5剂。药后胸廓舒泰，早搏仅偶发，脉息均匀。此寒散湿去，心阳复振，此时用药当虑药过病所而伤及其阴也。原方易干姜为桂枝4.5g，茯苓改茯神18g，减附片4.5g，龙骨18g，去苡米，加和络养阴之丹参12g，黄精24g，与温阳安神之品共奏益心阳养心肌，和心络安心神之效。此方调治2月，临床症状全部治愈。

　　[按] 本案之机为寒湿之邪凝渍胸膺，胸阳被遏，阴霾弥留，渐致心肌受损，络脉痹阻，心阳不振，心神不宁，前医未予温阳散寒利湿去痹之法救治。究其失误之因，乃机械地按病择方遣药，未遵辨证施治法则，久羁之寒湿，阻痹心络，遏制心阳，生脉散、炙甘草汤虽有养心阴复血脉之功，投于此证则

有阴柔痹阻之害。湿邪呈重着黏滞，但又有拘挛致痉之变，考苡米为祛湿缓急解痉之妙品，与茯苓配用其效更捷；寒主收引，易伤阳气，附子温阳散寒通络，以辛热之干姜相伍，其力倍增，党参甘草益气补虚，与苡附合用，无壅滞阻痹之虑；加重镇之龙骨，既敛浮越之心神，又固外泄之心液，如此配伍，寒湿散阴霾除，心阳振络脉煦，受寒湿侵渍之心肌则有修复之机。

柴胡桂枝干姜汤治疗胆心综合征

【案例】赵某，女，48岁，1985年3月4日诊。宿罹胆石症胆囊炎10余年，因惧手术，故保守姑息法治疗。岂知近年来胆疾未已，又增胸痛不适、心悸怔忡之症。经检诊为胆心综合征。近日来病情加重，寒热不已，胁肋胀满，肩背疼痛以右侧为甚，脘痞纳减，泛恶，厌食油腻，胸膺憋闷，气短，心悸怔忡，甚则不能自立，夜寐多梦，头痛目眩，口苦咽干，溲黄便结，舌淡红苔薄白微黄，脉弦滑数。此少阳郁结之邪，由劳食诱发而累及少阴，胆心同病也。治当清疏少阳，和调中土，安谧少阴，柴胡桂枝干姜汤甚为合拍。柴胡15g，桂枝、黄芩各10g，干姜6g，天花粉15g，生牡蛎30g，姜半夏10g，远志6g，竹茹10g，甘草6g。3剂后，寒热罢，胁胀减，胸闷怔忡愈半，余症也有改善。继服原方5剂，药后除肩背疼痛未愈外，余已正常。遂于上方去半夏、远志、竹茹，加夜交藤30g，鹿衔草15g，间断调治3月，非但肩背痛已，胆心综合征年余未发。

[按] 柴胡桂枝干姜汤适用于因感外邪后误下而内陷少阳，郁结肝胆，克伐脾胃，上扰心神之胆心同病也。方中柴芩清泄少阳邪热，姜桂辛运太阴脾土，且桂枝"直上无曲，故又善理肝木之郁，使之条达也"（《衷中参西录》），与柴胡相伍，清疏肝胆之郁热更捷；黄芩配干姜温清中土，俾阳明和降，太阴温运，复斡旋上下，升清降浊之功。如此温清并用，苦辛同施，清泄之中又寓辛运莫中之功；牡蛎清镇安神，甘草

养心益气，与补虚安中，清热濡润之天花粉配伍，以疗热灼少阴，君主受扰之症，可谓标本兼顾，胆心同疗也。本案之机与此方甚为合拍，故径投辄效。

百合知母汤治热痢重症

【案例】华某，女，56 岁，1981 年秋患发热下痢，住县医院治疗，诊为中毒性菌痢。经治旬余，壮热不退，下痢红白，日夜无度，病情危笃，转延中医治疗。症见高热神萎，昏昏欲愦，双目露睛，数日未食，口干思饮，唇舌鲜红乏津，舌苔黄，脉细弱而数。此痢病位在肠，然治应责诸肺。盖肺热则阴亏，其气不降而失治节之权。肠为热灼，则失传化之职，故痢下不止，高热不退。遂书《金匮要略》之百合知母汤加沙参、山药、莲子、银花、桑叶、花粉为方。方中百合重用至30g，嘱服 2 剂，以观进退。药后下痢锐减，热势亦退，嘱原方再进 2 剂，遂痢止热退，余症亦相继好转而出院。岂知 2 天后，忽出现燥渴不已，饮水无度，复求诊余处，认为此乃气阴大伤，余热未净，无须惊骇，复处知母 10g，百合 60g，天花粉 30g，3 剂，浓煎频服，1 剂。口渴大减，尽剂渴燥全止而瘳。

［按］此证本为热毒客犯肠道之热痢，由于热毒亢盛，邪热逆转于肺，肺受热灼，阴气大耗，宣肃失常，治节无权，肠失正常传化之职能，故痢下无度。盖肺与大肠相表里故也，肺可移热于大肠，大肠亦自可移热于肺，唯上下顺逆之不同耳。病已至此，自当清热润肺以复其治节之权，故用百合知母汤加味而效，此为治痢之法外之法。

四逆散汤合方治疗肺炎、败血症

【案例】曹某，女，1岁，1978年5月初诊。1周前因患发热咳嗽而住某医院治疗，诊为肺炎、败血症。经治7日不效且剧，特邀家父往诊，症见高热不减，四末如冰，咳剧且喘，喉间痰声辘辘，无力排出，息促憋闷，口唇发绀，头汗如雨，便如鹜溏，日行五六次，6日来未进乳。

目光呆滞，形瘦神靡，脉细如丝，疾促无力。舌淡苔黄厚而干，诊为禀赋不足，元阳素亏，罹感温邪，邪热内郁，元气虚败，正气难支，所幸心未受邪，神志尚清，亟宜固正达邪，两不可废。即书四逆汤、散合方，以四逆汤温固虚败之真阳，四逆散透达内郁之邪热。药用柴胡、枳壳、白芍各6g，附片、炙甘草各3g，干姜2g，茯苓9g，冬瓜子15g，荸荠5枚（拍碎）。2剂后，壮热大减，四肢转温，脉转浮缓。舌现浊苔，精神稍振，正气得固，郁热已退，病逾险境。后改用清热化痰，益气养阴法调治而痊。

［按］本例既有高热咳喘、气憋痰鸣等邪热内郁之实证，又有脉微肢厥，泄下神颓等正气溃败之虚候。虚实交错，寒热互杂，如攻补失策则祸不旋踵。宗仲景治疗阳陷入阴，郁热不伸之四逆散，与治疗阳气衰微，阴寒独胜，脉微下利，四肢厥冷之四逆汤汇于一方，双管齐下，透解郁伏之邪热，温补衰竭之元阳，药仅2剂，即挽此危症。

栀子干姜汤治疗寒烦

【案例】李某，男，44岁，1976年6月诊治。夏月冒暑，患发热下痢，经服黄连素、痢特灵等药痢止。旋又转为心烦懊侬，坐卧不安，颠倒呻吟，反复于床笫，日夜如是，苦难言表。复往医院诊治，经检难确为何病，多种药物试投4日，皆不见效特请家父会诊。察患者面色蜡黄，形体清癯，四肢厥冷，小便色黄，两脉细弦，舌淡苔白，诊毕，沉思良久，忽悟此乃《伤寒论》中之栀子干姜汤证也。此中阳素虚、复染暑湿之邪而下痢，几经苦寒之药戕伐。中阳愈虚，阴寒肆虐，君火不能下潜，心神难安其位，心烦懊侬由此即生。盖阳烦阴躁，火动水静。今见症一派寒象，鲜有热症可凭，吾将命其何病？姑借"寒烦"为名，未卜能否中肯？权借仲景师栀子干姜汤一试。药用干姜15g，栀子9g，甘草6g，嘱服2剂再议。进一剂后，心烦锐减，是夜安寐。翌日再剂，诸症竟霍然。

[按]《伤寒论》治虚烦不眠，甚则反复颠倒，心中懊侬者之方，皆以栀子豉汤为主。少气者加甘草，呕者加干姜，多系余热未净，邪热内扰使然。李某虽有上述诸症可见，然经辨证，并无邪热内扰脉证可据，临床反现一派虚寒之象，命之曰"寒烦"。仍宗仲景之法，方中重用干姜温中散寒，佐以栀子、甘草泻君火以守心神。药证契合，故收捷效。

柴胡桂枝汤治疗行痹

【案例】周某，男，43 岁，教师，1985 年 12 月诊。患者因上呼吸道感染而住院治疗 1 周，热势未罢，又出现两侧颈项交替拘强掣痛，上引至耳，下控缺盆，此止彼作，难以环顾。如此数日，颈痛稍缓，双肩又轮番出现肿痛。倏左倏右，痛势甚烈。无法抬举、更衣。医曾按风湿病诊治，中西药互进，旬日不效。又疑肺部有赘生物压迫神经所致，建议进一步检查。患者心生疑惧，乃转延中医治疗。观其形瘦神悴，色夭不泽，检查痛肩，不红微肿，轻扶痛处则呼痛不可耐，诊脉虚浮兼弦，舌苔白薄，舌质淡暗。询知恶寒低热至今未罢，伴有胸胁胀痛，咳嗽痰稀等证。患者告称：幼年曾患结核，弱冠又患左胸膜疾病，浸至肺不张，中年复罹支气管炎，常无端咳血，今病已近月，虽迭经治疗，不惟寒热不退，又增颈肩走窜疼痛。脉象浮弦，舌苔薄白，证属风寒留恋太、少二经，拟柴胡桂枝汤加味治之。

柴胡 7.5g，桂枝 6g，甘草 4.5g，党参 9g，半夏 7.5g，黄芩 6g，白芍、防风各 9g，威灵仙 12g，秦艽 9g，生姜 3 片，大枣 3 枚。3 剂。

3 日后患者欣喜来告，寒热已罢，肩之肿痛随之消失，余症亦相继好转，再予桂枝汤合玉屏风散化裁，嘱服 3 剂，遂告痊愈。

[按] 患者体质羸弱，触冒风寒，未能及时疏散，致使病邪留恋于太、少二经，《伤寒论》太阳篇曰："伤寒六七日，

发热微恶寒，支节烦痛，微呕，心下支结外证未除者，柴胡桂枝汤主之。"经文极合患者之病机，故取该方原意，加入祛风活络之品，药仅 3 剂，诸症霍然。

旋覆代赭汤治疗手术后呃逆

【案例】李某，男35岁，农民，1984年11月1日诊。因患急性化脓性阑尾炎住院手术治疗。术后是夜即呕吐不止，创口因呕吐而剧烈抽痛，西医急用解痛镇静针药均无效。

见患者仰靠床笫，不敢平卧。呃声洪亮，频频不绝，人为之战栗，床为之抖动。患者以手捂创口，面容痛苦，精神恐怖。脉象细数，舌红苔白，病属肠胃蕴结郁热，复为寒邪所客，寒热格拒于中焦，形成冲逆之势，遂成呕逆之症，亟拟旋覆代赭汤治之。

旋覆花（包）9g，赭石30g，党参12g，甘草6g，半夏10g，黄连6g，柿蒂7.5g，生姜3片，红枣3枚。药进2剂，呃逆顿止。

［按］呃逆咳嗽，均为外科手术最忌之证，因呃逆咳嗽剧烈之震动，易使新缝合创口出血甚至破裂。然手术之后，脏腑气血会出现一时虚弱逆乱，偶因不慎再罹时邪，难免引起上述病证的发生。一旦发生，必须及时控制，否则会引起不良后果。李某之呃逆便是一例。《伤寒论》太阳篇云："心下痞硬，噫气不除者，旋覆代赭汤主之。"张锡纯在《医学衷中参西录》中说："赭石色赤……而其质重坠，又善镇气，降痰涎，止呕逆，通燥结，用之得当能建奇效。"故投以旋覆代赭汤，重用赭石，呃逆迅速得以控制。

猪苓汤治疗顽固水肿

【案例】陈某，女，47岁，家庭妇女，1985年冬诊。患者因患右肾结石及左肾功能衰弱，肾盂积水，前两年先后在某医院两次行手术治疗。术后仍经常出现水肿，1985年夏病势加剧，再赴该院查治，经检查为：两肾功能衰弱，肾盂积水。因无法再施手术，建议改服中药调治。患者易医数人，服药百余剂，不但肿胀不减，反增头胀头昏、心烦失眠等症。

来诊时患者颜面及四肢呈凹陷性水肿，自述两腋及小腹殊觉胀甚，溲少色黄，头昏且疼，腰酸梦多，心烦口干，脉细兼数，舌红苔白润。病属肾阴不足，水热互结，肝阳偏亢之候，以猪苓汤加味治之。

猪苓、泽泻各10g，茯苓15g，阿胶12g（另炖），滑石20g，生白芍12g，女贞子30g，生牡蛎30g，夏枯草15g，丹皮9g。

上方连服10剂，小便畅利，肿势渐退，头昏失眠等症相继好转，唯见短气乏力，动辄尤甚。前方加黄芪30g，益气补虚；肉桂1.5g，补阴配阳以助气化；当归10g，养血活血；木香3g，斡旋气机。嘱再服10剂，病情又有进步，嗣后以本方为主，随症酌情化裁，共服药60余剂，肿胀全部消退，临床诸症基本控制，并已正常从事家务。建议再往该院检查，测定肾功能恢复如何，患者虽已应允，然迫于经济拮据，至今未果。

［按］追溯病史，患者下焦湿热素盛，火热灼津而成石

淋。复因石淋、肾盂积水而两度手术治疗，而致津血亏耗，肾阴大损，阴虚则火热内盛，肾失气化行水之职能，水热交结，壅遏横逆而成肿病。检阅前医所投之方，悉以温阳利水之品，温阳之品必重伤肾阴，不唯肿胀不减，反使木失濡养，肝阳上亢之弊。《伤寒论》之猪苓汤，乃育阴利水清热之剂，颇合病机，方中酌加滋阴涵木、平肝潜阳之品，服后效果满意。二诊增入益气活血，蒸阳化气之味，以促进肾功能之恢复，诸证更有进步。嗣后坚守方意服用，得以临床治愈。

理中汤治疗大出血

【案例】戴某，男，61岁，农民，1984年11月11日诊。胃痛宿疾已三十余载，时作时止，未能彻底治愈。近几年来病情加剧，胃痛频作，胃脘冰冷，常有清水呕出，须以棉兜围护稍适。昨日胃病大作，寅时突然大口呕血。人事昏愦，邀余急往出诊。

察患者面色虚浮惨白，声息微弱，精神委顿，神志已清，尺肤不温。诊脉细微略数，舌质淡暗苔白薄。见榻下鲜血盈盆。呕血之势虽缓，然胃中时时涌逆，仍不时有血咯出。病属中焦虚冷，阳气式微，血络凝滞，气不裹血，离经而出。急需温中散寒，益气止血，拟理中汤加味。

红参12g（先煎兑服），炙甘草6g，白术10g，炮姜9g，三七4.5g（研末分吞），大黄炭3g，白及9g。2剂。

2日后再邀往诊，呕血已止，神气稍振，脉转虚缓，中脘仍冷，再守前方以党参24g易红参，去大黄炭，加黄芪15g，当归10g，乌贼骨9g，嘱服7剂而安。

［按］呕血一症，临床以邪火炽盛，瘀血内阻，气虚不摄而致血热妄行，血不循经者为多，然而中阳亏虚，沉寒痼冷而致出血者较为罕见。仲景之理中汤，为治太阴中寒，腹满而吐，下利腹痛而设。该患者呕血系阳虚阴盛，寒凝血涩，故以大剂理中汤，温阳散寒，补气摄血；少佐大黄炭，既有止血散瘀之效，又具通降止呕之功，药证合拍，故收效甚捷。

炙甘草汤治疗重症水肿

【案例】李某，男，26 岁，干部，于 1975 年患慢性肾炎，经治年余不效，求治于余。观其面色淡白无华，遍身漫肿，小便短少，呼吸喘急，纳谷极差。舌淡嫩红苔白，脉虚数无力。除西医治疗年余外，先后服中药 200 余剂，检阅前方，多为行水消肿之品。患者谓：此类药物愈服，不唯肿势不减，且体质愈惫。且久患肿病，过服疏利，正气大亏，脏腑日衰，无力化气以行水。据脉证而断，病属气血两亏，阴阳俱伤，三焦壅遏，水势泛滥，欲再事攻伐利水，正气必溃，救治无期。故借炙甘草汤益气养血，补阴配阳一法，冀其正气归，三焦畅，庶可水消肿退。方用：炙甘草 10g，党参、茯苓各 15g，熟地 18g，桂枝、麦冬、生姜各 9g，阿胶 7.5g（另炖），红枣 7 枚。

本病始终以上方为主，坚持服药 60 余剂，小便通畅，水肿消退，精力旺盛。为巩固疗效，又以此方制成蜜丸续报 2 月彻底治愈，追访卅载，一切正常。

[按]《伤寒论》"炙甘草汤"为治疗"伤寒，脉结代，心动悸"而设，似与肾炎水肿毫不相涉。然细揣方意，便知脉之结代，心之动悸，皆由阴血不足，血不荣脉，阳气不振，无力帅血运行所致。方中以大队滋阴养血之剂，佐以少量益气通阳之品，取动静配合之妙，阴生阳长之意，不惟可使阴血速生，且可借阳气之振动，助血脉之畅行。《温病条辨》论气复篇条下云："血乃气之依归，气先血而生，气无所归故浮肿。"

本案之肿即为阴阳俱伤，血脉空虚，气无所归而致，此例借复脉汤之补阴配阳益气养血。守方不辍，于阴阳平秘气血渐复的逐日过程中而获瘳，实为水肿治本之又一变法。

干姜附子汤治疗高热不退

【案例】夏某，男，4 个月，1968 年 10 月 16 日诊。高热不退已 15 日，曾住某医院西医治疗，因不明原因，又治疗罔效，其母十分焦虑而转诊中医求治于家父。患儿骨瘦如柴，面色淡黄，白珠浅蓝少神，高热不退，肛温 39.8℃，上午热重，烦躁哭啼，午后反而安静。不欲吮吸，大便稀少，小便时清时黄，舌苔无法窥视，脉虚数。参合脉症，断为阴寒内盛，虚阳外越。亟投仲景干姜附子汤。方用：干姜 9g，附子 6g。此方仅服 2 剂，热退而愈。

[按] 夏孩素体阳虚，复感寒邪，西医屡以发汗退热，不仅病邪不解，且汗多必致亡阳。阳虚阴盛，阳不内守浮越于外，阳虚之体借午前属阳之时与邪交争，故热甚而烦躁，午后则阳衰而无以敌邪故热减而静安。与《伤寒论》之"下之后复发汗，昼日烦躁，夜而安静，不呕不渴……干姜附子汤主之"甚为契合，且少神面黄、目珠浅蓝、便稀等症也为脾肾阳虚之征，稚阳之体罹此之病证，非此方无以奏效。若被发热假象所惑，妄投苦寒，一线残阳将有暴脱之虞。此方剂量颇重，似非婴儿所能接受，但小儿服药艰难，吐漏往往占去小半，重剂浓煎，每日 4 次分服，再除掉吐漏剩下之液，真正入腹才每次不过一剂之六分之一，故绝无药过病所之虑。为小儿之医，且又亲身饲喂者，不会谓余言之无据吧。

旋覆花汤治疗半产漏下不止

【案例】李某，女，30岁，停经2月，因闪挫伤胎，腰腹疼痛，下血不止，经中西医疗治半月无效，邀余往诊。患者腰痛阵痛，下血淋漓不止，色鲜红挟血块，无寒热，纳食极差。骨瘦嶙峋，脉虚大兼滑，舌淡苔白，诊为妊娠闪挫，损伤胎元，半产漏下，宗《金匮》旋覆花汤加减。方用：熟地30g，阿胶15g（另炖），旋覆花10g（包煎），白芍12g，红花9g（代新绛），葱白7枚，3剂。患者服完一剂，翌日下大量黑色血块，内夹卵形胚胎一枚，腰痛减半，第二剂服后，下血渐止，继拟八珍汤善后痊愈。

[按]《金匮要略·妇人杂病脉证并治第二十二》曰："寸口脉弦大……此名曰革，妇人则半产漏下，旋覆花汤主之。"盖胎元既伤，留之为害，去之有益。前医曾投大剂胶艾四物类10日，意欲补虚止血，岂知反恋残胎不去，漏下不止渐至崩中，不思澄源，徒事塞流，于事何济？经以旋覆花汤攻逐残胎败血为主，佐以白芍胶地，攻中寓补，补中寄通，陈菀速去，新血渐生；两不偏废，故效如桴鼓。服此方时应告患者若见残胎败血一有排出，且崩漏有止，则止后服不可尽剂，以防攻逐无度，徒伤正气。且旋覆花服后都有嘈杂难受莫可名状之感，于食后服之为宜。

薏苡附子散治疗水热凌心重症

【案例】张某，男，22 岁，职工，患头晕心悸失眠 3 年，因久治不愈且增剧，于 1969 年求治于余。患者畏光喜暗，面壁侧卧，见其形削神悴，面色惨白，唇色鲜红，表情冷漠。询其所苦，曰：胸廓憋闷且疼，心跳不宁，时缓时剧，脘腹胀满，口干喜饮，饮水则吐，大便不爽，溲少色黄。终日卧床，夜难入寐，数日未食亦不知饥。脉洪大而数，舌边尖艳红，苔白滑。所投方药除养血安神，即健脾和胃。杂乱重笃病证当求于机因再议方药。苦思细绎之后，认为病属水湿之邪久郁化热，水热凌心，心阳不振，三焦不宣，水道不利诱发上述病证。当务之急必须振奋心阳，清利水热，宣通三焦，使水不上逆，心气得安，方有转机。仲师薏苡附子散可借一投，方用：薏苡仁 60g，附片 10g，茯苓、石决明各 30g，滑石 15g，淡竹叶 12g，赭石 24g，嘱服 2 剂后再议。

岂知此方 2 剂服后，胸痹心悸、腹胀呕吐等症迅速好转，嘱继进原方 2 剂，上述各症基本控制。因久病体虚，再予调和中州之法，一周竟愈。

［按］《金匮》云："胸痹缓急者，薏苡附子散主之。"本方由薏苡、附子两药组成。薏苡甘平微寒，善去水湿舒利筋脉；附子辛甘大热，功擅温阳祛寒。治疗因心阳不振、水湿客犯上焦引起之胸痹缓急确有疗效。张某之病，见症虽杂，然总由心阳不振、水热干犯、三焦不宣所致。取本方振奋心阳，疏筋利湿，开痹缓急为主外，更辅以清利水热、平冲降逆之品，4 剂即控制病情，经方之用也在化裁变通则更佳。

控涎丹治疗痼疾奇症

控涎丹又名妙应丸，出自陈无择之《三因方》。其中甘遂、大戟皆苦寒峻泄之品，二者最能泄水逐饮，消肿散结，且可破血消症；白芥子辛温，善于祛散痰结，利气通络。三药合用，既有辛开苦降、温通寒泄之功，又具逐水祛痰、利气破血之力。且寒温同用，可监制药性之偏胜。因水饮痰毒所致的某些痼疾奇病，运用此方治疗均可获较好的疗效。痰饮为病，极为复杂，因痰饮水湿同源异流，脏腑失调为本，气机逆乱为因，水湿痰饮聚积为病，或停于肺则喘咳胸肋引痛；凌于心则神迷怔忡；壅于胃则或痛或呕，甚则关格；聚于脾则溢于肌肤，或肿或胀；流入肠间则泻痢肠鸣，窜入经络则或痒或痛或麻木不仁，沮于筋骨则腐骨蚀筋发为阴疽，侵入血脉则痰血交结易成症积，客于肌腠或为痰核瘰疬或为流注等。见证千奇百怪、扑朔迷离。控涎丹为攻逐痰饮剽悍之品，或内服捣其巢穴，或外敷攻其坚结，运用得当确能出奇制胜。

一、喘咳肋痛

【案例1】张某，女，44岁。喘咳之病始于产后感寒，迄今已17年。初始喘咳之病入冬触寒乃发，春夏则缓，尚能劳作，嗣后愈发愈频，浸至终年咳喘，唯有轻重之殊而已。近几年又增右胁肋痛，剧时碍于呼吸，不能侧卧，常有低热。中西药迭治鲜效，求余为治。见其喘咳息短，面色晦暗略浮，口唇微绀，询之痰白而黏，味咸，右胸胁痛，纳尚可，脉沉弦，舌淡苔白偏滑。诊为寒痰冷饮冰伏肺俞，瘀阻络脉，肺肾两虚，病久邪痼已成窠囊。检阅所服方药，多系温阳化饮，祛痰利肺之药，方属对证然收效不显，殆痰饮久积，根深蒂固。为处控涎丹30g分作10包，每日上午吞服一包。另处红参15g，紫河车30g，蛤蚧一对。共研细末，亦分10份，嘱每日晚服一包。上药服至第七日，胸胁已不痛，喘咳亦减，低热自退。服药之初虽泄泻数次，然正气未伤，令其将所剩3包服完，诸证又有进步，再为配制温补肺肾，益气健脾，化痰利肺丸剂一料，嘱其常服巩固疗效。经观察2年，除尚有轻微喘咳外，胸胁之痛未再作，已能操持家务。

[按] 久患喘咳者，多呈现虚实夹杂、寒热互现的复杂病机，尤以痰饮凝固，肺肾两虚者为多见。此类疾病习惯治法，恒以温化痰饮，补益肺肾为主。张某之疾，诸医皆宗上法治疗多年，不唯喘咳未减且正气日愈。余经辨证确属寒痰冷饮凝结肺俞，瘀阻络脉已成窠巢，再循常法施治，难免重蹈覆辙，故径投精锐峻猛之控涎丹，虑其病久正虚，小其量用之，并辅以红参、蛤蚧、紫河车，温补肺肾之剂交替服用，老巢被毁，正气复归。

二、上石疽

【案例2】李某，女，19岁。左侧颈项生一肿块1月有余，经西医打针服药及外敷治疗，毫无效果。查肿块大如鸡卵，皮色如常，不红不热，按之坚硬如石。询知疼痛项强，顾盼维艰。表情淡漠，精神悒郁，面黄神萎，纳谷不甘，时有低热，两脉细弦，舌质淡苔白。良由肝气郁结，顽痰恶血凝结于少阳所过经脉，名曰"上石疽"。治宜疏肝解郁，逐痰破血，软坚散结，宗《医宗金鉴》之疏肝溃坚汤化裁。药用柴胡、半夏、当归、赤白芍、香附、附皮、僵蚕、昆布、生牡蛎、白芥子、夏枯草等出入为方，进药 5 剂，疗效不显。遂用甘遂、大戟、白芥子各 30g，共研末分作 5 包，每取一包以陈醋调敷肿块，隔日一换，内服药停用。患者遵法施治。5 日后来诊，见肿块明显缩小，令再配上药一料续敷，末药敷完，石疽已消散。

[按] 用此方治疗阴疽、瘰疬、痰核，然多以外敷法取效，即使对红肿之阳痈尚未成脓者，早期外敷多能消而散之。

三、胸痹，肿胀

【案例 3】马某，女，49 岁。罹胸廓痹痛，心悸气短及颜面四肢肿胀，胃脘胀痛等症已缠身 7 年有余，经西医多次检查，患有冠心病、慢性肾炎、胃窦炎等多种顽固性疾病，常服西药治疗，少有效果，病情时轻时重，体质每况愈下。观其面色虚浮晦暗，四肢轻度水肿。自述胸廓憋闷，隐隐作痛，心悸气馁，动辄加剧，胃脘经常胀痛拒按，小便量少，大便不畅，初硬后溏，白带多，纳少头昏，脉沉弦，舌淡胖苔白润。病属脾肾阳虚，心阳不振，水湿不化，充斥上下，溢于肌肤；胸阳不运，宗气虚馁，阴乘阳位，痰水凌心。宗仲景法，投栝蒌薤白真武之类进 30 余剂，症状略有好转但不理想。遂改用控涎丹 15g，令分作 5 包，嘱日服一次，5 日后再观进退。复诊告称：服药期间曾出现腹痛，泻泄稀水样粪便 10 余次，肿胀逐渐消退，胸痹大减，胃中舒适，唯觉虚弱之感。再书黄芪、白术、茯苓、炙甘草、桂枝、陈皮、防己、附子、川芎等组方，又服 30 余剂，上述诸症大为改善。为巩固计，根据上方制成丸剂，嘱其坚持服用半年，随访 2 年，症状稳定，已能正常工作。

[按] 此病余断为痰水瘀积，阳气衰微，溢于肌肤，阴乘

阳位，应属对证。然服药 30 余剂不见大效，殆因痰水蓄积既久且深，瘀塞经脉，阳气受戕被遏，难以化气布津，势必形成痰水阴邪愈结愈锢，正气阳气愈耗愈虚。此时只有暂避虚体于不顾，大胆选用荡逐痰水之控涎丹，峻剂缓投，专事攻逐痰水，俟痼疾已去，再予扶正。

四、呕吐

【案例 4】舒某，男，43 岁。罹胃痛之疾已 10 多年，旬日前因与邻里纠纷发生争执，胃痛大作且伴呕吐而住院。西医以输液为主治疗数日，胃痛稍缓但呕吐反剧。水谷入胃停潴中脘不能下行，胃脘胀满，少顷，必倾囊吐出为快，大便多日不通。西医诊为十二指肠球部溃疡，幽门梗阻。查其脘腹胀满，按之抵抗，有振水声，频频作呕，口干，但不敢饮水。诊脉沉而有力，舌淡边有瘀点，苔白腻。此乃痰涎瘀血互结于胃脘，阻塞幽门，气失和降而上逆，以成关格之势。乘其正气未败，邪气未固，亟投逐痰破血之剂，以夺其关隘开其闭结，只需腑气一通，即可化险为夷。当即赠予自备之控涎丹 15g，分作 3 份，另处代赭石 30g，水煎，令其餐后取汁吞服 1 包。汤药吞服须臾即觉腹中雷鸣切痛，辗转呻吟，少顷呕吐大作，水液之中杂有痰涎，腹胀随之减轻，但腑气未通。午后令其再服一次，病者恐惧，耐心劝导后始敢吞服。至腹痛又作，约半时许有便意甚急，扶如厕即泻，初头较坚，续下稀水，至此梗阻消除，再予益气健脾，活血化痰，调气和胃之剂，调治 3 日痊愈出院。

[按] 舒某有胃痛宿恙十余载，根据久痛入络的原则，内有瘀血停结可知，本次发病因情志刺激气郁为因，痰因气聚，血因气瘀，痰气血三者纠合，阻塞幽关，上下不通而成关格之

势。余投以控涎丹直达病所，攻其结开其闭，仅二服幽关洞开。

五、腹内奇痒

【案例5】周某，男，51岁。月前患一奇疾，小腹之内阵阵发痒，痒甚则遍身酥软如棉，抓之不及，搔之不达，异常难受。一日发作多次，每次持续半小时左右。痒发之时，自脐下有物向上逆涌，直至胸口，此时口中清涎溢出，手指发麻。曾求治西医，因不识为何病，建议转诊于余。察其外形略胖，面色晦暗无华，嗜好烟酒，素有咳喘宿疾。询知近半年来大便常稀溏，或泄如皂沫，有时小腹隐隐作痛，日下三五次不等，量少，每次便后意犹未尽。纳少神疲，脉弦重按有力，舌苔灰腻。如此闻之未闻之奇疾，实无从下手。患者苦求难以推诿，思之良久，姑且试从痰饮论治，疏以控涎丹15g，每服5g，日服1次，3日为期以观进退。一周后患者来舍曰：此药服后快泻近10次，所下皆稀水皂沫杂少量白色黏冻，现不仅腹内奇痒消失，大便日仅2次，且能成形，喘咳之证也有明显好转，为书香砂六君合二陈汤合方，嘱其连服半月，以杜根患。

［按］周某所患临床罕见，余投控涎丹试从痰饮论治，侥幸中病，然仔细剖析病证，辨为痰饮作祟是有据可凭的。此患者为一酒客，痰湿素盛可知；大便长期稀溏，且内挟涎沫，此脾虚痰湿内困之明证；脉沉弦、舌苔灰腻、口溢涎水等均系痰饮为病之脉证，控涎丹因而取效。

龙胆泻肝汤治验

龙胆泻肝汤乃李东垣所创，集一派苦寒之品，为直折肝经实火之剂，该方不仅对肝经实火所致诸如：口苦目赤、头痛耳聋，狂躁不寐、筋拘抽搐等症，效果满意，更可清泄因肝经湿热蕴毒所引起的多种疾病。若运用得当，咸获捷效。为拓其方适用范围，现择病案七则如下。

一、巅顶肥疮

【案例1】林某，男，6岁。头之巅顶频发肥疮，经治年余不愈，头皮色红颇热，痂壳重叠瘙痒，抓后流出黄稠脂液，味腥。两目红肿，大便干燥，烦躁啼哭，舌红苔黄，脉弦长而数，此肝经湿热之邪上犯厥阴经络所尽之处，以龙胆泻肝汤加减，折其上炎之火势，泄其湿热之蕴毒。组方：龙胆草8g，酒军3g，赤芍10g，泽泻9g，车前子12g，山栀9g，黄芩9g，苦参10g，野菊花20g，连服7剂痊愈。

二、耳痛流脓

【案例2】黄某，女，43岁。左耳内孔肿痛，常流出腥臭脓液。听觉减退，外耳道及耳轮红肿热痛。罹病两载，经治不愈。形瘦纳少，夜寐梦多，偏左头角处常觉胀痛，脉弦劲有力，舌苔黄厚。湿热内寄肝胆，熏蒸煎熬为黏稀脓液溢出耳窍之外，治以清泄肝经湿热为法。组方：柴胡10g，龙胆草10g，夏枯草12g，黄柏9g，桑叶12g，木通9g，桔梗7.5g，粉草

6g，黄芩 9g，山栀 10g，石菖蒲 9g。此方共服 10 剂，诸症痊愈。

三、目赤脓眵

【**案例 3**】方某，女，30 岁。入秋以来，双目红肿如桃，疼痛畏光，稠黏眼眵不断流出，延西医治疗 1 周不效。诊脉弦数有力，舌干红苔黄腻。口苦烦渴。肝经郁火熏灼湿邪上窜于目，亟以龙胆泻肝清火泄湿，佐以活血祛风之品，若再延误，恐有胬翳攀睛之虞。组方：龙胆草 10g，黄芩 10g，山栀 9g，草决明 15g，败酱草 12g，蒲公英 20g，赤芍 10g，菊花 10g，桃仁 9g，苡米 30g，泽泻 10g，车前子 10g，生地 12g。此方仅服 6 剂，诸恙霍然。

四、阴囊湿疹

【**案例 4**】匡某，男，44 岁。患阴囊湿疹已 2 月，并延至双胯。局部皮肤红紫奇痒，抓破后流出黄色脂液，经治 1 月余鲜效，殊以为苦。诊脉滑数有力，舌苔黄腻，口苦而渴，溲深黄，厥阴之络绕阴器，此乃湿热下注厥阴肝经，投以龙胆泻肝清泄湿热。组方：龙胆草 10g，白鲜皮 15g，苦参 30g，木通 9g，泽泻 10g，生地 15g，山栀 9g，甘草 6g，车前子 12g，土茯苓 24g，地肤子 15g。患者服此方 7 剂渐愈。

五、带下阴痒

【**案例 5**】毛某，女，33 岁。带下黄白味腥，阴道奇痒。因搔抓破溃外阴渗溢脂液，继而感染红肿热痛，痛痒之苦不堪忍受。伴有口苦纳呆、心烦不寐、小便短黄。脉滑数，苔薄黄。湿热蕴结化毒下迫厥阴，治以清肝泄热，化热解毒。组

方：白蒺藜 10g，龙胆草 10g，苦参 30g，土茯苓 30g，柴胡
9g，泽泻 10g，萆薢 10g，黄柏 9g，椿根皮 15g，苡米 30g，甘
草 6g。此方 6 剂而愈。

六、多梦遗精

【案例 6】阮某，男，45 岁，酒客，性急易怒。近患多梦
遗精，几乎每日必遗，次日则腰膝酸软乏力，形瘦色苍，舌红
少苔，脉细而弦，此乃内蕴之湿热乘肝火妄动之机扰精走泄之
故。拟龙胆泻肝合封髓丹化裁，以清肝火，泻湿热，涩精固
髓。组方：生地 12g，黄柏 9g，龙胆草 9g，砂仁 3g，篇蓄 9g，
泽泻 10g，粉草 6g，山药 18g，石决明 30g，车前子 10g，金樱
子 15g。此方共服 20 剂，上述症状完全控制。

七、缠腰火丹

【案例 7】刘某，男，42 岁，左肋下由前向后发出粟粒样
密集疱疹，形如长带，局部皮肤色赤灼痛，寒热心烦，口苦而
干，溲黄涩痛，大便干，脉弦数而劲，舌红苔黄。肝胆之火毒
挟湿热循经而发，投龙胆泻肝汤泻火解毒，清化湿热。组方：
龙胆草 10g，大黄 6g，柴胡 9g，生地 15g，车前子 12g，木通
9g，泽泻 10g，黄芩 9g，山栀 9g，粉草 6g，丹皮 9g。此方服 4
剂痊愈。

以上病案七则，虽然病位有上下内外之别，症状表现各不
相同，然根据脉证所得，均属肝经火毒湿热致病。它们都有一
个共同的特征，即厥阴肝经所过之处，都有液体渗出，或红肿
疱疹出现，为诊断提供依据，故悉以龙胆泻肝汤加减治疗，挫
其猖獗之火热，泄其湿热之蕴毒，均获桴鼓之效。肝经湿热之
形成，系人体水湿在流溢过程中，被肝火煎熬而酿成的黏稠性

液体。这种病理性有害物质循着肝经络脉在人体所过区域，或苗窍，或肌肤渗出体外而发病。只要掌握这一辨证原则，便可径用龙胆泻肝汤为主，酌情加减治疗，收到预期之效。

甘露消毒丹临床运用

甘露消毒丹方载《温热经纬》，为清代温病学家治疗外感湿温病邪由卫及气，留恋中焦，阻遏气机，郁闭清阳，而致发热倦怠、肢酸、胸闷腹胀、呕恶、溺赤、舌苔黄腻浊厚等症的常用方剂。方中以藿香、蔻仁、石菖蒲芳香化浊开泄气机于中，以收气化则湿也自化之效；合贝母、射干、薄荷宣肺解郁于上，使湿热之邪借肺气宣达而透越表散；伍茵陈、滑石、木通清热利湿于下，淡渗清泄使湿与热分；更以黄芩、连翘清解湿浊中之热毒，因其配伍精当，对证用之疗效显著，直至今日仍为外感湿温之邪蕴中恋气病证之治疗良方。然当今内伤杂病由湿热病邪所致者甚多，以地处湿重之东南沿海区域更甚。考湿热之邪既可外受，也可内生，内生之途也非一端，如近年气温转暖，湿热氤氲之气较前为重，讲究营养滋补之风盛况空前，肥甘味美之品不绝于口，甘温辛热药饵在所不忌。加之运动减少，喜于安逸，中州失运，脾损胃伤自不待言，湿浊中阻蕴而化热，再失治误治，湿热之邪蕴遏更甚，气机阻遏，清阳郁闭，清者不升，浊者不降，熏蒸脾胃，旁涉肝胆；溃上侵下，扰气入血，外而肌肤肢节，内而脏腑经脉，涉证之广为他邪之不及，复生诸疾也令人莫测。从甘露消毒丹药味配伍辨析，也为内伤湿热病证不可多得之佳剂，其虽以清泄中焦蕴结之湿热为主，但于组方之中未忘开上以利宣气化湿，走下以助淡渗利湿，并苦寒清解得效于湿遏之中，芳化辛宣透热于湿困之外，热透湿泄，热与湿孤，上下分治，气机流畅，其交结缠绵，淹滞氤氲之势遂可逐日缓解。如此熔芳香苦辛淡渗清解于一炉，诚不失为治疗湿热内蕴而变生诸多内伤杂病之良方，临证时再能紧扣病机，随证化裁，洵可收灵验之效，兹录部分新用验案于后，冀能举一反三，广而用之。

一、慢性胃炎

【案例1】赵某，男，38岁，1986年7月11日诊。胃疾有年，近月加重，曾诊断为"慢性浅表性胃炎、胃窦炎"，中西诸药少验。患者形瘦骨立，少神，面色晦滞无华，中脘胀满疼痛，食后更甚，按之不减，纳差喜哕，嗳气频发，口干黏微苦，不甚喜饮，且口中秽浊之气颇重，大便或结或溏，溲黄，舌红苔黄黏且腻，两脉濡滑。前医曾予香砂六君合柴胡疏肝散加减2月罔效，后予活血化瘀理气止痛之活络效灵丹与失笑散也无济于事。脉证合参，此乃湿浊热夹毒中蕴，胃腑受困且灼，和降失司，纳腐不调，时久则气血有损，治当先撤湿热之困遏，热毒之熏灼。藿香12g，厚朴花10g，蔻仁6g，连翘10g，滑石20g，川连6g，石菖蒲10g，薄荷6g。7剂。药后胃脘舒适，痛胀减半，思谷欲食，便次调畅。药证合拍，毋庸更张，继予原方调治1月，热清浊化，气机活泼，胀痛悉已，诸证已除，因其久病气血两亏，复以和胃运脾、补益气血之黄芪建中汤加旱莲草、白及等味善后，迄今未见再发。

慢性胃炎为临床常见病证之一，其病因虽多，然由湿浊热毒引发者不为鲜见。考其致病之由，与恣啖甘温炙烤、辛热滋补药食有关。饮食失节胃腑首当其冲，酿湿浊化热毒，冲和之胃腑无不受其害也。或一见胃痛久罹形体虚惫之人，不辨虚实寒热，便一味投施益气滋阴之品，冀脾健胃运有扶正御邪之用，岂知如遇湿困热灼毒侵之机，无疑滋湿增热，助邪害正也。

二、慢活肝

【案例2】张某，男，38岁，1989年4月17日诊。患慢性活动性肝炎半载，肝功能有损，A/C倒置，HBsAg（＋），B超示：肝脏弥散性损害，轻度腹水。肝于右肋缘下3cm，质中。久治未见效机，曾于某传染病医院治疗3月，并又请某中医治疗70余日罔效。来余诊时见患者面容憔悴，形体清癯，精神委顿，一派虚弱不堪之貌，纳差嗳气，口干微苦，且浊气喷人，脘腹胀满，右胁隐痛，大便时结时溏，溲黄如柏汁，掌心灼热，大鱼际红赤，舌淡红、苔薄黄微腻，两脉濡滑略数。此乃湿热毒久蕴中土，壅遏肝木，肝气失于条达，木不疏土，如此因果循环，岂有向愈之望。亟拟芳化苦辛清泄合法，冀湿浊热毒之邪一经清泄，则土疏木达而奏脾健肝荣之效。藿香10g，茵陈30g，泽兰30g，蔻仁6g，干姜3g，连翘15g，石菖蒲10g，木通10g，滑石20g，川贝6g，黄芩10g，白花蛇舌草30g，神曲15g。10剂。二诊时脘腹胀满大减，胁痛亦除，纳谷有增，浊腻之苔渐化。既效之方，毋庸更张，继予原方连服30剂后，临床症状基本治愈。为巩固疗效，改善肝功能，又予上方去木通、贝母、茵陈苦寒清泄之品，辅以黄芪、太子参、白芍益气养阴之味，未间断地服用4月，终以肝功能、B超正常，HBsAg转（－）而告痊愈。

慢活肝由乙型肝炎所致者不少，此病目前尚无特效疗法，除对证用药外，大多以辨病为主地选择具有抗病毒增免疫的中草药组方，希望通过筛选一些抗病毒药物而消除致病因素，提高机体免疫力而达邪不可干的治疗目的，然事与愿违者屡见不鲜。本例曾服以黄芪、五味子、枸杞子、首乌、熟地及半枝莲、虎杖、柴胡等组方不下百剂，且一方到底，很少增损，殊不知湿热浊毒内盛之人长期服用此方非但无以提高机体免疫力，反有促使湿浊热毒蕴遏更甚之弊，无怪乎诸证有增无减矣。余经投甘露消毒丹化裁后，临床症状迅速消减，全在芳化湿浊、清解热毒、苦辛运脾之功，使土疏木达，肝脏始得滋荣。方中少量辛热干姜之加，一则辛运中州，奠脾土以助化湿之用，一则监制苦寒药味，免伤脾胃之健运，且与苦剂相伍，共奏苦辛通降之效，起一药而数得其用也。

三、低热待查

【案例3】王某，女，32岁，1984年10月5日诊。不明原因低热反复不已3年余，甚于春夏而减于秋冬，久治乏验，虽甘温益气，养血滋阴中药也因罔效而辍疗。近月来诸证有加，自觉身热高于往年秋冬之季，伴头昏乏力，头汗颇多，遍身困重，纳减脘胀逐日转甚，只得再次求医。患者面容虚浮晦滞，黄褐斑片片，口干黏不欲饮，时泛恶，手足心灼热，头汗出，恶风，便结，溲黄臊味颇重，带下腥臭色黄，舌红苔薄黄黏腻，脉濡滑，湿热之邪氤氲气机，壅遏中焦，充斥上下，甘温滋养之品在所禁忌，亟当清化宣透上下分消，俾蕴郁湿热之邪逐渐消解，低热始有向愈之望，仿甘露消毒丹化裁：连翘10g，茵陈10g，藿香10g，苡米30g，石菖蒲6g，蔻仁6g，川贝母10g，竹叶30片，滑石20g，射干6g，薄荷6g，黄芩6g，杏仁10g。5剂。药后效不显，低热依然。此仍湿热之邪缠绵交结，淹滞难解，非朝夕为功也，继于原方7剂以观进退。三诊时低热有减，便畅溲清，他症亦减其半，后予上方去茵陈、射干、藿香、黄芩，加鲜糯稻根30g，南沙参18g，生谷芽30g，又7剂，低热退尽，头汗也止，神健纳昌而愈。

低热待查属于中医内伤发热范畴。其症情复杂，机因繁多，由湿热内蕴而致者目前却不少见。本案证历三载，实因治不中的而羁延有年也，大多以久病体虚、治以益气养血温阳滋阴入手者颇多。盖内伤发热因多机杂，纯虚者甚少，以虚实夹杂者尤多，实邪之中以湿热郁遏者更甚。此邪或由外入，或由内生，内生之变虽有上述数端，尚有药误转归使然。本案之机原为气机不畅，肝郁化热，未予清疏，反投温养补益之品阻遏气机，蕴化湿热所致。王某内伤发热虽无外感"湿温"病之由卫气营血之转递，也无白㾦战汗神昏之机转，但湿热中蕴，气机郁遏与外感湿温病极为相似，故选方用药可借甘露消毒丹开泄气机，轻宣肺气，芳香化浊，清热利湿而收效。

四、复发性口疮

【案例4】杨某，女，41岁，1988年6月12日诊。唇舌溃疡疼痛反复不已2年，中西药经治少验，转诊余时，该疾又历1月有余。面颊红赤，下唇内有黄豆大小溃疡2处，右舌尖红赤疼痛，碍于食纳，口黏浊气颇重，纳差脘痞，口干苦，不甚喜饮，便结溲黄，带下淋漓，手心灼热，舌红苔薄黄，脉浮滑数，一派湿浊热毒之邪，蕴中蚀窍之象，亟拟芳化清解为法，拟甘露消毒丹加减：藿香10g，佩兰10g，射干10g，川连6g，酒军6g，蔻仁6g，石菖蒲10g，滑石20g，薄荷6g，茵陈20g，赤芍10g，泽兰30g。7剂后便通，口中和，中脘稍舒，纳谷渐馨，舌痛有减，唇疡稍敛。原方去酒军，加淡竹叶10g，桔梗6g，以增清泄之力，并载清解之药上行。又7剂，三诊诸证锐减，纳食已无疼痛之苦，溃疡再敛，继予上方小其剂，加麦冬6g，生地10g，10剂遂愈。

复发性口疮虽为小恙，但是临床颇为棘手病证之一，因其病程长，疗效差，易于反复，殊为医患之苦恼，然湿浊中蕴，郁化热毒，循经上灼苗窍而致唇舌溃疡疼痛，诚为其最常见之病机，故清泄芳化中州湿浊热毒也为其唯一之法。在诸多清泄湿热类方中，甘露消毒丹为最佳方选，因其方苦辛合用，清解并投，非但能清泄热毒于中，尚能开宣上焦，渗利下焦，使热与湿孤、热毒分解，苗窍之溃疼可随中州廓清、脾胃畅运、湿浊热毒清化而逐日减轻乃至痊愈也。

阳和汤治验举隅

阳和汤出自《外科证治全生集》，是一张治疗外科阴疽的著名方剂。方中重用熟地、鹿角胶，温肾壮督，填补精血，旨在培补先天扶正固本；辅以小量姜桂，温阳散寒，暖土健中，使少火生气，意在促后天之生化，精血之速生；佐以麻黄、白芥子既可通经宣滞，消痰破结，祛邪外出，又可借其辛散之性，减少熟地补腻之弊；使以甘草，补中益气，调和诸药。各药协同共奏温阳散寒，通补精血，燮调营卫，消痰破结之功。阳和汤组方缜密，选药精巧，尤其在剂量使用搭配上颇具匠心，具有以动制静、寓攻于补之妙。它不仅是治疗阴疽的有效良方，也是治疗阳虚阴盛、寒凝痰聚所致的多种疾病的良方。如能随证化裁，运用得当，常能应手取效。稍作加减，可治疗喉痹、寒喘、胸痹、癥积、痛痹、痛经等多种疾病，悉获捷效。兹择病案4则整理如下。

一、喉痹

【案例1】张某，男，21岁，农民。4日前晨起担柴入市，途中感寒，午后即觉形寒，自饮姜汤而卧。翌日形寒未减，咽痛剧烈，吞咽不利，咳呛痰稀，声音沙哑。曾经西医治疗，诊为急性喉炎，喉壁水肿。用药未效，转诊中医。诊见：其形质悴弱，面目无华，喉壁漫肿不红，尺肤不温，舌淡苔白润，脉沉细。余诊为元阳素亏，复感寒邪，客于肺经，阻于隘道。投以阳和汤加细辛、射干、桔梗，服2剂，咽痛大减，吞咽通利，发音正常，咳轻痰少，唯仍怕冷，此为客寒虽散，肾阳未复，续以前方去桔梗、射干，加党参。嘱再服3剂而愈。

[按] 喉痹一证，病因繁杂，有风寒、风热、肾虚、痰饮等。此患者实为肾阳素亏、寒饮阻逆所致。经投阳和汤加桔梗、射干、细辛，温肾散寒，化饮开结，尤其细辛妙在既能鼓动肾气达于上，又可助麻黄芥子散寒化饮之力，方证吻合，故获速效。

二、寒喘

【案例2】李某，男，5岁。哮喘3年，遇寒辄发，未被根治。近又感寒，哮喘大作，胸高喘促，双目欲脱，喉中嘶鸣，口唇发绀，面部水肿，头汗肢冷，舌苔白滑，脉沉紧。此为肾阳虚衰，失于温化，痰饮匿伏肺俞，势成窠巢，一遇客寒引动而发，治标颇易，根治较难。投阳和汤加细辛、猪牙皂、葶苈子。服3剂喘减。再拟阳和汤加细辛、紫河车，连服18剂，喘平，至今未发。

[按] 小儿哮喘，多为风寒束表、痰饮阻肺所致。若及时投以温散涤饮之剂，本可很快痊愈，且少有再患。然今之农村，多因嫌小儿服中药困难，常冀注射或服消炎药，以图捷效，殊不知风热犯肺，固能很快奏效，若风寒之邪则不唯不效，且有使寒留痰伏，酿成痼疾之弊。本案即是一例，余认为寒痰深伏肺俞，结成窠巢，遇寒触引，喘病必发，寒胜阳衰，久必伤肾。初投阳和汤加细辛、猪牙皂、射干，温肾散寒以捣冷痰老巢，3剂即控制症状。后以阳和汤加细辛、紫河车，乃温阳固本之道，待其春回日暖，何愁阴凝不散。

三、痛经

【案例3】刘某，女，32岁，农妇。经行腹痛已2年，初为隐隐绵痛，尚能忍受，未予重视，其后痛势增剧，平时亦觉冷痛。近两月不唯痛如锥刺，且怕冷特甚伴有呕吐，经期后至，色淡暗量不多。观其面色惨白，隐现青色，形瘦，呻吟声弱，舌淡苔白，脉沉细。余断为：阳气虚弱，寒客胞络，血脉凝滞，不通则痛。方用阳和汤加黄芪、当归、红花、吴茱萸、乌药、延胡索。嘱暂服3剂，待痛止经净后，仍以此方隔日一剂，服至下次经至时观其效果。患者1月后来诊说：前方仅服7剂，此次经至腹已不痛，是否需要服药。诊其脉已不沉，足证寒凝已解，然阳未充复，气血尚须调理。为拟阳和汤加黄芪、当归、红花，嘱继续再服7剂，可保无虞。

〔按〕痛经为妇科多见之病，有寒热之分，虚实之辨。据本案腹痛如锥刺，有面色惨白、畏寒、呕吐、脉沉等症，确为一派阳气不足、阴寒内凝气滞血瘀之证，故予阳和汤加黄芪、当归补气血，红花通血滞，乌药调气滞，延胡索止痛，吴茱萸温寒降逆，加减有序，故投之即应也。

四、痛痹

【案例4】赵某，男，37岁，农民。患右侧腰痛已4年之久，常购膏药外贴，尚能支持劳动。去冬下塘捕鱼，当晚痛剧，并牵引及右下肢，痛如刀割。嗣后疼痛虽缓，但遇寒更甚。现需扶杖跛足而行，已不能劳动。经某医院诊断为坐骨神经痛，多次治疗无效。观其形瘦，面色少华，询之常畏寒肢冷，下肢尤甚，舌淡胖苔白，脉沉紧。余诊为寒痹，病由肾阳不足，寒湿入络，阻遏经气之故。方用阳和汤加制川乌、仙灵脾、红花、没药、独活、狗脊。服7剂后，痛已大减。原方不变，令再服7剂。再诊时已无须扶杖，唯尚觉怕冷。于原方中减去川乌、没药，制作丸药，坚持常服，以冀根治。

[按] 痹痛一病，分为风湿热痹与风寒湿痹两大类，后者又分为风胜者行痹、寒胜者痛痹和湿胜者着痹三种。本例患者4年前即患腰痛，腰者肾之府，足见肾虚久矣，后又被寒邪所中，伏于至阴之络。寒则凝滞收引，故痛剧，筋脉拘急屈伸不利。阳虚则外寒，故殊觉怕冷。投以阳和汤加川乌、仙灵脾、狗脊、独活，加强温阳散寒止痛之力，加红花、没药增进活血行气通痹之功。病虽沉痼，然方药对证，故能短期奏捷。

五、小结

运用此方要在2条：一是辨证确属阳虚阴盛、寒滞痰凝所致之病，便可用此方，何以辨之？诸如脉沉舌淡，畏寒神疲，少气乏力，面白无华，身痛拘急，阴疽面肿，痰核症积等是也。二是随证灵活加减，不可拘泥。若能辨证准、化裁灵，不难收功。综观上述四案，虽病名、病位、主证各不相同，但却离不开阳虚、阴盛、寒滞、痰凝四个共同点，其中尤以阳虚为主，由此，对运用本方便不难掌握。

脾胃虚寒兼症及理中类方的运用

脾胃为后天之本，气血生化之源。脾胃虚寒，纳运无力，升降失常，则易兼夹诸症，如兼外感风寒，阴血亏虚，湿热内蕴等。凡此标本同病，虚实一体之恙，专恃温中补虚之理中汤已无以适应其变。因此在医疗实践中，俾能适应其兼症的理中类方应运而生。现择具有代表性的理中类方，及其兼症之治验简述如下。

一、兼外感风寒之桂枝人参汤

桂枝人参汤即理中汤加桂枝，仲景为治疗"太阳病外证未除而数下之，遂协热下利，利下不止，心下痞鞕，表里不解"而设，是脾胃虚寒又兼外感，表里皆寒之效方。

【案例1】男患，4岁，1972年6月18日诊。稚阳之体，脾土素亏，稍一不慎，即有腹痛便泄，纳少呕吐之恙。5日来偶因感寒除上述诸症复现外，又兼太阳表证，虽经退热止泄方药，其效不显。患儿形瘦神疲，目珠淡蓝，面色蜡黄无华，毛发稀疏，腹筲膨隆，无汗，口不渴，腹泻日二三次，畏寒肢冷，舌淡苔薄白，脉浮弱，体温39℃。此中阳不足，又兼外寒，法当标本兼顾，仿仲景桂枝人参汤增味：党参、炒白术各10g，干姜4g，炙甘草3g，桂枝、苏叶各6g，生姜3片。1剂热退身凉，呕泻均已。继予原方去苏叶、桂枝，加红枣2枚，2剂，以温补脾土，助其运化转输之力。

二、兼湿热内蕴之连理汤

连理汤由理中汤加黄连茯苓而成，为石顽老人主治脾胃虚寒又兼湿热内蕴而设的温中健脾，苦寒清热之理中类方。其表现症状亦甚复杂，如身困神疲，脘腹痞满，口干且黏，或苦或甜，溲黄便泻，舌淡苔薄黄微腻或厚浊，脉象濡滑无力。张氏匠心独运，于温中补虚之理中汤，大胆地增益苦寒清泄之黄连、茯苓，俾标本两顾，虚实同疗，可谓用心之良苦也。

【案例2】男患，58岁，1968年7月2日诊。大便虚秘3年，常服番泻叶以图暂安，2月来又自购黄连上清丸服用。药后便泻不已，纳减，胃脘冷痛。易医径予良附丸散寒止痛1周后，又感暑热之邪外袭，岂知冷痛虽止，却增胸中灼热嘈杂，口苦咽干泛酸之症，继予温胆汤、六一散化裁罔效。患者面色微黄虚浮，中脘痞满嘈杂，口苦泛酸，脉濡滑，拟连理汤化裁：川连、吴茱萸、炙甘草各3g，山栀、干姜各6g，茯苓、白术、党参各10g。3剂。药后便泻泛酸嘈杂止，上方去山栀，又予3剂即愈。并嘱其常服半硫丸，以温阳通便善后。

三、兼气机结滞之治中汤

治中汤方载《类证活人书》，由理中汤加青、陈皮而成，为治中阳不足，兼气机结滞的方剂。除中土虚寒之外，兼有胸胁疼痛、中脘胀满、嗳气呃逆等症。

【案例3】女患，37岁，1972年10月24日诊。宿有纳差便溏、自利不渴、少神懒言之症，半月前与夫争执之后，情志怫郁，沉默不语，中脘痞满，饮食少进，嗳气频作，形寒肢冷，漾漾呕恶，舌淡苔薄白，脉虚濡且涩。曾予逍遥散越鞠丸加减数剂，收效不显。转诊余时，诸症依然。宗治中汤方意，温中补虚与疏理气机同步，方用干姜 9g，党参、陈皮各 12g，炒白术、金橘叶、苏梗各 15g，桂枝、枳壳各 10g，炙甘草 3g，谷芽 30g。4 剂后，胸胁胀满解，嗳气平，纳谷增。继予理中合香砂六君子化裁，调治 1 周即愈。

四、兼阴血亏虚之物理汤

脾胃虚寒而兼阴血亏虚者并非少见。其证多为脘腹隐痛，纳差神疲，面色少华，形寒肢冷，心悸怔忡，或带下崩漏，舌淡苔白，脉虚细无力。余予理中与四物两方合用，温中补血，相辅相成，不失为中州虚寒而兼阴血不足之佳方。

【案例 4】女患，36 岁，1979 年 3 月 10 日诊。月经愆期，常淋漓半月始净，经行期间小腹冷痛，如凉风翕翕 2 年有余，伴形体清癯，面黄微浮，头昏目眩，心悸怔忡，四末不温，纳差脘痞，带下清稀。曾投归脾，补中之类不见功。今诊诸症同上，舌淡边呈齿印，苔白薄，脉虚细迟弱。遂拟：炮姜 8g，党参 20g，炒白术、熟地各 15g，炙甘草、当归、炒白芍、阿胶（烊服）各 10g，伏龙肝 30g。5 剂。面浮消退，带下有减。原方再进 7 剂，半月后月经届期而潮，色量正常，4 日即净，他症也愈，继服半月痊愈。

"主客交病"与三甲散的古方新用

　　吴氏又可在《内经》"主气不足，客气胜也"及"邪之所凑，其气必虚"之正虚邪实，主客交结而产生发病机制的思想指导下，于《温疫论》中首次以"主客交病"立为专病讨论，详尽阐述了因营血不足，疫气内侵，"客邪胶固于血脉，主客交混"，而致"谷气暴绝，更加胸膈痞闷，身疼发热，彻夜不寐"等病症，针对此证之机因，又创立了"多有得生"之三甲散。综观全文，可以窥测此重笃之疾，难辨之证，又极易失误之治，亡于病危者甚多，毙于药误者亦复不少。吴氏积心良苦地立此病，创此方，旨在免后人重蹈覆辙，再误入失治误治之歧途。

　　考"主客交病"为客邪与不足之营血相互胶固，合而为一的温疫病之变证范畴，然吴氏所论之病症现今虽不多见，就其发病机制与其表现之部分症状在温病杂病中也常可遇。如能明辨机因，权衡虚实，分解主客之交混，投服三甲散，确能收到不可思议之效。1950年初，原邑县医院收治一治疗50余日高热不退之20余岁的男性患者，因西药用尽无效，特邀家父与同道岑仲惠医师会诊。患者呻吟床笫，面色娇红，肌肤炙手，形销骨立，肤如甲错，无汗，全身关节疼痛，口干不喜饮，溲黄便结，食欲锐减，右腹有一痞块，按之坚如复盆，舌红少苔脉细数。诊毕与仲惠商榷后，认为此即温热之邪，久稽气营之间，且与血脉混为一家，久病体弱，正不托邪外出，血瘀络阻，结为癥瘕，不易分解成为痼疾，治当滋阴清热，化瘀通络，引邪由里透表。因病机与吴氏立论相同，治则与三甲散之方意也颇一致，遂拟三甲散方服，50余日之高热竟两剂退净，后用此散为末以消症结，也获治愈，益信吴氏立论处方无欺世盗誉之举。

三甲散以味咸性寒，既可益阴清热，又能散结软坚之鳖甲，与"滋阴益智，治阴血不足，劳热骨蒸，久嗽痃疟，癥瘕崩漏，五痔难产，阴虚血弱"（《病要》）之龟板为君；臣以归芎甘草，养血和血，固正托邪；以性善走窜、搜风通络、消症化瘀之穿山甲、䗪虫、僵蚕，与"除留热在关节营卫，虚热去来不定……心胁下痞热"（《别录》）之牡蛎为佐，更以清轻宣透之蝉衣为使，与介属之品由里而引邪外透，使胶固之客邪与血脉分离。全方共奏滋阴养血、清热透邪、搜风通络、蠲痹消症之效，使合二为一之邪一分为二，正得扶助滋固，邪被蠲透扬弃，达滋透并行、攻补兼施之妙用。

笔者运用这一古方对一些久治不愈之顽症却收到满意之效，特别是被西医确诊为结缔组织性疾病，经治无效者，也可获理想之应验。现录数则如后，供参考。

一、寒战高热案

【案例1】韦某，男，36岁，务农。1972年6月诊。患者于1968年春即罹寒战高热，三日一发之疾。五年来虽经省市级医院多次诊治，或以三日疟给药，或疑败血症住院，或拟结缔组织性疾病论治，最后终因诊断不明，医治无效而返里。

患者发育中等，营养一般，痛苦无欲面容，寒战之后旋即高热，随微汗而热退身凉，三日后前症又发。间歇期间饮食二便正常，但因病久且重，杂投方药，形体日渐衰弱，精神大为颓唐，口苦咽干，舌暗红欠润，苔薄黄，脉弦细数。此乃邪伏厥少两经，热久阴伤，久病入络，与气血混为一家，交结不解。必借介虫之药入阴搜络，佐宣透之品达邪于外，冀其内外分解，邪热可退，方拟三甲散化裁：鳖甲 15g，龟板 15g，炮甲 6g，蚕沙 12g，青蒿 10g，生白芍 12g，蝉衣 6g，僵蚕 10g，䗪虫 4g，甘草 6g。3 剂。

　　[二诊]药后前症有减，届时只潮热微寒一次时短症轻，原方继服 7 剂，诸症痊愈。

二、类风湿性关节炎

　　【案例 2】李某，男，33 岁，1971 年 9 月初诊。患者全身关节，尤以指关节疼痛为甚已达 8 年之久，虽经中西诸法诊治，疗效不显。连日来指趾关节及腕肘处红肿热痛，指间关节梭状畸形，屈伸不利，两足步履甚艰，微有寒热，口干溲黄，舌红瘦少苔，脉细弦涩。此营阴亏损，络脉瘀阻，痰浊闭结，久必伤筋损骨。非大剂滋阴养血、柔肝益肾不足以固正，无虫介入络搜剔，逐瘀蠲痹不足以祛邪。处方：鳖甲 20g，龟板 20g，穿山甲 10g，䗪虫 6g，牡蛎 20g，僵蚕 12g，当归 15g，炒白芍 15g，生地 30g，忍冬藤 30g，怀牛膝 20g，地龙 10g，甘草 6g。10 剂。

　　[二诊]关节疼痛缓解，红肿消减，原方既效，毋庸更张。予上方 10 剂为末，炼蜜为丸如梧桐子大，每次服 10g，每日 2 次。服后诸症均已，仍拟丸药又服半年，至今未见复发。

三、硬皮病

　　【案例 3】秦某，女，32 岁，1982 年 10 月 17 日初诊。患者面部皱纹消失，表情淡漠，说话时张口受限，双目开闭艰难，形如偶像，年前手臂皮肤紧张绷急，腋下逐渐变硬，弹性消失，表面光泽如同涂蜡，捏之不起，推之无皱，四肢活动欠灵。虽确诊为硬皮病，但经治未效。近月来又增不规则低热，关节酸痛，纳差恶心，及便秘与腹泻交替出现等症。体重减轻，月经错乱，舌暗红、苔薄黄微腻，脉弦紧细数。检视所服方药，除理疗外，即激素及中药活血化瘀，温阳益肾，通络利湿诸法。脉证合参，窃思此乃风湿之邪郁结肌表，现气血交混，痹阻络脉，久而化热伤阴。络脉既少气血之滋润，又遭邪热之煎灼，肌肤被痰浊壅滞，营卫失和，玄府闭阻，而现如此之症。治颇棘手，暂拟滋阴活血，利湿化痰，通络蠲痹之虫介之品消息之。牡蛎30g，鳖甲15g，龟板20g，炮甲10g，苡米30g，僵蚕12g，䗪虫6g，蝉衣10g，当归12g，丝瓜络10g，桑皮、枝各15g。10剂。

[二诊] 低热已退，张口、启闭眼睑、四肢活动较前灵活，前方既效，药合病机，法当循序再进。由于病程较长，难以迅速收效，遂予上方加甘草6g，10剂蜜丸，每服10g，每日2次。三月后诸症大见好转，后又予原方加黄芪、熟地等为丸，坚持半年遂日渐向愈。

四、系统性红斑狼疮

【案例4】叶某，女，36岁，1974年? 月8日初诊。患系统性红斑狼疮3年，2月来发热不退，遍身关节疼痛，胁肋胀满，肝脾皆大，质中等硬度，虽经激素及抗感染治疗，停药后诸症如旧，口干欲饮，神疲纳差，溲黄便结，舌红苔黄腻，脉虚细数，此为营阴亏虚，湿热之邪久稽气营不解，遂投清营汤加减，7剂。

[二诊] 发热未退，他症依然。因思湿热之邪与营血搏结，久则胶固血脉，而致主客交混发为痼疾。不使主客分析，

透邪外出，热无清退之机。决意改三甲散化裁，拟方：鳖甲15g，穿山甲6g，䗪虫6g，龟板10g，蝉衣10g，僵蚕12g，茵陈15g，白茅根30g，牡蛎20g，赤芍12g。5剂。

［三诊］服药3剂后热减。尽剂热退，食欲大振，身痛亦减。因虑肝脾肿大，故仍拟上方出入连服2月，后改为散剂又服3月，发热之症从未再起，关节疼痛亦消减七八，肝脾只肋缘下刚可触及，数年之疾虽未治愈，但却得到了改善症状，控制发展的疗效。

［按］类风湿性关节炎、硬皮病，系统性红斑狼疮皆为自身免疫性疾病，因免疫复合物之胶固沉积，能造成组织损伤及功能的障碍，从而变生许多难以治愈的痼疾。余运用吴氏三甲散对部分自身免疫性疾病却能收到较为满意的疗效，殆非偶然之巧合。窃思抗原为致病因子属病邪；抗体即为机体针对抗原而产生相应的抗病物质，属正气；如邪盛正虚，正不胜邪，反与邪结为亲，变为有害机体的复合之物，与吴氏所论病邪"与血脉合而为一""主客交混，最难得解""结为痼疾"发为"主客交病"之机制，虽不可同日而语，但又似有不谋而合之处。由此可见，对免疫反应性疾病这一近代发展的医学理论，我国医家早在数百年前，甚至二千年前的《黄帝内经》书中即有类似的记载。而明代吴又可更明确地提出了"主客交混"，邪"与血脉合而为一"之复合物所造成组织损伤及功能障碍的疾病；又创立了分析主客、透邪外出之三甲散来治疗此类病证，实为难能可贵。三甲散虽非免疫性疾病的唯一方剂，如能将吴氏"主客交病"这一古老而又有新生命活力的理论扩大到其他邪"与血脉合而为一"之复合物而致生的疾病中去，进一步开拓三甲散的适应范围，对探求目前尚感棘手的免疫反应性疾病的治疗将有较大的裨益。

石膏与辛热温补方药配用举隅

石膏辛甘性寒，入手太阴足阳明经，为清解肺胃气分实热之要药。明清以降，温病学家以此品配伍清气凉血解毒化斑为方，在救治危重险恶温疫病证中屡建奇功。于内伤杂病中，石膏亦大有用武之地。此就以石膏与辛热温补方药配用经验举隅如次。

一、偕辛热清透郁遏之火

郁遏之火或为气机阻滞，或为寒邪外客，致病之由虽异，郁闭之机则同，内灼之火郁而不伸，苦寒清泄有凉遏苦燥之弊，辛散理气有助火肆张之害，若透发与清泄同步，则弊减而效彰。清火泄热之品虽多，但具宣透之性者，非石膏莫属。因石膏味辛性寒，味淡气薄，虽为清热泄火之良药，更具辛散宣透之功效。仲景之越婢汤为主治风水名方，但从组方药理剖析，石膏麻黄相伍，实为宣散华盖，发越太阴郁闭，俾肺金宣肃令复，通调水道职司，外客之风热散去，稽肤之水肿即利也。笔者常借石膏与麻黄配伍，发越清泄郁久闭结之火，辄收理想之效。

【案例1】周某，男，32岁，1985年6月8日诊。年前个体经营失利，加之旅途辛劳，胃疾遂发，无心求治，因经济拮据，情志怫郁，气机郁滞胸腹，渐至中脘灼痛，噫气纳少。近日来，脘膈如焚，心烦懊憹，寐食俱差，干咳少痰，口干唇红，溲黄便结，舌红苔薄黄，脉细数，曾迭进清热养阴和胃理气之剂，疾无进退。窃思致病之由无不为气机郁滞，所现之症皆郁久化火，遏闭脘膈，内灼胃肺之故，呕宜宣越清泄郁遏之火，稍佐缓急安神组方，待诸症有解后，再事调治，遂拟：石膏30g，麻黄6g，桔梗6g，甘草6g，大枣5枚，淮小麦20g。3剂。药后胸脘燔灼大减，懊憹干咳已除。再予一贯煎合四逆散化裁调治月余始瘥。景岳疗"阳明胃火牙根口舌肿疼不可当"之二辛煎，即以3倍细辛之石膏直清阳明之火，偕少量之细辛借其辛窜开透之性，为透散阳明火热齿龈肿痛之良方。此亦借辛寒之石膏与辛热之细辛相伍，共奏清泄发越阳明郁火之用也。

二、伍温补同治"两虚"之恙

邪之客体常为"两虚相得"，故虚人感邪尤多。虽有先标后本、先急后缓之训，但如虚实一体，标本同急，又非同疗不为功。在素体阳虚邪热偏甚之疾中，温阳有助热之弊，清热则更伤虚阳，如斯只得兼顾标本，同治"两虚"，清热与温阳之剂相伍为用，方无顾此失彼之虑。附子与石膏并用，就为其成功的对药。

【案例2】陈翁，年逾古稀，素体阳虚。1973年春末夏初，外感风温之邪，发热畏寒（39℃），咳嗽胸痛，痰多黄稠，面赤唇红，头身疼痛，多汗，溲清，舌淡红苔黄腻，脉浮数，按之无力。高年肾阳亏虚之体，风热由卫入气，燔灼太阴，除邪热非辛凉重剂不为功；温肾阳非辛热附子则无效，制方颇感棘手。勉拟一方试服：石膏30g，附子6g，桑叶、桑白皮10g，葶苈子10g，大贝10g，竹茹10g，冬瓜仁30g，黄芩10g，芦根20g，栝蒌皮10g。2剂热轻，咳减痰少。原方再2剂后热清咳止汗敛，病去七八。三诊时上方去石膏，减附子为

4g，继服 4 剂即愈。

产后发热病因颇多，治法各异，然用辛寒之石膏伍入温补气血方中，疗治产后气血两虚，又感暑热之证，辄收虚体得固，邪热有清之效。

【案例3】 李某，夏令分娩，3 日后发热微寒，随之壮热不退，头痛如裂，面色惨白，多汗，口干，心慌悸动，稍动则头昏气急，舌淡苔薄黄，脉虚数。经予八珍汤去川芎，加石膏 50g，滑石 20g，荷叶一角，2 剂热退身凉，汗敛神健。

三、辅辛温巧组清解之方

外感之初有风寒风温之别，解表之剂也有辛温辛凉之异。袭表之风寒，遇太阴伏热之体，或风寒未除而渐化热者，辛温解表之剂虽为主方，然伏热、化热之机也当顾及，于宣散辛温之剂中辅以辛寒清热之品，既清泄伏热、化热之邪，又辛散袭表之寒。变辛温解表之剂为辛温宣透、辛寒清热之方，此既不同辛温之剂，也不同于辛凉之方。仲景之麻杏石甘汤实为治疗太阳伤寒、解表发汗后，病未既解，或袭表客肺之寒邪有化热之势，或辛温之剂引动太阴伏热，现"汗出而喘，无大热"之症。遂于麻黄汤去辛温之桂枝，易辛寒之石膏，仅此一味之易，即变辛温之剂为清解之方。设若改投银翘、桑菊等剂，非但清泄邪热之力薄弱，反有凉遏表寒之弊，效安从来？余遇此之疾，常于辛温解表方中辅以辛寒之石膏，每收捷效。

【案例4】 王某，女，45 岁。上感三日，微恶风寒，头身疼痛，无汗，口干欲饮，咳嗽胸闷，清稀痰涎中夹黄豆大之黄稠浊痰一两粒，舌淡红尖赤，苔薄白，脉浮数。曾投银翘散加板蓝根、大青叶等辛凉清热之品 3 剂罔效，反而出现壮热不已、咳嗽气急加剧等证，根据苔白无汗、痰稀身痛、畏寒，诊为风寒束表；壮热口干欲饮，咳频气急，舌尖红赤，断为表寒化热内灼肺金。认为辛凉之剂虽能解表清热，但清热之力单薄；辛温之方纵能解表散寒，但不能清泄邪热，必予辛温宣透方中辅以辛寒清热之品方可有济，拟金沸草12g，前胡10g，荆芥9g，麻黄6g，甘草6g，生姜6片，桑叶、桑白皮各10g，石膏20g，赤芍10g。3剂热势渐退，诸症缓解。原方继予2剂，热清痰已。

四、证寒热自当温清并用

寒热交错为临床习见，治此之证当温清兼施，仲景善用石膏，非但清泄阳明实热，即外寒内饮的小青龙汤证兼挟风热者，也毫无顾忌地加入辛寒之石膏，实开石膏与辛温方药并用之先河。后世医家本此配伍，于痹证制剂中也常将石膏与辛温蠲痹之品合用，辄收并行不悖、相得益彰之效。盖痹证虽以寒湿为多，因其不易速愈，且温阳散寒、蠲痹止痛为其常服之剂，若辛热之品过烈，加之痹久化热势所必然，故寒湿夹热之痹又为久痹患者常见之机，投方择药时又不得不于辛热蠲痹方中辅以清热消炎之剂。余治此痹证时，善用仲景方化裁，但必先度寒热轻重之比例，择选对证之方配石膏。如寒重热轻者，则以乌头汤加石膏；寒热相当者，则以桂枝芍药知母汤加石膏。

【案例5】 曹某，男，48岁。1977年4月2日诊。寒湿痹病有年，以膝踝为重，感寒入冬尤甚。今春是疾又发，疼痛颇剧，步履艰难，形寒肢冷，膝踝微肿不红，舌淡红、苔薄白，脉沉细略数。但口干少津，溲黄且臊。久羁寒湿之痹本有化热之势，加之辛热蠲痹之药酒常服，蕴遏化热在所难免。嘱其常备药酒不宜再服，拟汤剂取效后再议。生川乌20g（先煎1小时），麻黄10g，石膏40g，川牛膝30g，赤、白芍各10g，甘草 6g，苡米 30g，苍术 14g，地龙 10g，生姜 10g。5 剂。药后痛减肿消，步履轻便。继予原方减生川乌为 6g，石膏为 15g，麻黄为 6g，加熟地 30g，鹿角 10g，30 剂症愈八九，随访 5 年未见加重。

五、清余焰甘寒妙配甘温

热病之后，或肿瘤放疗之人，形体羸弱，气阴不足。除感头昏乏力，少气懒言，纳谷不馨等症外，常带有低热不尽、身感灼热、五心烦乱、口干舌燥、溲黄且少等余焰未熄之症。若只益气养阴之方化裁，虽效而不彰者，不乏其例，缘其未尽之余焰仍在耗气伤阴也。故清泄余焰堪为当务之急，若与补气养阴之方同进，可收热退阴充气补之效。石膏"凉而能散"，又能"缓脾益气"，较苦寒化燥之芩连尤过之而无不及。余常以生脉散加味配以石膏，治疗各种气阴两伤，余焰未尽之病证；补中益气汤配伍石膏以疗治热病之后，元气耗夺，灰中有火之疾。

【案例6】袁某，男，38 岁，1972 年 12 月 28 日诊。伏暑瘥后二月，形瘦羸弱虚极，少气懒言，纳减喜饮，微咳少痰，五心烦热，低热不退，溲黄便结，舌淡红、苔薄黄，脉虚细数。曾进六味、生脉无效，又投补中益气乏验。细审脉症，再揣机制，忽悟伏暑虽瘥，但余焰未熄，灰中有火也。高热之下，壮火之气衰，阴津无不耗，脾肺气虚，胃阴亏耗为该证不足之本，未消之余热更是不可忽略之标实，且能继续衰气耗阴，必清余焰与益气阴同步方克有济。遂拟石膏配伍甘温养阴方中：黄芪 12g，党参 10g，石膏 30g，南沙参 20g，白术 10g，炙甘草 6g，柴胡 6g，升麻 3g，天花粉 15g。5 剂。药后果热退神健，诸症有减，继予原方 2 剂，调理脾胃半月始瘥。

水车散的临床运用

　　水车散是家父早年为治疗久患喘咳患者而自拟的一张验方，由水蛭、紫河车两药组成。方意在补不足之精血，以裨益肺肾之亏虚；消瘀阻于无形，以运行气血之凝滞。使瘀滞消畅，血运复常，肺主气有节，肾纳气复职，故喘咳之疾方有向愈之机。然而，凡属精血亏损，络脉瘀阻而变生他疾，投以此散，或稍事增味，也能收满意疗效。现录验案数则于后，以扩大临床之运用。

一、阳痿

　　【案例1】王某，男，28岁，工人，1984年11月4日诊。主诉：阳痿伴右睾疼痛2年余。患者素体康健，2年前被人用脚踢伤阳具，当即右睾疼痛异常，随即阳事不起。2年来遍尝中西诸药无效。现面色黧黑，齿龈青紫，腰腹时疼，纳谷二便如常，唇舌淡暗，苔薄黄，脉沉细涩。此肝络受伤，宗筋有损，瘀血内阻，气血失运。检视所服之方，皆温肾壮阳，补益气血之品，但收效甚微。因思紫河车入肝肾两经，为血肉有情之品，可峻补伤损之宗筋；水蛭也主入肝经，寇宗奭有"治折伤坠仆蓄血"之称。遂予水蛭30g，紫河车50g，另加露蜂房40g以增强温肾壮阳之力，上药共研细末，每服5g，每日2次温开水送下。

　　[二诊]睾疼大减，阳事未起，但颜面唇龈紫暗之色均有消减，腰腹痛疼也有缓解。患者信心颇足，谓虽阳痿未起，但

他症大有好转。又于原方减水蛭为 15g，更益淫羊藿 60g。3
料，服宗前法，尽剂而阳事能起。

二、闭经

【案例 2】陈某，女，32 岁，务农。1982 年 3 月 17 日诊。
主诉：经闭 15 个月，伴腰腹胀疼。患者于 1980 年底，正值经
行时着雨感寒，头身不适，且经止腹痛，随后经闭至今。视其
面容憔悴，淡白无华，形瘦神疲，纳谷欠馨，少腹及两腰常隐
痛不绝，舌淡边有瘀斑数片如黄豆大小，少苔，脉沉弦细。考
其寒遏冰伏，经隧不通，非温化逐瘀不功。检其所服之方皆温
经散寒，逐瘀破血之类。余思其乏效之因，殆有他故。细询
后，方知患者 3 年前因小产失血过多，曾晕厥 2 次，后经输血
刮宫而止。自此以后，经行愆期，量少色紫而致闭经 15 个月。
始悟此精血伤夺于先，寒邪复感于后，本欲断续之经血恰逢寒
邪之阻遏，故闭而不潮矣。遂拟紫河车 60g，水蛭 10g，加桂
枝 20g、全当归 30g、茯苓 30g 研末，每服 6g，每日 2 次温水
加少量黄酒送服。

[二诊] 半月后，自觉小腹前阴有微坠之感，月信似潮非
潮。又予上方一料，服至七日，经潮如前，腹疼也止。后于此
方减水蛭为 5g，去桂枝、茯苓，加黄芪 50g，熟地 40g，肉桂
10g，阿胶 20g，炼蜜为丸善后，经随访 1 年，经汛至期即潮，
神色较前大为改观。

三、头痛

【案例 3】张某，男，13 岁，1976 年 8 月 13 日初诊。主
诉：头痛伴记忆力减退半年余。患孩于是年元月因与同学玩
耍，不慎从 2 米高楼梯上摔下，后脑着地，当即人事不省，移

时方苏，泛泛欲吐，遂致终日头痛，虽经中西诸法诊治，头痛不已，记忆力又感锐减，被迫休学半年。现形体消瘦，面少华润，食少便结，舌淡红少苔，脉虚迟。此血凝气滞，脉络瘀阻无疑，前医投王氏通窍活血汤增损，半月不效，反见神色疲惫，双目黯然失色，白珠青蓝。此虽络脉瘀阻，脑气凝滞，但精血虚夺之象也显，徒进攻逐之剂有损无益也。因患孩畏惧再服汤剂，故拟紫河车60g，水蛭10g，研末糊丸，每服5g，每日2次温水送下。

[二诊] 1周后头痛大减，精神亦振，纳谷渐增，原方加全当归20g，红参10g，服法同前。

[三诊] 头痛基本痊愈，记忆力亦渐好转，为巩固疗效，予二诊方减水蛭为5g，加黄芪30g，远志20g，龙齿30g，炙甘草20g，茯苓40g，2料，研末制蜜丸，每服6g，每日2次，遂愈。

四、脱疽

【案例4】 姜某，男，46岁，1979年11月26日诊。主诉：右足二三趾疼痛，跛行7个月。患者于同年四月初入水田农事，因天气余寒未尽，3日后即感右足酸痛，且以二三趾为甚。半月后，两趾痛甚欠温，肤色青紫，常感抽掣样疼痛，行走如跛，西医诊为"血栓闭塞性脉管炎"，经治未痊。中医曾投活血化瘀、散寒蠲痹、清热解毒方药，仍少效。来诊治时，已历7个月之久，视其二趾紫暗欠温，右足跗阳脉不易触及，舌淡暗且润，苔薄白，脉沉弦细，此瘀血阻闭，络脉不通，久则气血不足，经脉失养，非通不能蠲痹，非补无以益精。暂拟水蛭60g，紫河车30g，麻黄10g，川牛膝30g，研末每服5g，每日2次水酒各半送下。

[二诊] 半月后痛疼减半, 冷感亦除, 遂予上方加当归60g, 以加强养血活血之力。服法同上。又半月后, 诸症悉已。随访至今, 未有发作。

五、小结

水车散虽只水蛭、紫河车两味, 但其一补一泻, 一静一动, 攻补兼施, 通填并用之妙, 施于精血内夺, 络脉瘀阻之虚实同体之病证, 确能收相辅相成, 相得益彰之效。考紫河车味甘咸性温, 为血肉有情之品, 功当大补元气精血。石顽老人称其"禀受精血结孕之余液, 得母之气血最多, 故能峻补营血, 用以治骨蒸羸瘦, 喘咳虚劳之疾, 是补之以味也"; 水蛭性平味咸苦, 功擅破血消症, 力虽猛但不伤正气。张锡纯认为本品"破瘀血而不伤新血", 可使"瘀血默消于无形"。两药配伍取其峻补精血, 温养脏腑, 消瘀通络, 推陈致新, 寓攻逐于填补之中, 施温养于消逐之内, 并行无悖, 药简效宏。凡内脏不足, 精血亏损, 瘀血内凝, 脉络痹阻, 而变生之诸疾, 投以此散, 绝无流弊。若能审察虚实之偏颇, 兼症之差异, 部位之不同, 或变换两药之剂量, 或增益适当之药味, 则更能收理想之效验, 以上数例便可窥见一斑。然两药皆腥擅之品, 煎汤内服, 其气味尤浓, 嗅之难闻, 服之欲呕, 不易被患者接受, 故以丸、散服用为宜。病久体虚, 络脉痹阻较甚者, 又应缓缓投用, 奏效常在潜移默化之中。水蛭一味研末颇难, 但切不可用火炙烤, 或油炸而用, 只宜曝之于日或置于石灰之中, 否则其效大减。张锡纯曰: "此物生于水中, 而色黑味咸气腐, 原得水之精气而生, 炙之则伤水之精气, 故用之无效。"验之临床, 不无道理。

参荷止渴汤治疗小儿夏季消渴

　　每年夏季，常有因饮水无度、尿频量多、纳呆、形羸、烦躁不安、或兼腹胀、便溏发热、神疲的许多患儿来院就诊，他们大多已历时经月，治也少效。有些患儿在上一年曾有同样病情，但必待至天高气爽叶落秋凉之令，始可渐渐向愈，致使患儿苦病邪之折磨而日益消瘦，家长悯患儿之病痛而焦虑不安。考此证之以稚阴稚阳之体又脾虚不运，升降失常，平时以纳食不馨，脘腹膨胀，大便不实及形体虚弱之幼儿为多。治疗此病，应以运中健脾，燮调中州阴阳，升举下陷之脾气，调和中焦之枢机，蒸动困乏之脾阳为主。俾脾气一升，津液上承，则口渴可止；阳气一振，膀胱开合复常，则尿频立愈；中焦调和，枢运正常，水谷得化，精微畅输，何病之有？切不可见大渴引饮，即误认为邪热炽甚，妄投凉润苦寒之品。设若误投，必致疲者益惫，陷者更危，变证与坏证丛生。所拟参荷止渴汤用药都平淡无奇，如能辨证精确，合理配伍，常收覆杯之效。参荷止渴汤药用葛根，荷叶轻举下陷之脾气；以山药、白术、太子参、甘草补益中州；更取干姜之辛温，温运其脾阳，干姜为必不可少之品，如弃之不用，则疗效不显，甚至完全无效。兹择病案2则如下。

　　【案例1】孙某，女，3岁，1975年7月18日初诊。患者大便溏泄半月有余，1周前突然渴饮无度，虽在夜间亦须饮水六七次方安。终日哭闹不休，小便频数清长。无寒热，形瘦纳呆，脉虚数，唇舌红，苔白厚，腹微膨，诊断为脾虚气陷，胃乏生生之机,拟升举脾气、滋养胃液、振奋中阳为法。

[处方] 山药 12g,鲜荷叶一角,葛根 9g,粉草 3g,干姜 3g,太子参 12g,麦冬 9g,天花粉 9g。3 剂。

[二诊] 渴饮大减,尿量也较前减少,诸症好转。前方稍事调整,继进 2 剂,即获痊愈。

【案例2】 胡某,男,4 岁,1977 年 7 月 28 日初诊。患儿外祖母代述:1 月来嗜饮无度。每五分钟一次小便,溺清,便溏。曾有数次因索水不得而用茶杯接小便解渴,邻里疑是糖尿病,治之不效。

见患儿面色不华,体质消瘦,然精神尚佳。脘腹微膨,脉濡,舌淡红苔白。诊为脾虚气陷,津不上承。必候脾气得升,恢复蒸发之职能,方可止渴缩溺。

[处方] 干姜 3g,白术 9g,山药 15g,粉草 3g,葛根 9g,荷叶一张,太子参 15g,天花粉 9g。3 剂。

[二诊] 药后渴减过半,小便亦少,继予原方又 4 剂后,诸症速愈。

小儿脾胃失调效验于内外合法

小儿之疾以外感六淫、内伤饮食者为多。婴童阴阳稚弱，脾胃"全而未壮"，加之乳食不节，恣啖生冷，此为导致消化系疾病的主要原因。鉴于小儿服药艰难，味苦气异之汤剂更难于入口，纵有良方妙药，辄有束手无策之时。为使该疾之疗效卓著，又乐于口服，在长期的医疗实践中，取内服与外敷两法同步，创制了内服之蓣朏运中糊及外敷之栀黄消积散，施于婴童之食欲不振、腹胀、腹泻、脘痛，甚则疳积、痞块等疾，多能应手取效。无病之儿内服运中糊，亦能增进食欲，裨益消化，不失为小儿运中补虚、祛病强身之佳剂。

一、方药组成和用法

（1）蓣朏运中糊：山药 30g，鸡内金 6g，生、炒谷芽各 8g，茯苓 6g，陈皮 3g（此为 10 岁左右小儿之剂量，随年龄大小可酌情增减）。上药共碾细末，分 3 次加用米汤调匀（米汤即煮沸时米饮），稍佐白糖后，置饭锅内蒸熟，早、中、晚饭前各服 1 次。或将上药 1 次调配制熟，分 3 次温饮亦可。

（2）栀黄消积散：栀子 10g，大黄 10g，芒硝 15g，甘遂 6g，桃仁 6g，杏仁 6g。共碾细末，加适量鸡蛋清及面粉调匀，不可过稀，分 3 次贴敷神阙部位，外用布巾固定，每日一换。此为 10 岁小儿剂量，年龄大小亦可增减，敷后局部青紫如淡墨之色，乃药物之染色，停药后即自行消失。

二、病例介绍

（一）食欲不振

【案例1】李某，男，4岁，1968年4月22日初诊。两月来纳谷锐减，由少食渐至厌食，膳时远离餐桌，食时表情无悦，形体消瘦，两目凹陷，面发萎黄，口干欲饮，便少不实，气味恶臭，舌淡红苔薄黄。虽经中西药屡进，非药苦无从入口，即少效而频频易方。见患儿艰于服药，病情日甚一日，其母焦急无奈，转诊时已逾二月矣。诊视：此儿新春恣食杂物，胃肠纳不及运，食滞中州，脾土困顿，胃腑阻遏，运化转输失职，升降失司，清浊相混，出入几有停废之虞，内服外敷两法同施，庶或有所转机。内服薅�“运中糊加味：鸡内金4g，山药15g，陈皮6g，茯苓10g，炒谷芽15g，胡黄连3g，防风4g。7剂。外敷栀黄消积散7次。再诊时，因患儿内服之药乐于口服，故尽剂后纳谷即馨，神健色润，便次亦调。外敷药改隔日1次，内服方去胡连、防风，又服半月，体丰发泽，一切如常。

（二）腹泻

【案例2】齐某，女，5岁，1972年8月12日初诊。大便鹜溏，每日解3~4次，已1月有余，曾用抗生素，助消化之药少效，其父见女便泄有增无减，体形日渐消瘦，无奈之下只得请中医觅一良方治疗。患儿神疲乏力，语声细微，口干唇燥，不甚渴饮，舌淡红苔薄白，脉濡细。询之病史，方知暑热之邪侵灼中土，水谷失脾土之健运而直趋下泄，经治未痊，泄久不已，脾阴暗耗，脾阴不复，中土之运化转输无以健运，亟拟补运中州，清泄暑热之余焰。处方：山药60g，鸡内金6g，茯苓10g，生谷芽15g，陈皮3g，藕粉10g。5剂。外敷栀黄消积散5次。5日尽剂之后，泄下减轻过半。患儿乐于治疗，又予原方7剂，停用外敷药。三诊时，非但鹜泄痊愈，诸症亦霍然。

（三）疳积

【案例3】金某，男，2岁.1967年9月11日初诊。脘腹膨隆，形瘦如削月余。2周来昼夜吵闹不休，面容憔悴，发稀枯黄，唇不包齿，口干引饮，溲臊淡黄，视其脘腹膨隆如鼓，叩之空空然，舌红苔黄垢，指纹青紫，此乃疳积证，为积滞壅遏胃腑，脾土失其健运，中不运，下不通，邪积不除，气血不生所致。然弱小之婴，脾土虚衰，克伐通积之品不可骤进，拟内外兼治之法治之。处方：鸡内金4g，山药10g，茯苓6g，炒谷芽15g，陈皮4g。5剂。外敷栀黄消积散5次。5日后脘腹膨隆消之六七，据云泻下恶臭如败卵之物甚多，日夜较前安宁，已思食少饮。效不更方，如法再续5日，膨隆全消。尔后，只予蔬肫运中糊调养1周，疳证消除，体日益健康。

（四）小儿痞块（脾胃气虚型）

【案例4】蔡某，男，6岁，1983年10月7日初诊。肝大两指、质中等，右胁隐痛2月余。半年前因患"甲肝"，经治症状改善，肝功能正常，唯遗肝大，时而右胁隐痛之症未除，稍微剧烈运动则神疲乏力，多汗，不思饮食，面黄少华，发育尚可，脉舌无异。此证之治，自非朝夕见功，汤剂久服患儿亦难接受。遂拟鸡内金6g，山药10g，陈皮6g，茯苓10g，生谷芽10g，山楂10g，炙鳖甲10g，制服之法同上。外敷之药栀黄消积散加阿魏3g，敷贴右胁肝大之处，坚持2月后，右胁隐痛消除，纳谷转佳，体质增强，肝大消减只近肋缘，质地也恢复正常。

三、体会

（1）小儿之体，阴气未充阳气未盛，故有"稚阴稚阳"之称。虽罹阴寒阳热之证，散寒之剂未可辛热过甚，清热之方当忌苦寒之殊，何况胃肠失运之疾乎？中州为脾胃阴阳两土之所，两土之中又有阴阳之分，脾阳有赖脾阴之滋助。胃阴当须胃阳之煦养，其虽阴阳稚弱，也需相互维系，彼此互根来完成其运化传输职责。如一旦阴阳偏颇，衡动失常，则中州失运，水谷无以化，精微不能生，变生之疾令人莫测。中土阴阳得复之时，亦即受纳运化正常之始。阳虚者当温，阴虚者应滋，此虽为治疗之常理，殊不知小儿脾胃阴阳稚弱，用药稍有偏激，即有顾此失彼之虞。按"小儿易为虚实，脾虚不受寒温，服寒则生冷，服温者生热，当识此勿误也"之说拟方用药，故赖朒运中糊择性味甘平，功擅补益脾胃，更无寒热偏颇之山药为主药；其他诸药也性禀冲和，无寒热偏激之性，诚为中土稼穑之所喜，稚阴稚阳弗损之良方。

（2）人生之后，脾胃即为纳腐转运乳食，化生精血滋充先天，奉养后天，人身赖以生存的重要脏器。故脾胃之健运与否是身体能否强健的关键。"补肾不如补脾"虽为一家之论，但在某些疾病上仍占有主导地位。无论阴阳两土孰虚，补其不足诚为千古不易之法，但小儿五脏六腑成而未全，全而未壮，脏腑柔弱，易虚易实，补之不慎也有阻遏中运之弊，如能在"运"字上下功夫，使中州活泼健运，不失为培补后天之高手。虚者补之以运，实者泻之以运，寒者温之以运，热者清之以运。无论补泻寒温，总以脾胃健运为宜。方中除选山药平补两土以益中气外，更择鸡内金消食磨积以助脾运，张锡纯曾曰："其性甚和平，兼有以脾胃补脾胃之妙，故能助健脾胃之药，特立奇功，迥非他药所能及也。"茯苓甘淡性平，具健脾渗湿之力；陈皮微苦辛温，有理气运脾之能，两药相使，脾健胃和，中无气滞湿阻之害。谷芽甘微温，独擅养胃和中消食之功，缪仲谆谓："谷蘖具生化之性，故为消食、健脾、开胃、和中之要药。"且米汤甘微温，也具温养脾土、滋益胃阴之力，数味合用，补中而无壅膈之弊，消导全摒克伐之味，融健脾开胃，消食磨积，理气渗湿之品于一炉，使两土健运活泼，升降转输自如也。至于临证剂量之变化，药味之增减，全在灵活变通。栀黄消积散药虽峻猛，硝黄甘遂皆具斩关夺将，推垣倒壁之力，但用于外敷，内运之力自当缓和，且直贴脐周，大有运化中州、调旋脏腑之效。患儿敷后，可闻腹中雷鸣之声，其斡旋升降，消积导滞之功，皆得力于硝黄甘遂之猛也；山栀清热消瘀，桃仁活血通络，杏仁宣肺利气，均具清泄宣透之力。此运脾和胃传导肠腑，消积导滞宣畅气机，既无克削伤正之过，更具药简效宏之验，诚属最佳运中消积之外用剂也。

（3）小儿服药，特别是非朝夕见功之恙，非但应药味精简，更择无奇臭怪味者为宜。因幼稚患儿，能配合治疗者甚少，若气味浓烈苦涩，非被拒之口外，即服后呕吐无遗，故寻觅乐于口服之剂及外用方法，实为儿科临床研究之课题。蔊肫运中糊集甘平少浓烈气味之品碾制细末，以米汤白糖调蒸，既清爽可口，又易于消化吸收。患儿长期服用亦无厌恶之感。外用之消积散除染淡墨之色外，别无任何不良刺激，本文介绍小儿消化系疾病之治验，除方药配伍精当外，选用之剂型也是关键之一诀。

常用枝（茎）藤类药于痹证之宜忌

由于枝（茎）藤类药物多具入四肢、通经络、利关节、止痹痛等作用，故习被医家用于痹证疾患，或伍于配方之中，或独味煎浸饮服甚至竟汇枝藤于一方，验者甚多。然枝（茎）藤类植物入药者颇多，性味归经不同，主治功用亦别，故于痹证枝（茎）藤类药物之择用时，或主或辅，何取何舍，则应随证而宜，方不致与法抵牾，与证不合，兹就作一探析。

一、风寒湿痹宜辛温主辅，忌苦寒凉遏

痹之为证，虽有行、痛、着、热之分，然扼其要者无非风寒湿与风湿热两大类而已。前者属寒为阴，后者属热为阳，故于风寒湿痹证择用枝（茎）藤药物时，则应以辛温之品为佳，再视三邪孰主孰次，配伍于祛风散寒利湿方中辄收事半功倍之效。

桂枝：辛甘温，有解表散寒、温经通脉之用，为风寒湿痹最常用之枝类药物，因其入足太阳膀胱经，并有"专行上部肩臂，能领药至痛处，以除肢节间痰凝血滞"（《药品化义》），故仲景于《金匮要略·中风历节与血痹虚劳脉证并治》中以桂枝为主组方者就有桂枝芍药知母汤、黄芪桂枝汤等。《本草汇言》曰："桂枝散风寒祛表邪，发邪汗，止咳嗽，去肢节间风痛之药也。气味虽不离乎辛热，但体属枝条，仅可发散皮毛肌腠之间，游行臂膝肢节之处。"故后世所列疗治风寒痹证之中，无桂枝者甚罕。然其散寒解表有余，除湿之功不足，故湿

邪为主之着痹用之不多，或仅作引经报使之配；风湿热痹偶尔用之者，也仅为宣痹通络作反佐之用，如白虎加桂枝汤是也，其量不可过大。老年虚寒痹证，用其配伍温阳益气方中，可增温经通脉、散寒止痛之效，但阴虚精亏者少用或不用。其性行上走臂，故上肢痹痛者多用之。

海风藤：辛苦微温，功擅祛风除湿，为风寒湿痹常用之品。《本草再新》谓其："行经络，和血脉，宽中理气，下湿祛风，理腰脚气。"《浙江中药手册》载："宣痹、化湿、通络疏筋，治腿膝痿痹，关节疼痛。"确是一味祛风除湿，通络止痛要药，对于风湿二邪为主之痹证有一定疗效。因其祛风除湿之力颇强，焦树德于《用药心得十讲》中有"血虚阴虚及肾虚（无风寒湿邪）腰腿病者不宜用"之说。

松节：性味苦温，虽非枝茎，但系松枝之中节，故也应隶属枝类范畴。祛风燥湿，主治风湿痹痛，因节节相类，尤利于关节之痛痹。古代用此配方甚多，获效之例也不少，然现今药肆鲜置，医者处方缺如，如此良药渐有淡忘被遗之势，诚为一憾。松节性燥且温，又擅祛风，最宜风寒湿痹之关节疼痛者。若"阴虚髓乏，血燥有火者，宜斟酌用之"（《本草汇言》），故凡风湿热痹，及老年精血亏虚、筋骨失养之腰腿痛者不可滥投，用之必有助火伤血耗精之弊。

天仙藤：性味苦温，功擅行气化湿，活血止痛，兼利水气，为风湿痹痛，痰注臂痛之要药。其治风湿寒痹之理证如《本草求真》所言："因味苦主于疏泄，性温得以通活，故能活血通道而使水无不利，风无不除，血无不活，痛与肿均无不治故也。"诚为风湿痰瘀所致痹病之最佳选择。阴血不足，证属虚损者勿用。

丁公藤：辛温有毒，为风湿骨痛常用之药，因文献多无记载，临床也少应用。就其配方合用，或单味煎服，发现其散寒止痛之效不亚于乌附细辛，通络逐痹又是乌附细辛之不具，诚是一味疗治风寒湿痹之良品。阴血亏虚者勿投，于风湿热痹中仅作通络消肿止痛之用，剂量应轻。或伍于大队清热利湿方中，可减其辛温之性。如发现出汗不止，四肢麻痹之中毒症状时，可用甘草、蜜糖煎水内服和温水洗身。常用量为 6～10g。

伸筋草：苦辛温，无毒，石松科蔓茎葡状草本，因其茎可长至数尺，当隶枝茎之属。祛风散寒，舒筋通络，对风寒湿痹、关节肢痛、肌肤不仁、筋骨不利等症颇显疗效。民间多以本品单味酒浸，因其无毒性平，饮服可随酒量大小而定，故凡肢节挛疼，肌肤不仁，浸酒长期饮服，可有证减向愈之望。是一味疗效确实，又少副作用的枝茎除痹佳口。

透骨草：性味辛温，有祛风除湿、疏筋活血止痛之用，为治风湿痹痛、筋骨挛缩、寒湿脚气之常用药。本品虽与伸筋草功用大致相同，但彼散寒之力强，此除湿之效优，故常用于寒湿痹阻、筋骨挛缩方中。

二、风湿热痹宜苦寒清泄，辛热仅作反佐

性寒味苦之枝（茎）藤类药物，以其具清热利湿及祛风通络作用，故在治疗风湿热痹证方中，主辅此类枝藤药物可增清热通络、逐痹止痛、祛风消肿之效。常用者有桑枝、络石藤、忍冬藤、豨莶草、青风藤等。辛热枝藤时有加入风湿热痹方中者，取其通络宣痹或作反佐之用，用量不可大，以防喧宾夺主，寒热兼夹病证又当别论。

桑枝：味苦性平，功擅祛风湿，利关节，行水气，为风湿痹痛、筋骨疼痛常用之品。余常用此为主，再伍苡米、防己、地龙、豨莶草、海桐皮组方，再随证加味，治疗因风湿夹热所

致各种痹痛者收效甚显。因其药源丰富，价格低廉，诚为风湿热痹及筋骨疼痛之最佳主辅之枝类药物，可与主治风寒湿痹之桂枝媲美。

络石藤：味苦性凉，无毒。祛风通络、止血清瘀，擅治风湿痹痛、筋脉拘挛等疾。其性凉无毒，通络消瘀尤为独擅，于卒中半身不遂及老年精血亏虚、筋脉血瘀者也为常伍之味。

忍冬藤：为金银花之藤，性味甘寒，除兼金银花之清热解毒作用外，更具通络消肿止痛之效，然世人多用于热毒疖肿，而少用于风湿热毒之痹证。殊不知藤茎之类皆有通经入络之用，其清热解毒之效多奏捷肢节络脉之处，为风湿热毒所致关节肿痛、筋骨疼痛最佳之品，诚如《医学真传》曰："夫银花之藤，乃宣通经脉之药也。……通经脉而调气血，何病不宜，岂必痈毒而用之哉。"实乃经验之谈。如类风湿性关节炎、风湿热之肢节红肿热毒者，主辅此品，确有消肿退热止痛之验。

豨莶草：苦辛寒，祛风通络，止痛理痹，能化湿热，又利筋骨，为治风湿热痹之要药。《滇南本草》谓其："治诸风、风湿症，内无六经形症，外见半身不遂，口眼歪斜，痰气壅盛，手足麻木，痿痹不仁，筋骨疼痛，理气流痰，瘫痪痿软，风湿痰火，赤白癜风，须眉脱落等症。"其主治之多，适用范围之广，诚非他药所及。若蒸制后其性温，除上述功用外，既可补益不足肝肾，又能祛肝肾之风气。因其尚能降压，凡老年肝肾亏虚，腰膝酸痛，又兼血压偏高者用之甚宜。《良方集腋》稀桐丸即为之代表方剂，《本草图经》所言："治肝肾风气、四肢麻痹，骨间疼、腰膝无力者，亦能行大肠气。服之补虚，安五脏，生毛发。兼主风湿疮，肌肉顽痹，妇人久冷，尤宜服之。"即指九蒸之品所为。

青风藤：苦辛性寒，祛风湿，利小便，兼能行痰，治风湿痹痛、鹤膝风、水肿、脚气及以关节红肿游走疼痛为主的病症。《本草纲目》即谓其："治风湿流注，历节鹤膝，麻痹瘙痒、损伤疮肿，入药酒中用。"《本草便读》："凡藤蔓之属，皆可通经入络，此物善治风疾，故一切历节麻痹皆治之，浸酒尤妙。以风气通于肝，故入肝，风湿胜，湿气又通于脾气。"

【案例1】曾治王某，女，54岁，体胖又肿，伴肢节疼痛10余年，多家医院诊断为：①特发性浮肿；②类风湿性关节炎。中西诸药少效，因畏煎剂苦涩久服又未见功，丧失治疗信心，余只得书青风藤80g浸酒2斤为方，浸泡1周后开始饮服，每日1次，每次50mL，1月后岂知肿消痛减过半，真神药也。《纲目》《便读》之言不欺我也。

大血藤：味苦性凉，具活血通络，祛风清热之效，凡风湿痹痛，经脉瘀阻者尤宜。《中药志》谓其："祛风通经络……治风湿痹痛。"《湖南药物志》言其："通经补血，强筋壮骨。……治风湿疼痛……筋骨疼痛。"以其性凉，故凡关节红肿热痛，经脉赤灼疼痛者，配以此品可增清热通络止痛之效，民间常以此品治疗各种血瘀络阻所致之痹痛有效，故孕妇及虚寒体质、风寒湿痹者忌服。

常春藤：味苦性微寒，无毒，功擅祛风利湿，为治风湿痹痛常用之中草药。此品虽为药肆少备，但草医民间却早已运用于关节筋骨酸痛症，如《分类草药性》谓其："治筋骨疼痛，风湿麻木，泡酒服。"《浙江民间常用草药》有"常春藤茎及根三至四钱，黄酒、水各半煎服，并用水煎汁洗患处，治疗关节风痛及腰部酸痛"之记载，因其味苦性凉，治疗痹痛应以风湿热者为宜。

三、体虚痹痛宜甘温濡养，忌辛烈蠲逐

痹证虽有风寒湿风湿热之分，然由气血亏虚，精血不足，

或年迈体弱，肝肾虚损而致经脉失养，筋骨少充，肢节腰背疼痛者也不少见。凡此痹痛，则非祛风散寒利湿清热等蠲痹祛邪之品所能疗治，故上述二类枝（茎）藤药物非本证所宜。因其痹痛非阴精失充，即元阳乏煦，纵有肢节经脉枯涩痹阻，在择通络去痹之枝藤时，应选通络与滋濡甘温同具一体者最佳，配于对证方中，方显药简效宏并有相得益彰之妙用。

千年健：药用部分虽为其根，但因其根茎滋蔓，不失藤茎之属。性味苦辛微温，入肝肾二经，有祛风湿、壮筋骨、活血通络之用。对老年气阳偏虚、肾督不足所致之腰膝疼痛、筋骨酸软者有效，常配于温阳补肾壮督方中，故《纲目拾遗》谓其："壮筋骨，风气痛，老年人最宜。"因其气味皆厚，更具辛温走窜，风寒湿痹者也颇适宜。《本草正义》曰："千年健，今恒用之于宣通经络，祛风逐痹，颇有应验，盖气味皆厚，亦辛温走窜之作用也。"故阴虚血亏痹痛者勿用。与蒸制之豨莶草有相似之功，但彼偏于祛湿邪，此重于祛风气，同中有异也。

桑寄生：除风湿通经络，虽为肢节疼痛，腰膝酸软常用之品，因其性味苦甘平，入肝肾二经，又具益血脉、补肝肾之用，与一般祛风通络之品不同，既无燥湿蠲逐之性，却有养血柔筋之功，故于风寒湿痹及风湿热痹时很少配用，对老年精血不足，血不养筋所致之骨节痹痛用之尤多。《日华子本草》谓其"助筋骨，益血脉"。《千金方》之独活寄生汤即为肝肾亏虚又遭风寒湿痹，而致腰膝酸软、关节疼痛者所设，其桑寄生即为补肾强筋骨之用也。因其味甘性平，无偏寒偏热之弊，故于阴虚失充，阳微失煦之虚痹者皆可配之。

夜交藤：乃首乌之藤，为安神之品，专主失眠之疾，如《本草正义》即谓："治夜少安寐。"因其属藤蔓，故除兼首乌滋阴养血之功外，更具养血祛风柔经活络之效，对血虚身痛、络脉失养之痹证尤宜。《本草再新》谓其："补中气，行经络、通血脉、治劳伤。"《陕西中草药》也谓其"祛风湿、通经络"。余常重用本品，与养血通络、祛风逐痹之品为伍，治疗血虚络枯或老年精血衰少又感风湿所致之痹痛，每收捷效，寒湿痹痛或湿痰流注所致之痹证者勿用。

鹿衔草：药用全草，因其高 30cm 左右，且地下又有匍匐式直伸细长之茎，故仍视为茎藤之物。味甘苦性温，功擅补虚益肾，祛风除湿，活血调经，为虚寒之体又遭风湿客邪所致痹证理想之品。《植物名实图考》谓："治吐血调经，强筋骨，健胃，补腰肾，生津液。"《陕西中草药》谓："补肾壮阳，调经活血……治腰膝无力，风湿及类风湿性关节炎，半身不遂。"诚为阳虚体弱类风关患者，及老年筋骨疼痛腰膝酸软者常用之味。余习以阳和汤加本品治疗老年退行性变所致腰膝足跟痛者甚效，风寒湿痹虽不忌本品，但仍以兼阳虚肾亏者为宜，湿热偏盛者忌用。

鸡血藤：苦甘性温，《纲目拾遗》谓其"活血暖腰膝，已风瘫"，为腰膝酸痛、肢体麻木痹痛常用之药。因其藤红液赤，其性又温，故凡风寒之邪痹阻脉络，或脉络瘀阻、气血凝滞所致之肢节疼痛者咸宜。又具补血暖肾之功，于老年血虚有寒，经脉失养而致之痹痛更佳。《现代实用中药》谓其："为强壮性之补血药，适用于贫血性之神经麻痹症，如肢体及腰膝酸痛，麻木不仁等。"本品浸酒，其色鲜红，无病者服之有养血活血之用，痹证者服之具通经活血，逐痹止痛之效，配伍补血祛风散寒方中更佳。本品尚具活血调经，妇女罹此证又兼经血不调者尤宜。

血藤：又名大血藤、活血藤、气藤，为水兰植物翼梗五味

子之藤茎。辛酸温、无毒，具养血理气、消瘀化湿之功，善治
肢节酸痛、脚气痿痹、月经不调、跌打损伤，还可治疗痨伤吐
血胃脘疼痛等症。因其疗效可靠，药源丰富，为走串草医常用
之品。并能"舒筋活络，通络破瘀"（《贵州民间方药集》），
故于痹证之属于络脉瘀阻者尤效。又因性温味辛且酸，有
"通经活血强筋壮骨。治五痨七伤，跌打损伤，风湿血痹，筋
骨肢节酸痛及脚气痿"（《四川中医药志》）之功，故对于老年
气阳不足、血虚络阻之痹证无不适宜，与鸡血藤浸酒饮服可收
相得益彰之妙用。

蚕沙的临床运用（附性味质疑）

蚕沙，一名蚕矢，因以晚者为良，故有晚蚕沙之称。方书皆谓其性温，味甘辛，有祛风除湿之用，主治风湿痹痛、霍乱转筋、吐利腹痛等症。如《杂病证治类方》主治风湿痹痛之国公酒即以蚕沙为伍，《霍乱论》主治热性霍乱之蚕矢汤即以蚕沙为君，可见古人早已将牛溲马勃之蚕矢用于临床，去疾愈痛。笔者鉴于春蚕以桑叶为食，考僵蚕性平，桑叶性寒，非温之质食，何以遗矢独温？《慎斋遗书·用药权衡》言"晚蚕沙去上焦风湿热"之用，王孟英主治湿热霍乱之蚕矢汤，皆取其祛风清热利湿之能，足以说明蚕沙无温热之性，当禀性凉味甘且辛为是，现将蚕沙之临床运用述之于后，一以扩其实用，一以印证其非温。

一、清湿热，疏转筋之用

湿热之邪流注下焦，随经而郁滞灼伤下肢脉络，致经阻肌腐血热筋伤，证为腿足赤灼肿痛，或破溃溢脂腐臭，或膝踝漫肿胀麻，或小腿足趾转筋抽搐，虽有三妙、四妙及清泄下焦湿热之方，然乏效或不显者甚多。因蚕沙变桑叶清宣之性为泄热利湿之功，直入下焦，具疏筋止痛、清热利湿之用。凡罹此疾，若君以重剂之蚕沙，兼以蚕沙煎水外洗，可收不可思议之效。

【案例1】陈某，女，53岁，1975年夏，两下肢流脂灼痛3月，初起红肿瘙痒，后即多处破溃流脂，触之痛甚，时或腿肚转筋，大趾抽搐，虽经中西诸法罔效，时值暑令，蝇扰不宁，不堪其苦。适遇余途经住所，询我能否治愈，触其患处灼热，微肿，痂溃交错，清黄之脂流附胫腓，舌红苔黄微腻，脉濡滑，此湿热之邪蕴结下肢无疑，治当清热利湿，疏筋缓急。亟拟：晚蚕沙50g，苡米30g，萆薢15g，通草10g，川牛膝10g，黄柏6g，丹皮10g。5剂。外以蚕沙2000g，分5日煎水外洗患处，每日2次，岂知尽剂，肿消热退，脂溢全无，疼痛转筋抽搐之症也愈八九，患者甚喜。又予原方再进3剂，外洗之法同上，五日后遂愈。

二、疏风热，愈瘖瘤之效

风热之邪久郁肌肤血脉，失于清凉疏泄，常有遍身瘙痒之症，所现瘖瘤或红或白，时隐时现，或细如粟粒，或融合成片，治当清疏血络中之风热，始有向愈之机。考蚕沙性凉味辛集僵蚕与桑叶之长，清热辛散胜于僵蚕，止痒凉血优于桑叶，具辛散泄热、祛风止痒之效，一药而有四用，故较他药简廉效宏，施于临床，可收桴鼓之应。

【案例2】王某，男，36岁，荨麻疹数载，时愈时发，作止无恒，苦于经治乏效，丧失治疗信心。1981年春，宿恙又起，遍体瘙痒，且吐泻交作，鼻咽耳目等器官也阵阵瘙痒，瘖瘤色赤，融合成片满布全身，脘腹微痛，略恶风寒，口干欲饮，舌淡红苔薄黄，脉浮数，此久稽血络之风热，触感外邪遂发之风疹也。遂拟疏风清热，凉血止痒为是，方拟：晚蚕沙30g，连翘15g，丹皮10g，生地10g，白蒺藜15g，蝉衣10g，甘草3g。3剂。药后痒止，瘖瘤全无。上方去连翘、丹皮、蝉衣，加茯苓15g，泽泻10g，炒白芍10g，陈皮6g，以调理肠胃收功。后予第一方加黄芪30g，防风10g，白术10g，每月服

5剂，共30剂后，至今未见再发。

三、同气求，透热于湿中

湿遏热伏为湿热之邪留恋气分，再兼秽浊郁遏，热邪被湿浊阻遏，郁蒸于内，不论是邪结膜原，或郁结少阳，甚或漫延三焦，其热势缠绵，蒸蒸而甚于午后，或寒热起伏，一日数发，其热不为汗衰，常淹滞月余不解。治此者法当苦辛通降，或透热于外，或渗湿于下，其湿热交缠之势方有治愈之望。蚕沙本具辛散宣透之力，又为晚蚕所遗秽浊之物，冀其与湿浊之邪同气相求，无所阻隔，有直入病所之能，再协同诸药方可发挥其透热利湿，辟秽泄浊之力。此药试于临床，屡用不爽。

【案例3】秦某，男，28岁，1976年8月16日初诊。暑湿交蒸，热为湿浊郁遏，症为壮热憎寒，一日数发，1周来食不甘味，寐不熟睡，头身困痛，胸膈痞塞，烦乱不已，常谵妄狂言，面赤气粗，口干不甚引饮，时汗出而热势不衰，便结溲黄，舌红苔白如积粉，脉濡滑数，此邪结膜原，亟拟达原清泄，以冀湿热分利，热透于外。蚕沙40g，草果6g，知母10g，川柏6g，槟榔10g，苍术8g，川朴10g，蔻仁6g，通草6g，萆薢10g，鲜荷梗二尺。4剂，每日2剂，分4次服用。二诊时热退身凉，憎寒已罢，但感身困乏力，纳差脘痞，后于上方去蚕沙、知母、川柏，加陈皮10g，郁金10g，苡米30g，谷芽30g，藿香10g。3剂。日渐向愈。

四、治崩漏，有凉血之功

蚕沙止崩愈漏之用，少为医家所取，笔者据其性凉且有入血分之长，故凡遇湿热之邪灼扰血海，而致经行淋漓，甚或漏下崩中者，常君以此药，佐以清热利湿凉血之品，辄收一剂知，再剂愈之效。若醋炒研末吞服，其效更捷。征之治验，足以说明该品为性凉无疑。

【案例4】沈某，女，42岁，1972年10月7日诊。经行淋漓不净半月，口干面赤，小腹隐痛，舌红苔黄腻，脉滑数，此湿热之邪下扰血海，血热妄行，治当清泄血分之湿热。方拟：晚蚕沙30g，丹皮10g，苡米30g，败酱草20g，冬瓜仁30g，地榆12g，白茅根30g，通草6g。5剂即愈。

【案例5】陈某，36岁，经汛一月两潮，常二十余日淋漓不净，半年来虽经健脾益气，固冲止崩少效，近月又漏下似崩，已十日未止，口中和，食纳，二便尚可，只面容少华，时而心悸头晕，脉数舌红少苔，显露血热之象，试予醋炒蚕沙100g，每服10g，每日3次，岂知三日即止，后未再发。

五、化湿浊，具和中之力

夏秋之季，湿浊之邪常郁滞中宫，两土被困，脾失健运，胃失和降，致使清浊相混，升降失司，湿浊之邪郁闭中阻，所见之症为中脘痞满，懊恢嘈杂，甚则烦乱不已，上则呕恶欲吐，下则便泄不畅，纳减腹痛，舌苔浊腻。蚕沙素禀辟秽泄浊，宣畅和中之性，治此之法，当以和中化湿以利脾胃之升降。故君以蚕沙，先以泄浊相投，再扬化湿宣畅，俾中宫斡旋复司，清浊各行其道，故奏效甚捷。

【案例6】钱某，男，10岁，1979年5月7日诊。呕吐便稀，纳差脘痞5日，虽输液服药无效，见其面色晦垢，便泄不爽，脘腹膨胀如鼓，舌淡红苔浊腻，脉弦滑，此湿浊中阻，脾胃升降失权，疏以化湿和中为法。蚕沙20g，川连6g，吴茱萸3g，苏梗10g，佩兰10g，大腹皮6g，枳壳10g，川朴10g。3剂后便泄减，呕吐止，脘腹舒泰，稍思纳谷，上方去大腹皮，加建曲15g，炒谷芽20g善后。

六、明头目，可作枕外用

药枕为治疗头面、七窍诸疾而设制的一种行之有效、无须服药的外治方法。因蚕沙具"去上焦风湿热"之功，物虽浊秽，但无腥臭之味，且具清凉芳香之气，价廉源广，觅之易得，故凡因风湿热之邪郁滞上焦，上扰头目诸窍所致之疾，用之不无裨益。如肝阳、肝风上扰之头目晕眩，胆热上移之耳鸣、鼻渊，风热外客三阳经之各种头痛、目疾，用蚕沙数斤作枕，直接作用于头项颜面，可谓朝夕相处，无须服药之良方也。但药枕作用缓慢，用必耐心，常在潜移默化中取效。

【案例7】金某，男，8岁，麻疹后余毒未清，两目红赤羞光瘙痒，常以双手搓揉，目眵特多，因服药不便，且饮二吐一，疗效甚微，故嘱其父以晚蚕沙1500g，用纱布做一小枕，1周后症减，半月即愈。

【案例8】赵某，65岁，高血压多年（180/105mmHg上下），常患头痛目眩失眠肢麻等证，口苦且腻，舌红苔薄黄且腻，除间断内服清热化痰平肝熄风药外，更以蚕沙2500g掺于500g夏枯草之中作枕，三月一换。1年后，诸症悉减，血压也趋平稳。

甘遂配伍之临床应用

甘遂苦寒有毒,为泻水攻痰之峻药,仲景以降,代有名方,然现今医者惧其剽悍性烈,视为虎狼之品,避远寡用者久矣。痰水交结为祟所作之症既重又广,变生诸疾往往令人莫测。如斯之证若避重就轻取药,泻水用茯苓、泽泻,攻痰择半夏、南星,虽大剂久服亦难奏效。考甘遂味苦性寒,以泻水攻痰见长,有具深入经隧曲道之能,此芫花大戟之不可及者。如能识证精确,配方严谨,药量与炮制慎之又慎,服法与忌宜嘱之再三,以甘遂配伍之剂对痰水互结而致之顽难痼疾,辄获意想不到的疗效。若舍此良药而不用,犹如应战而屈将帅之才,岂可克敌制胜。

一、水羁隧道,培补伍攻逐奏捷

【案例1】邓某,女,42岁,1976年10月18日初诊。两年来体重逐渐增加,身胖肢肿也日益转甚,虽经健脾益气通阳利水之五苓散、真武汤调治半年,总效而不显。刻下除面目虚浮、身疲乏力、头目晕眩时发时止外,按之凹陷的胫踝肿胀之证始终未愈,下肢沉重,步履蹒跚,最为患者所急于求治者。视其舌质淡胖,边多齿痕,苔白薄且润,两脉沉细,此水湿之邪下羁太少两阴之经隧,着而不去,非培土温肾不足以填补其虚,非逐经隧曲道之水湿无以消其肿。《中国医学大辞典》指出:甘遂"长于攻决,人肺脾肾三经,为行水之品,能疏通十二经,攻坚破结,直达水气所结之处。"遂摒利水渗湿王道之味，改投径入脾肾两经之甘遂 3g，以攻逐久羁之水湿，伍附子 6g，白术 20g，以温填脾肾；黄芪 30g，大枣 6 枚，以甘温益气。且四味之温辛可减甘遂苦寒之伤阳，甘遂之攻逐，又能引诸药温填不足之经遂。寒温并用，攻填兼施，非但并行不悖，且其效可彰也。5 剂后溲频量多，胫踝之肿消减过半，步履如脱重靴，全身也感轻松。二诊时原方减甘遂为 2g，再进 7 剂，后予温阳益气健脾崇土之法竣工。设此例无甘遂之妙用，也只能收效而不显之验。

二、中结水热，泻热与逐饮获效

【案例2】卓某，女，46 岁，1984 年 6 月 8 日初诊。胃疾有年，经治未瘥。半年来中脘胀痛，按之不减，饮食之后胀痛更甚，遂致饥而慎食，渴而畏饮。直立许久或徒步远行，又觉胃脘下坠。匝月来纳谷锐减，水饮少进，形瘦如削，面容憔悴，但中脘仍觉如囊裹水，叩之辘辘有声，溲少色黄，大便三五日一行，年前曾钡透诊为十二指肠球部溃疡，胃下垂 10cm。舌淡红苔薄白，脉弦细滑数。所示方药皆疏肝理气，健脾和胃之品，并谓服后越感胀痛。脉症合参，此乃脾虚胃弱在先，水湿停滞于后，蓄久不除，悉化邪热。如此水热互结中州牢不可破，脾虚胃弱无力输泄，因果循环，虚者益虚，实者更实，所服温补之药，虚地未补，实邪获益，无怪乎药后胀痛更甚。决意先逐泻中州之水热以断其循环之因果。然体虚已极，岂堪重剂克伐！遂予小剂缓投，以无伤正气为佳。甘遂 2g，芒硝 6g（两次分冲），大黄 3g，3 剂。药后溲频色清，便泄日三四次，中脘坠胀疼痛之感逐日减轻。溲便通畅，水热消散，客邪一去，胃无邪害，此无补之补也。再诊时仍予原方 3 剂，嘱其二日一剂，以轻减之量，逐残留之邪，俾胃气之渐渐来复。三诊时中脘不适之感悉除，食饮无碍，精神健旺，遂予黄芪建中加蒲公英善后。

三、痰踞神舍，镇惊辅豁痰始效

【案例3】唐某，女，36岁，1972年12月16日诊。惊恐之后而致怔忡，时发时止者三载。半年来怔忡益甚，终日惕惕不安，自觉怦怦心跳之声闻于两耳，双臂平伸则颤抖不已，心烦意乱，夜不成寐，常有彻夜目不交睫之苦。面颊紫黯印斑片片，目窠微肿，舌质暗红苔白滑，脉弦滑。痰瘀互结侵踞少阴之舍，日久渐有热化之势，非清热化痰活血祛瘀不为功，投温胆合通窍活血化裁罔效。再诊时脉证同前，窃思证辨无误，方投未错，罔效之因殆药用未精，脉络经隧之痰非寻常祛痰之剂所能奏效也。忽忆《证治准绳》甘遂散所主痰热扰心之癫痫，与本证之心经痰热同出一辙，遂书方：甘遂10g，朱砂10g，丹参30g，共碾细末，加鸡心一枚捣烂和上药末为丸，分30粒，每服一丸，每日2次。2周后怔忡大减，夜寐亦安。唯觉情绪烦乱，思想难以专一，臂之颤抖尚未痊愈。此乃痰热一除，心脉未充，神舍空虚。法当滋养心血，以恋游浮不定之心神，填空虚不足之脉络。予天王补心丹加减，半月后日渐向愈。朱丹溪曰："病因惊而得者，惊则神出于舍，舍空得液则成痰，血气入舍，则痰拒其神而不得归焉。"故祛痰以安神为其不易之法，本案之证正合其机，且有热化挟瘀之变，余巧妙地以甘遂随鸡心直入心经，以逐久恋之痰热，伍丹参以清瘀热之内蕴，用朱砂以镇浮游之心神，四药合用，心舍之痰热瘀结渐去，飘荡不定之心神有恋。丸服半月，果如其验。

四、痰痹心络，化瘀佐逐痰止痛

【案例4】王某，男，55岁，1984年4月17日诊。胸痹时缓时急5年余。近月来痛如针刺，以左侧为剧，甚则举步咫尺，卧床翻身亦疼痛，尚兼胸闷心悸等症。西医诊为"冠心"，屡治乏效，因久苦胸痹之磨折，几有轻生之念。患者形体丰腴，语声洪亮，面色黧黯，唇色青紫。宿嗜肥甘酒醴，近虽饮食清淡，但纳谷颇佳，大便不畅，小便浑厚，舌淡暗、苔黄腻且厚，脉右浮滑左弦劲。痰热闭结，络脉瘀阻，胸阳被遏之象昭然若揭。拟薏苡附子散合栝蒌薤白半夏汤失笑散化裁，7剂后诸症依然。16日夜心前区绞痛又发作一次，此乃痰热瘀阻少阴经络深久，非攻逐痰瘀之峻剂不能奏效。宗原意重组方药，旨在攻逐痰热，剔络通阳，俾交结少阴脉络之痰水热瘀分化瓦解。处方：甘遂2g，炮甲6g，水蛭3g，苡米30g，附子6g，郁金10g，栝蒌皮30g，大黄3g。守方连服50余剂，胸痹缓解，心绞痛从未再发，行程二里，登楼三层，也无心痛心慌之感。后予原方加泽兰20g，茜草10g，苏木10g。5剂。为末、糊丸，每服10g，每日2次，以资巩固。胸痹之证治首见《金匮要略》，所列方药虽有通阳散寒，化痰利气，温中补虚诸法，施治临床并非皆验。实奈胸痹之因甚多，病机亦甚复杂，调治之方虽能随机运转，如所选方药不能恰到好处，也不能克敌制胜。本案在逐痰泻饮通络化瘀之常用方药乏效后，予甘遂与炮甲水蛭相伍，深入经隧曲道而奏泻水逐痰攻坚通络之效，薏米附子通阳缓急，郁金、栝蒌、大黄实为清化痰热之小陷胸变法，全方旨在以通为补，补因通用，俾阴霾尽散，离照当空，痰饮浊瘀之邪不复再聚也。

五、痰涎闭喉，斩关夺将可回春

【案例5】蒋女，3岁，1976年9月6日初诊。暑湿之证，发热便泄，经治泄止，旋即哮喘不已，发热肢凉，汗出溱溱，喉间痰声曳锯，张口抬肩，鼻翼煽动，呼吸极度困难。虽经消炎解痉2日无效，其母甚为焦急。来诊时面色青晦，气息奄奄，指纹青紫直透命关，舌苔黄垢，脉细数无绪。此暑湿未愈，又感风邪，内蕴之暑热与外客之风邪交结华盖，肺不布津，津炼为痰，闭阻气道而发此疾。不祛其痰热，气道无以通畅，呼吸难以平静。煎剂缓不济急，又难入咽，遂择净甘遂研末，首用0.3g，徐徐灌服，半时许吐出胶黏痰涎盈碗，隔4小时又如上法灌药一次，旋即泄出痰浊甚多，是夜热轻气平，已能平卧。次日复诊时除微有低热外，余无他苦，继予清宣肺气之剂调治而愈。

蒋女之疾古称喉风，又名"马脾风"。此证发病急骤，症情危急，若不速治，确有旦夕之虞。《医学入门》有"马脾风若不速治立危"之告诫。家父早年遇此证甚多，能一两日内转危为安者，乃受益于日人编撰的《马脾惩毖》，该书所列诸方皆药味精灵切用之制剂。本案借甘遂之擅泻水涤痰，又具有刺激喉头催吐痰涎之作用，俾壅阻喉头气管之风热痰涎由上吐下泻分消殆尽。痰涎一消，气道顿觉宽松，呼吸随之均匀，其他诸症也迎刃而解，舍此斩关夺将之材恐无如斯之神效。

六、阴疽流注，攻坚逐痰能散积

【案例6】 李某，男，50岁，1968年5月26日初诊。10日前突然左膝腘中酸痛，随之腘窝肿胀坚硬如石，不红不热，疼痛颇剧，艰于步履，伴形寒微热。抗生素及消炎药外敷1周，非但未见减轻，肿块反日益增大。舌淡苔白薄，脉浮紧。素禀阳虚痰饮之体，值长夏梅雨之季，寒湿之邪与痰饮积滞足三阴之络，脉络痹阻，气血壅遏而发寒湿流注也。本予大防风汤送服小金丹，因饮片不全，小金丹缺货，即予甘遂30g，白芥子 20g，共研细末，蜜水调敷患处。告之敷后若皮肤有烧灼感，即去药停敷，两小时后再将敷上药。如此连续 7 日，肿消痛止，寒热也罢。阴疽流注多为寒凝痰阻，脉络经隧郁闭不通所致，敷以性寒味苦之甘遂似与机制不符，考甘遂除具有泻水攻痰，行经隧之水见长外，还有"破癥坚积聚"（《神农本草经》）之能，用于阴疽流注流痰时，应与性温味辛、擅长散皮里膜外之白芥子配伍，减其苦寒伤阳之弊，而扬其攻坚散积逐痰通痹之长，且研末外敷，直入病所，收效自当迅速。故凡遇流痰流注之初起，主辅此药，确可收事半功倍之效。

甘遂入药，自《神农本草经》迄今已历 2000 余年，由甘遂为主所组制方剂也代有发明，如《伤寒论》之十枣汤、大陷胸汤，《三因方》之控涎丹，《景岳全书》之舟车丸等，皆为切用效著之名方。然其苦寒有毒，峻猛剽悍之性又不可无视，且体虚之人又易患停痰积水之证，虚实一体，证情复杂，调治之法应视虚实之轻重，因果之主次，或寓补于攻，或寓攻于补；或单味独施，或他药同进；或配辛温散寒，或伍通便泄热；或剔络活血兼用，或重镇安神同步，方无顾此失彼之虑。李时珍曰："痰之本，水也，湿也，得气与火则凝滞而为痰为饮，惟善用者能收奇功。"然一些顽难痼疾正借其虎狼之性以攻逐王道之品所不能攻逐之病邪。久病之人体无不虚，遣方择药定要有的放矢，既不可药过病所，也不可微不济急，以小剂缓投中病即止则佳，俾邪积去而正不伤，全在医者驾驭之能也。

附子十配

附子是一味辛热药，临床适应证非常广泛。与温补之品合用为常法，与寒凉之药合用为变法，如寒热错杂之证，用药亦当温凉并投。《伤寒论》中用附子就有20方，《医学正传》称其"能引补气药行十二经，以追复失散之阳；引补血药入血分，以滋养不足之真阴；引发散药开腠理，以逐在表之风寒；引温暖药达下焦，以祛在里之冷湿。"黄宫绣推崇为："补先天命门真火之第一要剂。"张锡纯云："附子为补助元阳之主药，其力能升能降，能内达，能外散，凡一切凝寒痼冷之结于脏腑，着于筋骨，痹于经络血脉者，服此莫不奏效。"近代徐小圃提出附子可"引火归源，制伏虚热"。附子虽是驱寒补益之要药，但有一定毒性，用之对症，效如桴鼓，若不对症，祸不旋踵，故前人临床多配伍他药运用。如张景岳说："附子性悍，独伍为难，必得大甘之品，如人参、熟地、炙草之类，皆足以制其刚而济其勇，斯无往而不利矣。"他创制了许多附子与温补气血药同用的名方。根据中药配伍的相须、相使原则，前人还创制了附子与干姜，肉桂、麻黄、细辛等配伍的有效方剂，但其与矿物介壳类重镇之药，苦寒清解活血之品相配伍运用的报道尚不多见。此将附子与上述中药配伍治疗疑难病症的经验归纳为十配如下，供临床试用。

一、配石膏治风水、咳喘、疹出难透

《金匮》越婢汤条下有"恶风者加附子一枚"的记载，开后世将二药同用之先河。舒驰运在《六经分证》中合用二药，一剂即治愈一例痢疾顽症；赵养葵合用二药，治一重症消渴，亦复杯即效。《孙兆口诀》介绍二药合用治风热头痛。有人用大青龙汤伍附子治流脑。虽二药性味功用殊异，但笔者体会不论时病或杂病，凡本虚标实或寒热相杂出现下列三种情况之一者，即可放手运用：①肺经蕴热，肾气虚寒；②里热炽盛，表虚自汗；③风热上受，寒水下凝。

二、配代赭石治崩漏

凡体素虚寒或阴病及阳，血分有热之崩漏者，如用止血剂少效，可试用赭石配附子。张锡纯云：赭石"能生血兼能凉血，其质重坠"，苦而微寒，主入肺经，和辛热又走而不守的附子相配，一寒一热，一静一动，有调燮阴阳、固涩冲任之效。近人还有将二药共配甘松、藜芦、凌霄花、石菖蒲治癫痫的报道。

三、配石决明治怔忡、头痛

水火不交常可引起心悸、怔忡；肝阳挟痰热上犯清窍，亦可致头目昏痛，可用二药相配为主施治，前者是心肾关系，后者是上下关系。石决明能镇肝阳之上逆，使其从上达下，制附子能鼓动命门之阳，蒸发肾水，使其从下济上。寒热并用，水火交济，可促使阴平阳秘。用治肾阳虚衰、肝火亢盛的失眠、癫痫等神志病，每获良效。徐小圃用附子配磁石、龙齿育阴潜药，亦与此法相同。

四、配大黄治咯血、胸痛、泄泻

凡咯血不止，属寒凝络阻者；外伤胸胁刺痛，属阴结不通者；以及沉寒痼冷之腹泻，皆可用大黄配附子投入不同组方中，以取温通之效。按治疗常法，应温者不可下，当下者不可温。附子配大黄，一热一寒，温通并行，性味功用虽相反，但可促使相成而收功。仲景有大黄附子汤、附子泻心汤，后贤又有温脾汤，都是二者并用之妙方。近贤亦有将二药同用治疗流脑引发急性肾衰，以及二药并用合柴胡桂枝汤治阑尾炎包块、慢性胆囊炎的报道。

五、配黄连治湿温后期便溏

湿温后期，中阳不宣，常致湿遏热伏、氤氲淹缠之候。因热处湿中，发热多稽留不退；湿阻中焦，腑气失和又致大便溏泻不实，对此二症医者每多棘手。此时用附子配黄连，掺入方中可冀收意外之效。黄连苦燥湿，寒泄热，本为治湿遏热伏之身热不扬、便溏之良药，其功效为他药所不及。附子辛热疾走，既可鼓舞中阳，透热外出，又可反佐黄连厚肠胃而止泻之功。徐小圃常以二药并用，治湿温气阴两伤，余邪留恋而现身热有汗，白㾦层出，烦躁难寐，脉数肢清的患者和渴饮溲多，肢冷无汗的小儿夏季热。他自拟的治疗夏季热的名方清上温下汤，即以此二药为主药。

六、配黄芩治恶寒发热日久不解

凡体质素虚之人，外感后常正不胜邪，以致表邪久恋，渐从热化。身热不退乃汗源不充，邪难外透所致。若投辛温发散多易伤阴，予辛凉解表又恐遏阳。唯宜予小柴胡和解枢机，少入附子安中托邪，方为两全之法。虽清泻肺热之黄芩，其苦寒对苔白肢冷不宜，但有附子既能鼓动阳气之运转，又能助其清泻兼透之效。

七、配山栀治心腹疼痛

胸腹疼痛，每有寒热错杂见症，如脉细数而舌淡白，口苦而小便清，阵痛反喜按，内热肢反凉等。古人常以气味相反之药并投，而以辛热走散的附子配苦寒善解郁热的焦栀组成仓卒散，对此等症候尤为合拍。其功效能散结止痛，和干姜配焦栀组成的交加散，治胃痛有异曲同工之妙。

八、配炮甲治骨骱疼痛、症、痃癖

考炮山甲入药，首见于陶弘景《名医别录》，宋元以降，多用于疮疡外症及下乳、通经。李时珍据《法生堂经验方》用治风湿冷痹，全身强直不能屈曲，痛不可忍者，强调其走窜通络之功，然多畏其峻而鲜用。唯近贤龙之章、张锡纯、章次公诸家善用此药，龙氏赞为和平将军，云其功效非大黄、巴豆所能及，盖巴豆、大黄只能破实积，而炮甲兼可透达虚积也。张氏更称："穿山甲走窜之性，无微不至，故能宣通脏腑，贯彻经络，透达关窍，凡血凝血聚为病，皆能开之。并能治癥瘕积聚，周身麻痹，二便闭塞，心腹疼痛。"朱良春宗其师章次公之学，亦善用其治疗多种疑难之症。依笔者经验，凡遇寒热交结，气血凝滞之骨骱作痛，骨节肿痛，以及周身痹痛，妇人男子寒凝血结后形成之癥瘕、痃癖，流痰肿块，常用炮甲配附子，取其一寒一热，一逐一走，直达至阴之所，温通消散其有形之疾。

九、配豨莶草治风湿痹痛

《本草纲目》云："豨莶草主肝肾风气、四肢麻痹、骨痛膝软、风湿诸疮。"常用的祛风湿类药，多偏辛温，独此药有苦能燥湿，寒能除热，辛能散风之功效，凡病风湿较久，肾阳偏虚，邪有入络化热之势，症见遍身骨节疼痛，肌肉筋腱酸胀而痛，舌偏红，脉略数，经用辛温祛风燥湿之剂而收效不显者，常可用附子豨莶草，标本同治，固正祛邪。但豨莶草用酒蜜同制，蒸晒9次除尽浊阴之气为最好。

十、配丹参治胸痹心悸脉结代

前贤云："胸中为阳之位，乃清旷之乡，难受一丝阴翳蒙蔽，阳气不布，窒而不通，不通遂痛矣。"明确指出胸痹闷痛的病机，皆与胸阳不振，痰浊上僭，导致心之脉络瘀凝有关。然心悸、脉结代亦随胸膈气血不畅而现。故见面黄无华，四末不温、目珠青蓝、舌淡胖内衬紫气，或现瘀斑，苔白腻或淡黄，脉沉细弦涩或歇止，又出现胸痹闷痛、心悸等症的患者，皆可用附子配丹参为主剂。黄宫绣云：丹参"味苦色赤，性平而降，能人心包络破瘀"，而附子又为强心之要药，故二药合用可直达心包之病邪症结所在。在所有的活血化瘀药中，丹参尤擅治心脏疾患，多见有用丹参配他药治疗冠心病或急性心肌梗死的报道，初学者宜留意之。丁甘仁每用丹参配附子治寒郁湿着之关节痹病，亦是取二者合用有温通血脉之功。

牡蛎药对拾零

牡蛎为海生介类药物之一，质重性凉，味咸微涩，无毒，入肝胆肾三经。功擅敛阴，潜阳、止汗、涩精、化痰、软坚，主治惊痫、眩晕、自汗、盗汗、遗精、淋浊、崩漏、带下、瘰疬、瘿瘤等疾。且药源丰富，价格低廉，不失为内伤杂病常用之良药。兹就临床所及，将其药对举隅如下。

一、对附子，既济水火交泰心肾

心肾不交，水火不济，为肾水衰于下，心火亢于上之证，患者常苦头昏心悸，失眠多梦，虽经养血滋阴，重镇安神之剂辄少效，故经年不愈者甚多。若主于牡、附，或稍事加味，或于养阴安神方中辅以此对，可收立竿见影之效。考牡蛎咸凉质重，除禀敛阴潜阳外，尚具滋阴重镇之长，既能导心火下交于肾，又能滋敛不足之肾阴，一物而两具其用。附子辛热，通行十二经，偕牡蛎入心，重镇安神，且引心火下行，入肾温阳，以鼓动命门之火，蒸发肾水上济心火。

【案例1】邹某，男，36岁，1976年10月17日诊。头昏失眠心悸怔忡半年余，甚时则彻夜难寐，目不交睫，或噩梦纷纭，白昼则头痛昏兀，难以支撑日常工作。中西诸药遍尝少效，形瘦神疲，面容憔悴，头昏目眩，腰脊酸痛，时而两耳鸣响，舌淡尖红苔薄白，脉虚细数。此肾阴亏于下，心火亢于上，亟拟滋肾水降心火，俾心肾相交，水火既济，诸症有向愈之望。牡蛎（生）60g，附子3g，生地20g，黄连2g，生白芍

15g，阿胶（另炖兑服）10g，鸡子黄（冲）1枚。3剂后其效大显，又5剂遂愈。

二、对玄参，软坚散结消匿瘰疬

瘰疬瘿瘤以气机郁滞，痰火交结，阻滞厥少两经者为多见。且结久不解，无不化热伤阴，邪火煎灼，瘰疬越益坚顽，施治之法，常融化痰散结清热软坚之品于一炉。由于药品杂乱，配伍失谨，辄有顾及此而失于彼之虑。牡蛎一物而身兼其四用，可谓独擅此疾之长也。玄参苦咸性凉，虽为滋阴降火解毒之品，但其散瘿消瘰之功前贤早已论及，如《药性论》即有"散瘿瘤瘰疬"记载。

【案例2】程某之妻，32岁，左乳外上生一鸡卵大小之乳癖一枚，边界不清，推之稍移，触之微痛，2年来有增无减。虽然疏肝理气解郁散结之品少效，自惧恶变，又畏手术治疗，余只书生牡蛎30g，玄参15g，川贝10g，全栝蒌30g，蒲公英20g。7剂后乳癖削减1/3，又7剂竟消无芥蒂。

三、对山药，滋益脾肾驻车止泻

泄泻之因颇多，治法亦当各异。然大凡治泄之法多宗"湿胜则濡泄"，而频投燥湿利水、开支分流之剂为良法，殊不知久泄之恙，阴无不伤，再事燥湿分流，脾肾阴精伤而不复，其转输开阖之职失司，泄泻愈无驻止之望，终至营阴枯竭，泻如洞下，危哉！

【案例3】江某，男，14岁，夏月冒暑，又恣食瓜果，肠胃不洁，腹泻3日，母未介意，冀其自愈。1周后泄泻转甚，又增发热。经治后发热退，便泄益甚，日夜竟达十数次之多。患儿形销骨立，面目少华，唇红如艳，谷物不思，口渴引饮，神色困顿，舌红苔少，脉虚细略数。每日只赖输液以维持生命，曾服胃苓散加味 3 剂。暑月泄泻，阴本有伤，又加利水分流，脾胃之阴耗而欲竭，斡旋开阖之权遂失。亟拟养阴固涩为治，但暑热未净，湿浊氤氲，过于养阴固涩非本证之所宜。生牡蛎 60g，怀山药 60g。4 剂，二日分服，煎汤代茶，频频予饮，一日泻减，二日车驻，后予六神散加牡蛎竣工。一物而禀清热、养阴、止泄、固涩之长，山药味甘性平，为健脾固肾、平补养阴之品，合此二药，清热无苦寒伤脾之弊，养阴无滋腻碍膈之虑，止泄无兜涩恋邪为害，洵为治本证之佳偶。

四、对椿根皮，养阴清热愈带止崩

崩带之疾为妇科常见病证之一，由肝肾阴伤，湿热下注者尤多，调治之法不外养肝肾清湿热，而愈带止崩。椿根皮苦涩性寒，功擅清湿热，涩肠固下；生牡蛎咸涩性平，养阴固涩而无滋助湿热之弊。《本经》谓主治"女子带下赤白"。故凡湿热下注，营阴内伤而致崩漏，带下之疾，对此两药，既清下焦湿热以祛邪，又养肝肾以固涩，可谓虚实两顾，标本兼治也。

【案例 4】张某，女，32 岁，带下赤白 3 月有余，味腥腐浊，经治乏效。妇检为"阴道炎""宫颈糜烂"，且经行量多超前，色鲜红。腰脊酸痛，头昏目眩，神疲倦怠，口干溲黄，舌淡红苔黄腻，两脉细滑数。湿热下羁，肝肾阴伤，亟拟清湿热养肝肾为法。生、煅牡蛎各 30g，椿根皮 20g，怀山药 30g，薏苡仁 30g，女贞子 18g，旱莲草 18g，地榆 10g，败酱草 10g，苦参 15g。5 剂效著。又 7 剂基本向愈。且经期届时而至，量色正常。对此二药，清热燥湿无伤阴之弊，敛阴固涩无兜邪之过。

五、对夏枯草，镇熄风阳清灵上窍

风阳上扰之疾，多由肝阴不足、肝血亏虚、阳失阴恋，而化风袭巅所致。常见巅痛烘热，或两侧疼痛，目眩畏光，耳鸣失聪，口苦咽干，终日昏兀不清，舌淡红苔薄黄，脉弦细数为其主症。牡蛎咸平，质重入肝，为敛阴潜阳要药，凡风阳之因于肝虚而致者，投无不效，石决明虽亦平肝清热之品，但以肝之实证者为宜，且无敛养营阴之用，潜阳之力亦不及牡蛎，故凡肝虚而风阳上扰者，牡蛎为首选之药。夏枯草辛苦寒，入厥阴肝经，具清肝火，散郁热之能，朱丹溪谓本品有补养厥阴血脉之功。故凡肝阴不足、肝血亏虚而致风阳上扰之疾常辅以此品。合牡蛎同煎，治疗肝虚风阳上旋之头目疾患，其效更彰。

【案例5】李某，勇，42岁，1981年4月11日诊。巅顶昏痛烘热，两耳鸣响半年，伴视物不清，畏光羞明，时而鼻鸣，五心烦热，口干且苦，夜寐多梦。1周前因外感风热而诸症加重，舌淡红、苔薄黄，脉浮数。此肝血不足，风阳上扰，加之风热外引，治当养肝血熄风阳，以清灵上窍。生牡蛎30g，夏枯草12g，潼、白蒺藜各15g，桑叶10g，菊花10g，丹皮10g，生白芍12g，女贞子24g，炒黄芩6g。3剂。二诊时巅痛已止，耳鸣稍减，他症亦有好转。既效之方，毋庸更张，原方加生地18g，5剂后症减七八，后去黄芩继服1周即瘥。

消化系溃疡病证之药对举要

胃及十二指肠溃疡为常见的慢性病症之一，因罹患此症者颇多，病程较长，故业医者五日不诊其恙，于长期诊疗实践中，逐步掌握一些药简效宏的药对，如能择证而用，合理配伍，对该病各期在缓解症状、缩短病程，乃至症状消失、病灶愈合等方面，均可起到一定的作用。

一、健中补虚

本病以中脘胀痛、纳少为主症，因其病程久远，纳少运迟，精微不化，无以奉身，致脾胃疲惫，纳腐转输失司，故求诸脾胃，应补土健中以治本。脾胃虽同居中州，但有阴阳之分，气阴之殊，补虚健中之药也当因证而异。

黄芪－甘草。适用于脾虚气弱，中焦欠运之证。常见面白少华，神疲倦怠，纳谷不馨，脘痛绵绵，喜按喜俯者。黄芪甘温入脾，为补气助阳之药，《本草备要》言其"炙用补中益元气，温三焦，壮脾胃，生血生肌"，与"炙用气温，补三焦元气……生肌止痛"（《本草从新》）之甘草相伍，其壮脾胃，益元气之功更强，且尤擅生肌止痛，实为中气不足、内无邪积时健中补虚之佳偶。

干姜－甘松。为中阳不足，纳少运迟，虚寒冷痛，喜按喜温，四肢清凉，溲清便溏，舌淡，脉迟细之对药。干姜辛热，守而不走，功擅温中助阳散太阴之阴寒，为中阳不足，虚寒失运之要药；甘松专人脾胃之二经，温而不热，甘而不滞，芳化能温中悦脾，温通可散寒止痛，为中州虚冷疼痛之佳品，两药合用相得益彰，对治中阳不足、脾胃虚寒者最宜。

生地－花粉。胃阴亏损，虚火内灼，中脘灼痛，心嘈懊侬，口干舌燥，神疲形瘦，溲黄便结，舌红龟裂，两脉细数者，多由素本阴虚，或久病阴伤，或嗜食辛辣炙烤之物所致。生地甘寒多汁，清润之力颇强，既滋不足之胃阴，又可清虚火之内燔，与清热生津，"补虚安中"（《本经》）之花粉匹配，清润补中之效尤捷，为胃阴亏虚、焦燥失运之良剂。若兼脾土运迟者，滋阴之生地以细者为佳，因其少腻滞碍膈之弊。

紫河车－当归。本病日久，脾胃虚惫，运化迟弱，饮食少进，气血衰少，精微无源，肢骸少充，脏腑少养，形体憔悴不堪，精力困顿不支者甚多，治宗"精不足者补之以味"之旨，故在补脾健胃之同时，辅以"禀受精血结孕之余液，得母之气血居多，故能峻补营血"（张石顽）之紫河车，与补血和营、疗疡生肌之当归相伍，大有裨助脾胃之健运，溃疡愈合之效也。

【案例1】陈某，男，46岁，胃疾十载，经钡透摄片确诊为十二指肠球部溃疡，胃下垂10cm。脘痛终日，纳谷更甚，渐至纳呆，每日只细嚼数枚苹果度日。3月之内形瘦如削，大肉将脱，面容憔悴，神疲不堪，口干唇燥，溲赤便艰，舌红，少苔，脉虚细数，此阴精大亏，胃气虚败，亟拟养阴润燥和胃安中。处方：生地60g，花粉45g，谷芽30g，怀山药20g，甘草、鸡内金各6g。10剂后津液有回，神气稍振，痛减，思谷味甘。舌淡红，上浮白苔，脉虚细无力，拟汤散并投。处方：紫河车、黄芪、炙甘草各180g，当归60g。共研细末，每次6g，每日2次。并以上方1/6量煎汤于饭前一小时许送服。两月后胃痛大减，纳谷显增、形体丰腴，后只予散药加山药、花粉各 180g 为末，断续服 1 年，经钡透摄片证实，原病灶愈合，胃下垂只 3cm，随访 15 年一切正常。

二、间气助运

升降失司，运化失常，或气机郁滞，络脉瘀阻，或痰浊瘀阻，寒热互结，或胃气逆而不降，或脾气陷而不举，俾斡旋上下，升降自如之中州因之困顿不解，纳谷不甘，运化迟缓。中脘痞满壅塞，疼痛攻坠之症日益转甚者，间其气机，调畅中州，助运脾胃，复其升降，随各种不同病症施以相应药对可收一定疗效。但药宜轻灵活泼，切忌壅塞呆板之品。

代赭石 - 枇杷叶。胃失和降，其气上逆，以脘痞胀痛、纳差便艰、嗳气呃逆不除为其主症。赭石苦寒质重，禀降冲镇逆之长，"而分毫不伤气分"（张锡纯）。枇杷叶苦平，入肺胃二经，非但能清肃肺气，也善降胃逆而止呕哕。故《本草备要》谓其"清肺和胃而降气"。主辅二味，呃逆噫气因胃气上逆兼有热者，无不显验。若胃气上逆属于寒者，伏龙肝易赭石可收同效。

黄芪 - 防风。本病多属脾虚，清阳不升则头目昏眩，脾气下陷则腹胀飧泄，多食稍劳则中脘坠痛，四肢倦怠，舌淡，脉细，治当益气升陷醒脾为法。黄芪虽为补益中气之佳品，但于脾虚气陷之时，补气之药非但不为脾运，反有壅塞阻运之弊。防风辛温味甘，虽为发汗解表之品，但为风中柔药，性浮上升，与黄芪相使为用，既可鼓舞益气之黄芪以升补下陷之中气，又能醒脾助运以畅中州之困顿，无使补气之品壅阻中焦，滞碍脾运也。

附子 - 山栀子。《金匮翼》方，又名仓卒散。寒热互结，中气痞塞而致胃脘疼痛，口苦胃冷，痛不喜按等，也为本病常见之病症。附子辛温，散寒之效最烈，且有镇痛之功；山栀子苦寒泻火清热之功尤擅，能疗虚烦之疾。合用后，疗治因脾寒胃热之寒热互结胃痛烦满，常收一剂知，再剂效之验。

厚朴花－砂仁壳。脾虚胃弱者，饮食中阻，精微不化，悉变湿浊之邪充塞中州，身困脘痞，纳呆运迟，为其常见之症。厚朴花禀厚朴之性味功能，其宽中利气燥湿化浊之力虽无厚朴峻烈，但于中虚湿浊内阻者用之最宜。砂仁壳气味较砂仁清淡，功效也较弱，与朴花相伍，其宽中开胃、燥湿化浊之力不减，且无辛香燥烈损脾伤胃之弊，为疗治湿浊中阻，运化被困之佳对。

佛手－九香虫。气机郁阻，中脘痞结失运为本病最常见病证之一。然羁病日久，中气不足，暗耗营阴，理气解郁之品多辛香燥烈，不伤脾气，必耗胃液，故慎选理气止痛之品尤甚重要。佛手辛苦酸温，清香之气尤胜，为顺气宽胸，疏肝解郁，悦脾止痛之妙品；九香虫咸温，入脾肝二经，特具理气止痛之用。合此二药，用于气滞脘痛、中焦失运者，绝无耗气伤阴之弊，且痛止迅速，复运当捷。

乳香－没药。"久病入络""痛久入络"，络脉被阻，气血凝滞，胃之纳腐转输失司，痛如锥刺，固定不移，舌质紫暗是其征也。乳香苦辛性温，功擅活血祛瘀定痛；没药苦平，散血祛瘀消肿定痛之力亦强。二药为对，其活血祛瘀，理气定痛之力倍增。张锡纯善用此药，并谓"乳香没药二药并用，为宣通脏腑，流通经络之要药，故凡心胃胁腹肢体关节诸疼痛，皆能治之"。且力主生用效宏。若胃口浅者，可研末装胶囊吞服。

【案例2】刘某，女，27岁，1978年10月7日诊。宿有胃溃疡之恙，7日来脘痛颇剧，解痉止痛之品只能暂缓一时，辗转床笫，不食不便二日，痛定不移，如针刺之感，按之不减，温之稍缓，口干苦不欲饮，溲时黄，舌淡，苔薄白微黄，脉弦紧细数。既无少阳胆腑之证，又非蛔虫窜扰之疾，细审之后，始悟此久病络阻在先，寒热互结于后，治当寒温苦辛并用，活血祛瘀当投，拟仓卒散合乳没为方。附片6g，焦山栀、乳香、没药各10g。一剂痛止，再剂诸症悉愈。

三、泻实祛邪

因热毒炽盛、积滞壅塞、痰浊交结、水饮内停等盛候，常因中虚所致，中虚又由盛候益虚，如此因果循环，虚者愈虚，实者更实。诊治时当权衡利弊，视其正气尚未溃败之际，泻实祛邪以断其恶性循环，解救实邪对脾胃之克伐，迅速控制症状，消除病痛，以利转机，也不失为祛邪固本之法，但中病即止，不宜久服。

蒲公英－土茯苓。素蕴湿痰之体，虽染本病，不忌辛辣，恣啖厚味，致脾失健运，胃失和降，肥甘辛热之物悉蒸化为热毒，充斥中宫，阻碍气机，灼液耗气，正气日衰热毒益甚。患者形衰神疲，中脘胀痛拒按，口干苦，秽浊之气突口而出，便结溲黄，舌红，苔黄腻，脉滑数等症。蒲公英甘苦寒，入脾胃二经，清热解毒、消肿散结之力效著；土茯苓甘淡平，入肝胃之经，除清热利湿外，尤擅解毒。冀其热毒一清，中州复运，此泻实祛邪截断恶性循环之一法也。

大黄－枳实。脾胃本虚之体，若饮食不节，恣饱口福，积滞中宫，羔及胃腑，壅塞阳明，腑气不畅，遂致中脘胀满疼痛，拒按厌食，嗳气如同败卵，得矢气则快。亟宜导滞通腑，和降胃气。大黄推荡之力强，枳实消积之功擅，合此二药以权宜暂用，求腑气通顺，积滞消导，诸症可迎刃而解。

甘遂-芒硝。胃虚失运，水饮中阻，加之病变水湿又互蓄胃腑，中脘坠痛，水声振振，日积一日，增而无减，坠痛之感也日益转甚，且有热化之变，中阳被阻，津不上承，虽口干而不敢饮水，患者直立稍久则中脘坠痛更甚，行走则水振难忍，只得躺卧床第。考甘遂苦寒，功擅泻水逐饮；芒硝咸寒，特具泻热通结。合此二味，使中积之水热由二便分流，水热一去，胃腑如释重负，坠痛之感顿减。且药精量少，饮之数口即效。

【**案例3**】刘某，女，46岁，1984年8月19日诊。十二指肠球部溃疡，胃下垂十年未愈。3月来中脘坠痛颇甚，胃中水声振振，直立稍久，行之千米则坠痛难忍。纳差神疲，形销骨立，溲少便结，口干而不敢饮水，舌红润，苔白薄，脉弦细滑数，虽服健脾和胃、利水渗湿之药2月乏效。胃因水坠，水因虚留，不去其蓄积之水热，不能断其虚因实致，实因虚甚之虚虚实实之因果循环。遂拟甘遂2g，芒硝6g（2次冲服），蒲公英30g，大黄6g，煎水少少服之。2剂后溲频量多，虽腹泻6次，反觉身轻体泰，中脘坠痛大减，口不干，饮食增，后予和胃健中，益气养阴之品善后。

四、止血制酸

大黄-代赭石。邪热炽盛，胃络灼伤，血随气逆，呕吐如涌；面赤气粗，口干欲饮，舌红，苔薄黄，脉滑数，亟拟清热降逆，凉血止血为要，大黄伍代赭石其效最速。大黄苦寒，泻热通便，既能清血分之热，又擅逐离经之血。赭石苦寒质重，色赤入血，非但重镇降逆，更能凉血止血。二药浓煎少量频服，可挽狂澜于万一。

炮姜-阿胶珠。素本中阳不足，脾虚失摄者，虽有吐血之症，但以下血便似柏油样居多，当以温摄中州、养血止血为主。炮姜辛苦大热，为温经止血佳品，诚如《本草正》言："若阴盛格阳，火不归元，及阳虚不能摄血而为吐血衄血下血者，但宜炒熟留性用之，最为止血要药。"且其性守而不走，"同补阴药亦能引血药入气分生血"（朱丹溪）。阿胶珠为阿胶拌蒲黄同炒，去其黏滞之弊，增其止血之能，与炮姜同用，其温健脾土，补血止血之效更著。

田三七－白及。出血断续不已、大便常黑时，隐血试验常为阳性，临床又无偏寒偏热之症者，以三七配白及研末吞服最良。田三七止血化瘀，定痛消肿，白及止血消肿，敛疮生肌，互相配伍，非但止血之力强，且大有裨益于溃疡之愈合，久服又无流弊。如将此掺于益气养阴，健脾和胃剂中，有促进本病早日痊愈的作用。

乌贼骨－煅瓦楞。泛酸吞酸为本病最常见的症状之一，乌贼骨与瓦楞子皆具止痛制酸之作用，二药合用，其效更著，研末吞服又较煎剂为优。瓦楞子以煅制为佳，乌贼骨去背壳无弊，临床可随寒热虚实之病证配伍于相应方中。若久服便秘者，可加润肠通便之品。

【案例4】涂某，男，30岁，1974年10月16日诊。胃疾有年，时愈时犯，今晨大便时昏厥于卫生间，待其妻得知后，人事稍苏，急送诊治。患者面色、唇色惨淡，四肢厥冷，头昏心慌，全身无力，舌淡暗，脉虚细。询之近周来脘痛隐隐，泛酸不已，昨夜搬运重物后，随之头昏心悸，自以为体虚，未予介意。察其便稀色黑如柏油，此中阳虚败，血失统摄，急拟温中回阳，补虚摄血为急务。阿胶珠15g，炮姜、乌贼骨、煅瓦楞各10g，党参30g，田三七3g（研末分吞），制附片、炙甘草各6g，伏龙肝60g煎汤代水煎上药。2剂血止阳回。二诊去附子、伏龙肝，减炮姜为6g，连服10

剂，诸症向愈。后予黄芪，炙甘草、乌贼骨（去壳）各180g，田三七30g，白及100g，大贝50g，共研细末，每服6g，每日2次，至今正常。

伏龙肝四用

伏龙肝又名灶心土，为砖泥垒砌之炉灶，炊以柴薪，久经煅炼而成的外赤内黄之灶底中心黄土。其性味甘温微辛，色黄质重禀柴草之精英，燠热之纯阳，具厚土、奠中、温运、镇摄之能。余或单味屡起沉疴，或配方更疗重疾（如幽门痉挛之顽固呕吐，崩中漏下之经久不愈），遂谙熟并常用本品于难治之病。深知本品既俱温中散寒之性，又有摄敛止血之用；非但长于和胃镇逆，而且更善涩肠固下。一物而四得其用，购之却不值分文，诚价廉物美之佳品。如能针对性地伍于温中、降逆、固涩、止血等法中，确可收事半功倍之妙用。爰将伏龙肝之治验所得，录四用之部分验案于后。

一、恶阻

【案例1】张某，女，32岁，1979年12月18日诊。妊娠3月，呕恶不已。20余日来症状益甚，得食则吐，饮水即呕。虽经输液等支持疗法，但呕吐之症从未轻减。前医曾用干姜、半夏、人参加陈皮、砂仁、代赭石，亦未效，观患者躺卧床笫，少气懒言，形体瘦削，面容憔悴，畏寒肢冷，心下翕翕如冷风外袭，中脘泛泛似豚豖上奔。又二月粒米未进，头目昏眩，口淡无味，溲少便秘，舌淡苔白薄，脉虚略有滑意。脉证合参，此乃中焦虚寒、胃气上逆使然，前方似无不妥之处，无效之理何在？细思之，方悟脾为中土，失奠中镇逆之能，故胃逆莫制，呕恶不已。遂去苦寒之代赭石，加温奠中州、镇逆止呕之伏龙肝 200g，分于未服之两剂中，嘱其以伏龙肝之煎液代水煎药，以多次少饮为宜。二诊时呕恶即止，并能进食米粥少许，形寒肢冷也除。原方去半夏、砂仁，加茯苓、大枣、炙甘草以温养脾胃善后，3 剂后诸症悉已。

二、便血

【案例 2】涂某，男，37 岁，1984 年 3 月 2 日诊。宿有胃疾，常感中脘不适。近月来天气寒冷，心嘈泛酸之症加重，自服解痉制酸之品无效。凌晨大便时，突然昏仆不省人事，移时稍苏，旋即来诊。询知便下物皆以柏油样之稀便甚多，且呕吐咖啡色胃内容物约 250mL。无疑是上消化道出血，因病情危重，不便即刻作钡餐、镜检，止血当为急务。患者面色惨白，表情淡漠，头昏目眩，四末不温，舌淡边呈齿印，苔薄白，脉虚细略数。此中阳久虚，阴寒内盛，脾失统摄，血溢无制，亟拟温中健脾、敛涩止血为法，方拟伏龙肝 200g（煎法同上），附子 6g，炮姜 6g，阿胶珠 10g，地榆炭 15g，白及 10g，党参15g。2 剂后诸症缓解，神情稍佳，心中也无不适，未再呕吐咖啡色之胃内容物，便色也较浅淡，面色也有华彩。药已对症，毋庸易辙，原方去附子，加熟地炭 15g，伏龙肝改为100g。7 剂后大便隐血转阴，半流质食物无碍。后予调治至今未发。

三、泄泻

【案例 3】李某，男，6 岁，1980 年 7 月 8 日初诊。腹泻 1月，形瘦如削，纳差神疲，口干欲饮，泻如水注，并夹未经消化之食物，但无臭秽之气味。服黄连素、痢特灵等乏效，观患儿神清，表情淡漠，面容憔悴，唇舌欠润，腹部微膨，溲少色淡，舌淡苔薄白乏津，脉虚细无力。自忖酷暑之季何以患此虚寒之泄泻？询知患儿恣食生冷不洁之瓜果，伤伐不足之脾阳，中州不运，肠失传导，水谷精微无以收摄而直趋为泻，再若因循失治，必由阳损及阴。亟拟温中固涩、稍佐厚肠益阴之品，不可因盛夏而妄投苦寒清热之剂。方拟：伏龙肝 60g（煎法同上），干姜 6g，怀山药 10g，川连 2g，党参 10g，白术 10g，茯苓 10g，炙甘草 3g。服药 2 剂，泻减其半，纳谷也渐转佳，原方再进 3 剂遂愈。

四、胃脘痛

【案例 4】蔡某，女，45 岁，1972 年 7 月 12 日初诊。十二指肠溃疡 10 年，虽经中西诸法疗治，其效不佳，后经友人介绍，服猪肚生姜汤（验方）6 剂，其效不著。来诊时，胃脘隐痛且有下坠之感，水声漉漉，喜温喜按。形体修长，肌肤不泽，纳少，口淡，脾阳虚馁之象显著。盖因久病胃虚，中阳式微，脾土卑监，水湿不运，猪肚虽俱补胃之功，生姜也有利水之力，但乏厚土奠中之味，卑监之土无以敦阜，虚寒之脾难以温实。遂嘱原验方每剂自加伏龙肝 300g，先煎水 1500mL，以此代水再炖煮猪肚一副，生姜 50g，每周 1 剂，分次温服。只服药 4 剂，诸症大减，中脘冷痛愈半，畏寒也已，纳谷渐振，肌肤面容较前丰润，患者信心倍增，又嘱其继服 10 副，以愈为度。半年后经钡餐透视，十二指肠溃疡基本愈合，胃下垂只 3cm。

体会：伏龙肝早在 2000 年前即已入药，历代医家也十分注重其医疗作用。《金匮要略》中主治远血之黄土汤，《内证治裁》中主治胃虚呕吐之比和丹皆君以此药。因其性、味、色、质，皆中宫脾土之所应，又具健脾厚土、温运镇摄之性，故凡由中焦虚寒、脾失统摄、胃失和顺而变生诸疾，投以此药无不应手取效。盖脾虚阳弱之中宫，失温运摄镇升降清浊之权，温中和胃益气散寒之品虽也裨益中州，但少厚土镇摄之力，乏奠中斡旋之功，欲使中土敦阜，统摄温运，舍此伏龙肝而别无他药可求，考其味甘色黄，正合脾土之性，温燥且重，也为阴土之所喜。若将此药伍以温中散寒，降逆固涩方中，定起画龙点睛之妙。以上所举4例，虽非全貌，然亦可见一斑。

本药质重无毒，量轻者则不达其效，故陆渊雷曰："此物质重而味淡，用少则不效。"《本草纲目》在本品条下有"妊娠护胎"之言，故重剂施于孕妇也未见伤损胎元之弊。煎煮既可煎其有效成分，又无混同诸药而致药汁污浊难饮之虞。如此俯拾易得，药简效宏之佳品，非但配方效著，单用也可疗治顽疾，而现今药肆少备，街市难觅，医者用之少矣。今特志此，以冀能起沉淹之良药，造福于病痛之患者。

药敷涌泉　上病下取

涌泉穴位于足底中心凹陷处，为足少阴肾经之井穴。取上病下治之法治疗多种头、颊、口、咽、唇、舌之症，常收立应之效。因所现之症虚实有别，致病之因也互不相同，临床中常拟引火归元、清降实火、降气下痰三种外敷涌泉穴的方药，分别辨证选用，辄收他法难收之效。

一、引火归元

适应于肾虚于下、龙火上僭所致的咽喉肿痛、齿龈浮动肿痛、口舌溃疡等病。症多虽肿而不甚，痛而不剧，色白不红，或嫩红不艳，常伴有畏寒足冷，面白少华，或自觉上部烘热，脉沉细，或虚浮，舌淡白，或淡红胖嫩等症。病势缠绵，时轻时重，反复难愈。药选附子、吴茱萸、细辛等辛热之品，掺入少量大黄以为反佐。

【案例1】喉痹。李某，男，37岁，教师，咽喉肿痛，时轻时重已5年余，劳累后加重。现咽痛增剧，吞咽不爽，形瘦神疲，面色无华，畏寒足冷，脉沉细，舌质淡白而嫩。检查：咽壁漫肿，色淡不红。药用细辛、附子、生吴萸各15g，大黄6g，共研细末，食醋调制成饼，敷于涌泉穴。纱布包扎，每日一换，2次后咽肿渐消，吞咽顺利。

二、清降实火

适应于肝阳上亢、心火上炎、血热妄行所致的头痛眩晕、口舌溃疡、小儿鹅口疮、鼻出血等病。症见心烦口渴，肿痛热甚，溺赤便艰。脉滑数，舌红苔黄，发病急，病势重。药选大黄、山栀、黄连等苦寒降泄之品，加少量肉桂以为反佐。

【案例2】口、舌生疮。赵某，男，28岁，工人。1月来口腔黏膜及舌尖边出现大小不等溃疡数处，疼痛，进食困难，心烦口干，口有秽气，小便短赤，大便干燥。脉滑实有力，舌苔黄。药用生大黄、生山栀、黄连各20g，肉桂5g，共研细末，食醋调制成饼，敷于涌泉穴。另用黄连上清丸30g，每次6g，每日2次，3日后基本痊愈。

三、降气下痰

适应于气郁痰聚，阻于喉嗌，或痰热交蒸，聚于腮颊，如梅核气及婴儿之螳螂子等。药选生香附、生半夏、生南星等降气下痰之品。

【案例3】螳螂子。陈某，男，1岁。一旬以来，吮乳困难，烦躁啼哭。目眵羞明，形瘦神疲，肌肤枯热，手心尤甚，大便稀溏，小便黄。口腔双侧颊部有如半片蒜瓣样白色物体附着，此名螳螂子，或称肉老鼠，由痰热蕴结肝脾二经所致。药用生香附、生半夏、生南星各15g，共研细末，醋调如饼，外敷涌泉穴，每日1次。2次后，诸症逐渐消失而愈。

蜈蚣全蝎应用

蜈蚣味辛性温，入肝经，有毒；全蝎味甘辛性平，入肝经，有毒。二药具有祛风止痉、攻毒散结、通痹搜络之功。历代医籍对二药的功能及运用早有论述，然诸家本草皆谓其性剽悍且有毒。医者多拘于前人：毒药治病乃霸道行事，有悖冲和之旨训诫，故多畏而不用，鲜被推崇。余于临床素喜运用二药治疗某些顽固罕见之病。常在辨证施治中，或以二药为引导，或配以他药煎服，或掺入诸药制丸常服，或研末外用敷撒，或制成药捻置入窦管，或用单味研末吞服等多种形式，所治各种疾病难以计数，然从未发现有中毒反应者。余通过数十年运用二药治疗大量病例，证明二者不仅毒性甚微，完全可以大胆使用，且对某些经络为病，邪阻络脉、毒聚肌肤，腐筋蚀骨、气血痰瘀所致各种顽症痼疾，往往非此不能奏效。现将临床运用二药所治各科疾病之经验一得分述于后。

一、扁平疣

多为风湿热毒郁于血分，发于肌表之皮肤病。好发于青少年，尤以青春期少女为多见，中药内服效果较好。余治此病，初以活血通络、祛风清热、渗湿解毒治之，然效缓不著，后于方中加蜈蚣一味，增强搜风散结、活血通络之力，效果显著。

二、荨麻疹

中医称为瘾疹，俗谓风疹块。是一种常见的皮肤病。其病因很复杂，有因肌表客湿，复被风寒或风热之邪所感而发；有因血分伏热，热胜生风而引起；亦有因胃有湿热，肠有虫积；有因血虚或卫弱；有因饮食之诱，外物所触等。单纯者不药亦可自愈，顽固者久治很难获效。余曾遇顽固者数例，罹此症多年，各处求医无法根治。余辨证投方，方中增入蜈蚣、全蝎二药，短期便控制瘙痒，经连续服药 20 余剂彻底治愈，随访年余未再复发。

三、皮肤久溃，瘘管不敛

此类疾病多属邪毒聚于皮肤或腐蚀筋骨所致。西医称之下肢溃疡、骨结核、骨髓炎瘘管形成者。余尝以单味蜈蚣研细末撒布溃疡面，或以该末制成药捻入窦管内，既可使溃疡面愈合，又可使死骨退出管道，疮口闭合而愈。

四、顽痹

是一种临床常见且治而棘手的顽固难愈之病。中医认为此类疾病多属风寒湿邪与风湿热邪，客于经络，痹阻骨节所致，久则可使气血瘀滞，风湿痰毒深踞骨骱，锢结不散，导致骨与关节肿胀畸形。余治此类疾病，依据辨证施治，立法组方，加入蜈蚣、全蝎二药，坚持治疗，使得肿消痛止功能恢复。据余经验，此类痼疾若弃二药不用，则难收佳效。由此可知二者祛风搜络、破结通痹之力，非他药所能及。

五、破伤风

是破伤风杆菌侵入人体所致的一种病死率很高的急重病。考其病因为风邪乘破溃创口而入，不即发病，潜伏经脉，郁久化热化火，风火交炽灼伤阴血，筋脉失于濡养、卒暴而发。在前贤的理论指导下，结合辨证投方，然蜈蚣全蝎实为不可缺少之品。

六、小儿抽风

它包括现代医学之流脑、结脑等脑部疾患，及其他疾病或某些不明原因所引起之抽风。本病之因多责之热与风，病位多归咎于肝，故治疗大法亦多宗清热泻火、平肝熄风为主。余治此病恒于方中增入全蝎一味，协同诸药发挥更大的镇痉熄风效用。

七、中风偏瘫，口眼㖞斜

西医认为本病多属脑血管病之后遗症，与中医责之为风痰瘀结、阻塞络脉之机制不谋而合。此病轻者通过治疗可望功能恢复，病重日久易成残疾。中医治疗根据病之虚实，多以搜风化痰、活血通络或以益气活血、搜风通络为法。证有虚实之异，方有攻补之别，然风邪入络为共有之因。蜈蚣、全蝎为不可缺少常用之品。大量病例的实践证明，二者的使用对偏瘫患者的功能恢复实有不可忽略之功用。至于面瘫口眼㖞斜，二药更是常用之品。

八、痈疽初起，瘟毒腮肿

痈疽初起，红肿热痛尚未成脓之际，余以蜈蚣、全蝎各2条（只），令夹入馒头内食之，连服数次可使痈疽消散无形。痈疽之生良由风热之邪，壅遏营卫郁而化毒，发于肌腠，取二者祛风散热，破结解毒之力，故恒有速效，若已成脓则非此所宜。

仅以上几种不同类型疾病之疗效，足以说明蜈蚣、全蝎二药在临床中运用范围之广，实用价值之大。